W0344545

Theodor Dingermann · Ilse Zündorf

Stratifizierte Pharmakotherapie

Genetische Grundlagen, praktisches Vorgehen

Theodor Dingermann · Ilse Zündorf

Stratifizierte Pharmakotherapie

Genetische Grundlagen, praktisches Vorgehen

GOVI

Bibliografische Information der Deutschen Nationalbibliothek
Die Deutsche Nationalbibliothek verzeichnet diese Publikation in der Deutschen Nationalbibliografie; detaillierte bibliografische Daten sind im Internet unter
http://dnb.d-nb.de
abrufbar.

Wichtiger Hinweis
Medizin als Wissenschaft ist ständig im Fluss. Forschung und klinische Erfahrungen erweitern unsere Kenntnisse, insbesondere was Behandlung und medikamentöse Therapie anbelangt. Soweit in diesem Werk eine Dosierung oder eine Applikation erwähnt wird, darf der Leser zwar darauf vertrauen, dass Autoren, Herausgeber und Verlag größte Mühe darauf verwandt haben, dass diese Angabe genau dem **Wissensstand bei Fertigstellung des Werkes** entspricht. Dennoch ist jeder Benutzer aufgefordert, die Beipackzettel der verwendeten Präparate zu prüfen, um in eigener Verantwortung festzustellen, ob die dort gegebene Empfehlung für Dosierungen oder die Beachtung von Kontraindikationen gegenüber der Angabe in diesem Buch abweicht. Das gilt besonders bei selten verwendeten oder neu auf den Markt gebrachten Präparaten und bei denjenigen, die von zuständigen Behörden in ihrer Anwendbarkeit eingeschränkt worden sind.
Geschützte Handelsnamen (Warenzeichen) wurden nicht besonders kenntlich gemacht. Aus dem Fehlen eines solchen Hinweises kann also nicht geschlossen werden, dass es sich um einen freien Warennamen handelt.
Die erwähnten Handelspräparate wurden lediglich beispielhaft bzw. aus didaktischen Überlegungen heraus gewählt.
Die überwiegende Verwendung der männlichen Form (z. B. Apotheker) geschieht ausschließlich aus Gründen der Lesbarkeit und stellt keine Diskriminierung dar.

ISBN-978-3-7741-1341-1

Apothekerhaus, Carl-Mannich-Straße 26, 65760 Eschborn
www.avoxa.de; www.govi.de

Grafiken: Dr. Ilse Zündorf, Frankfurt am Main
Satz: Beltz Bad Langensalza GmbH, Bad Langensalza
Druck und Verarbeitung: aprinta druck, Wemding

Printed in Germany

Vorwort

Noch kaum bewusst wahrgenommen enthalten immer mehr offizielle Dokumente zu den in den USA und in Europe zugelassenen Arzneimitteln Informationen über genetische Faktoren, die die Wirkung und vor allem die Verträglichkeit der Wirkstoffe deutlich beeinflussen können. Beachtung finden diese Hinweise jedoch nicht zuletzt auch deshalb kaum, weil bisher nur für wenige Patienten die relevanten genetischen Marker bestimmt sind. Dies ist eigentlich ein Anachronismus, denn mittlerweile sind Tests durchaus verfügbar. Allerdings werden derartige Tests in den seltensten Fällen zwingend vorgeschrieben und werden deshalb auch meist nicht von den Kostenträgern erstattet. Dies wiederum ist ganz entscheidend mitverantwortlich dafür, dass man auf genetische Biomarker zur individuellen Optimierung einer Arzneimitteltherapie nahezu komplett verzichtet.

Es sind vor allem unerwünschte Arzneimittelwirkungen (UAWs), die dadurch in Kauf genommen werden. Dabei verdient das Problem alles andere als Ignoranz. Denn UAWs sind eine hoch relevante Ursache für Morbidität und Mortalität. So schätzt man, dass UAWs beispielsweise in Großbritannien jährliche Kosten von bis zu 1 Milliarde Pfund verursachen. Für die USA werden die entsprechenden Kosten auf ca. 4 Milliarden Dollar geschätzt (Davies, et al., 2009; Lazarou, et al., 1998; Pirmohamed, et al., 2004; Pirmohamed., 2010). Die Häufigkeit von UAWs zu verringern ist nicht nur wichtig, um die Morbidität und Mortalität durch Arzneimittel zu reduzieren. Sie ist gleichfalls wichtig, um die Therapietreue der Patienten zu verbessern.

Generell wird mangelnde Adhärenz als eines der großen Probleme im Rahmen einer Arzneimitteltherapie gesehen. Als Grund für mangelnde Adhärenz gilt längst nicht mehr nur Nachlässigkeit oder Gleichgültigkeit der Patienten. Vielmehr werden zu einem großen Teil unerwünschte Arzneimittelwirkungen für dieses Problem verantwortlich gemacht. Dies wird umso relevanter, je geringer der Leidensdruck durch die zu therapierende Krankheit ist. Fatalerweise korrelieren Leidensdruck und Schwere der Krankheit oft kaum. Um so dramatischer ist es, wenn Patienten eigenmächtig ihre Therapie unterbrechen oder beenden, weil sie sich durch die Therapie belästigt fühlen.

Im krassen Widerspruch zu der geringen Beachtung einer möglichen pharmakogenetischen Problematik im Therapiealltag stehen die wissenschaftlichen Aktivitäten in diesem Bereich. Es ist das Verdienst eines pharmakogenomischen Forschungsnetzwerks (Pharmacogenomics Research Network, PGRN), die weltweiten Forschungsergebnisse in diesem Bereich systematisch gesammelt und strukturiert zu haben. Diese

Informationen sind heute gebündelt und kompetent kuratiert auf dem für jedermann zugänglichen Webportal PharmGKB (www.pharmgkb.org) verfügbar.

Diese Quelle bildet auch die Basis für dieses Buch, das geschrieben wurde, um neben wissenschaftlichen Konzepten vor allem die Translation der umfassenden Erkenntnisse in die Praxis zu erleichtern. Wir haben uns dabei auf das beschränkt, was heute weitestgehend als wissenschaftlich gesichert und als klinisch relevant gilt. Dies wiederum findet man in der PharmGKB-Datenbank in Form von Dosierungsrichtlinien, die im Wesentlichen von zwei Expertengruppen, dem Clinical Pharmacogenetics Implementation Consortium (CPIC) und der Dutch Pharmacogenetics Working Group (DPWG), erarbeitet werden. Ziel derartiger Richtlinien ist es, eine Hilfestellung zu geben, um genetische Testergebnisse von Laboratorien in ausführbare Entscheidungen zum Verschreiben von Arzneimitteln zu überführen. Sie sind mit dem Verständnis erarbeitet, vorhandene Testergebnisse auszuwerten anstatt darüber zu diskutieren, welche genetischen Varianten getestet werden sollten. Somit erweitern diese Dosierungsrichtlinien die Hinweise in den Fachinformationen der relevanten Zulassungsbehörden signifikant und sehr konkret. Um den Lesern dieses Buches deutlich zu machen, welche Zulassungsbehörde für welche Wirkstoffe auf pharmakogenetische Besonderheiten hinweist und welche Expertengruppe welche Dosierungsempfehlungen verabschiedet hat, haben wir uns zu einer farblichen Kodierung entschlossen – in den einschlägigen Kapitel wird es also recht bunt.

Die PharmGKB-Datenbank ist für dieses Buch von zentraler Bedeutung. Wir möchten uns daher an dieser Stelle auch bei Dr. Katrin Sangkuhl, Scientific Curator von PharmGKB, und bei Dr. Teri E. Klein, Director & Co-Principal Investigator von PharmGKB, für ihre aktive Hilfe bedanken. PharmGKB und der Stanford University danken wir für die Erlaubnis, relevante Information für diese Buch zu nutzen, inklusive Screen-Shots wichtiger Webseiten, kuratierte Arzneimittelinformationen (https://www.pharmgkb.org/view/drug-labels.do) und einige Metabolisierungsschemata (https://www.pharmgkb.org/view/pathways.do) in einer modifizierten Form. Ferner gilt unser Dank Prof. Thomas Winckler, der maßgeblich das Kapitel 3. Molekulare Diagnostik: Methoden-Repertoire verfasst hat.

Bedanken möchten wir uns auch bei den Mitarbeiterinnen und Mitarbeitern in der AVOXA Mediengruppe, besonders bei Prof. Dr. Axel Helmstädter und Bettina Christ, für die kollegiale Betreuung und professionelle Realisierung.

Frankfurt, im Dezember 2016

Theo Dingermann, Ilse Zündorf

Literatur

Davies, E.C., et al. (2009). Adverse drug reactions in hospital in-patients: a prospective analysis of 3695 patient-episodes. PloS one 4: e4439.

Lazarou, J., et al. (1998). Incidence of adverse drug reactions in hospitalized patients: a meta-analysis of prospective studies. JAMA : Journal of the American Medical Association 279: 1200-1205.

Pirmohamed, M., et al. (2004) Adverse drug reactions as cause of admission to hospital: prospective analysis of 18820 patients. British Medical Journal 329: 15-19.

Pirmohamed, M. (2010) Acceptance of biomarker-based tests for application in clinical practice: criteria and obstacles. Clinical Pharmacology and Therapeutics 88: 862-866.

Inhaltsverzeichnis

1 Einführung

Bevor ein Arzneimittel für den Einsatz beim Menschen zugelassen wird, wird es umfänglich getestet – zunächst in unterschiedlichen biochemisch/pharmakologischen Modellen im Reagenzglas oder im Organbad, dann in verschiedenen Tiermodellen und schließlich an Probanden und Patienten. Dieses gestufte Vorgehen ermöglicht zuverlässige Aussagen zur Wirksamkeit und Verträglichkeit des Arzneimittels, und nur wenn eine Nutzen-/Risikoabwägung deutlich zu Gunsten der Nutzenseite ausfällt, wird dem Arzneimittel ein Marktzugang über eine Zulassung durch internationale oder nationale Behörden gewährt.

Allerdings haben diese Aussagen für den Einzelnen eine gewisse Unschärfe, da sie in Form einer mehr oder weniger ausladenden Gauß'schen Verteilung anfallen. Daran hat man sich gewöhnt, weil es hierzu keine Alternative gibt. Wählt man allerdings die Testpopulation groß genug, so beobachtet man teils radikale »Ausreißer«, was für die Betroffenen katastrophal sein kann. Ausschläge in Richtung »Unwirksamkeit« sind ebenso möglich, wie Ausschläge in Richtung einer individuellen Überdosierung bei prinzipiell korrekter Anwendung, was sich für die Betroffenen in Unverträglichkeit bis hin zu einer relevanten Toxizität äußert.

Dass dies keine »Randerscheinungen« sind, zeigt die Tatsache, dass man heute davon ausgeht, dass nur etwa ein Drittel der Arzneimittelanwendungen bei den Patienten die erwarteten Wirkungen zeigen. Bei zwei Dritteln der Arzneimittelanwendungen beobachtet man entweder eine unerwartet schlechte Wirksamkeit oder eine ungewöhnliche Unverträglichkeit.

Dies ist nicht nur ein Dilemma für die betroffenen Patienten. Mit den in den letzten Jahren rapide zunehmenden Sicherheitsansprüchen in unserer Gesellschaft können solche individuellen Ausschläge hinsichtlich Sicherheit und Wirksamkeit auch ein Arzneimittel selbst in Gefahr bringen. Denn wenn sich Meldungen über eine unzureichende Wirksamkeit oder über in der Zahl geringe, aber in der Ausprägung schwere Nebenwirkungen häufen, kann dies heute schnell zum Verlust der Zulassung führen.

Es liegt daher im Interesse sowohl der Patienten als auch der pharmazeutischen Industrie, Maßnahmen zu treffen, die derartige Ausschläge hinsichtlich Wirksamkeit und Verträglichkeit eines Arzneimittels vorhersehbar und damit vermeidbar machen.

Einflussfaktoren für die Arzneimittelwirkung

Die Variabilität der Arzneimittelwirkung resultiert aus extrinsischen wie aus intrinsischen Faktoren.

- Zu den extrinsischen Faktoren, die Einfluss auf eine Arzneimitteltherapie haben können, gehören Nahrungsmittel, Umwelteinflüsse, andere Arzneimittel, die Therapietreue (Compliance/Adhärenz) und einer bestimmten Arzneimitteltherapie nicht zuträgliche Lebensgewohnheiten wie Rauchen, Stress, Alkohol und unter Umständen auch Sport. Diese Faktoren kann man prinzipiell sehr gut an eine bestimmte Arzneimitteltherapie anpassen, falls dies erforderlich ist.
- Zu den intrinsischen Faktoren gehören Alter, Geschlecht, Gewicht, Ethnizität, Gesundheitszustand (z. B. Leber- bzw. Nierenfunktion) und eine individuelle genetische Ausstattung, soweit sie für eine Arzneimitteltherapie relevant ist. Das ist der Fall, wenn Funktionen betroffen sind, die entweder die Wirksamkeit eines Arzneimittels dadurch kompromittieren, dass physiologische »Umwege« möglich werden, oder die daran beteiligt sind, den Wirkstoff zu modifizieren oder ihm den Zugang zur Zielstruktur zu ermöglichen. Alle diese Faktoren kann man nicht an eine Arzneimitteltherapie anpassen. Man kann aber (und sollte auch) eine Arzneimitteltherapie an diese Faktoren anpassen. Dies war bisher – zumindest in Ansätzen – möglich für die intrinsischen Faktoren Alter, Geschlecht, Gewicht, Ethnizität und Gesundheitszustand. Auf individuelle genetische Besonderheiten zu reagieren war hingegen lange nicht möglich, weil diese Besonderheiten nur in Ansätzen bekannt waren und sie sich kaum für einen einzelnen Patienten mit akzeptablem technischen Aufwand bestimmen ließen.

Zwischenzeitlich kennen wir einen großen Teil dieser genetischen Faktoren, und es wurden praktikable Methoden entwickelt, sie routinemäßig zu bestimmen.

Pharmakogenetik und Pharmakogenomik

Der Ausschuss für Humanarzneimittel der europäischen Zulassungsbehörde EMA (*Committee for Medicinal Products for Human Use*, CHMP) hat in einem Positionspapier definiert, dass die Pharmakogenetik eine Disziplin der molekularen Diagnostik ist, die sich mit der interindividuellen Variabilität von DNA-Sequenzen befasst, sofern diese mit der Reaktion auf Arzneistoffe in Beziehung stehen.

Die »klassische« Pharmakogenetik untersucht individuelle Unterschiede auf der Ebene einzelner Gene, deren Produkte an der pharmakologischen Wirkung oder der Metabolisierung von Arzneistoffen beteiligt sind, listet ethnische Unterschiede in Allelfrequenzen und macht Vorhersagen über die mit bestimmten Genotypen assoziierten Phänotypen.

Mittlerweile sind tausende menschliche Genome und zigtausende menschliche Exome, also alle potenziell für Proteine kodierenden DNA-Bereiche, sequenziert und die Variationen auf dieser Ebene gut charakterisiert. Daraus entspringt der Gedanke, das Potenzial zur Wechselwirkung eines Arzneistoffs mit dem Körper auf der Ebene der ganzen Zelle bzw. des ganzen Genoms zu untersuchen, um dann interindividuelle Unterschiede in der Gen- bzw. Proteinausstattung in eine Vorhersage der Wirksamkeit eines Arzneistoffs bzw. der Vorhersage des Nebenwirkungspotenzials eines Wirkstoffs einzubeziehen. Dieser genomweite Ansatz, der im Prinzip eine Erweiterung der »klassischen« Pharmakogenetik ist, wird häufig mit dem Begriff Pharmakogenomik belegt. Das CHMP hat den Begriff der Pharmakogenomik von dem der Pharmakogenetik abgegrenzt und definiert Pharmokogenomik eher als eine Disziplin, die sich mit der Variabilität in der Expression von Genen, die für eine Krankheit prädisponieren oder die für die Reaktion auf Arzneistoffe relevant sind, auf der Ebene ganzer Zellen, Gewebe, Organe, Individuen oder Populationen befasst.

Unabhängig von gewissen Unschärfen in der Definition ist das Zielobjekt der Pharmakogenetik oder der Pharmakogenomik die chromosomale DNA des Patienten. Dabei muss man sich vor Augen führen, dass die im Humanen Genomprojekt erstellte Sequenz des Menschen eine Konsensussequenz ist, die durch die Sequenzierung der DNA eines Pools aus mehreren Spendern generiert wurde. In der Realität unterscheidet sich jedes Individuum von einem anderen Individuum durch minimale Unterschiede in der DNA-Sequenz. Viele individuelle Mutationen im Genom einer definierten Person manifestieren sich in der Ausprägung leicht unterschiedlicher Phänotypen. Diese Variabilität unserer genomischen DNA bedingt letztlich unser unterschiedliches Aussehen, kann jedoch auch zur Prädisposition für Krankheiten oder zu einer von der Norm abweichenden Reaktion auf ein Arzneimittel führen. In der Pharmakogenetik sind nur solche Abweichungen von der Konsensussequenz des menschlichen Genoms von Interesse, die in einer gegebenen Bevölkerung hinreichend oft vorkommen.

Das Problem Diagnostik

Um von der Norm abweichende Reaktionen auf ein Arzneimittel vorhersagen zu können, bedarf es einer angepassten Diagnostik auf Genebene. Ziel dieser Diagnostik sind jedoch nicht krankheitsrelevante Mutationen, sondern Mutationen, die für das Verhalten pharmazeutischer Wirkstoffe im menschlichen Organismus relevant sind. Diese Tatsache erweitert in einem ganz wesentlichen Aspekt den Begriff »Diagnostik«.

Bezog sich der Begriff »Diagnostik« in der Vergangenheit fast ausschließlich auf den Nachweis von Krankheiten, so muss der Begriff heute um den Nachweis von Problemen bei der Arzneimittelwirksamkeit und -verträglichkeit ausgeweitet werden. Da die Mutationen durch geeignete Tests nachgewiesen werden können, bevor ein betroffener Wirkstoff eingenommen wird und somit eine Chance besteht, dass sich die Mutation phänotypisch auswirkt, spricht man bei der Diagnostik derartiger Mutationen von »prädiktiver Diagnostik«.

Wurde Diagnostik bisher als Verfahren zur Erhärtung einer Krankheitsvermutung gesehen, die unverzichtbar ist, um optimale therapeutische Maßnahmen einzuleiten, ist Diagnostik dank der akkumulierenden Datenmenge mehr und mehr in der Lage, bedenkliche Zustände im Vorfeld einer Krankheit oder im Vorfeld einer Therapie aufzudecken.

Ein »prädiktiver Test« zielt also darauf ab, genetische Veränderungen (Mutationen) zu identifizieren, die sich nicht unmittelbar, sondern mit einer gewissen Wahrscheinlichkeit zukünftig auswirken können. In seltenen Fällen liegt diese Wahrscheinlichkeit bei 100 %, das heißt wegen der diagnostizierten Genommutation kommt es zu einem späteren Zeitpunkt mit an Sicherheit grenzender Wahrscheinlichkeit zu einer Krankheit, wie z. B. im Falle einer Huntington-Krankheit (prädiktiv-deterministische Diagnostik). Meistens liegt die Wahrscheinlichkeit jedoch deutlich unter 100 %, das heißt das Eintreten einer bestimmten Krankheit – zum Beispiel familiärer Brustkrebs, Alzheimer und andere Erkrankungen – wird wegen der diagnostizierten Mutation im Genom zu einem bestimmten Grad wahrscheinlicher, als das normalerweise der Fall wäre. Hier spricht man von prädiktiv-probabilistischer Diagnostik.

Gentests, wie in Kapitel 4 genauer beschrieben, sind aus technischer Sicht zwischenzeitlich unproblematisch. Sie sind im Gegenteil äußerst effizient, wenn sie auch nach wie vor nicht gerade kostengünstig sind. Mit den Gentests sind jedoch ganz andere Probleme verknüpft, wobei das größte Problem besonders für eine prädiktiv-probabilistische Diagnostik die Interpretation der Daten ist.

Prädiktive Diagnostik im Sinne von Arzneimittelsicherheit und -verträglichkeit

Dass prädiktive Gendiagnostik aber auch eine ganz andere Qualität besitzen kann, zeigt sich im Bereich der »Pharmakogenetik«. Durch eine möglichst umfassende Typisierung des Metabolisierungsinventars eines jeden Menschen ließen sich viele Probleme bei der individuellen Arzneimittelwirksamkeit und Arzneimittelverträglichkeit weitgehend vermeiden, so dass die prädiktive Gendiagnostik in diesem Sinne mit Sicherheit ein Gewinn für die Volksgesundheit wäre.

Prädiktive Diagnostik im Sinne von Arzneimittelsicherheit und -verträglichkeit muss in aller Regel als *prädiktiv-deterministische Diagnostik* eingestuft werden. Schließlich lässt sich die Manifestation praktisch zu 100 % vermeiden, wenn man auf einen anderen Wirkstoff ausweicht oder eine angemessene Dosisanpassung vornimmt. In dieser Hinsicht ist prädiktive Diagnostik im Sinne von Arzneimittelsicherheit und -verträglichkeit eine nahezu uneingeschränkt positiv einzustufende Intervention.

Der Ansatz einer derartigen Diagnostik liegt darin, den Mutationsstatus derjenigen Gene zu analysieren, deren Produkte als Zielstrukturen von Wirkstoffen angesteuert werden oder deren Produkte bei der Aufnahme und Metabolisierung von Wirkstoffen eine wichtige Rolle spielen. Man kann sich leicht vorstellen, dass Wirkstoffe dann nicht wirken können, wenn beispielsweise die Bindestelle für den Wirkstoff durch eine Mutation so verändert ist, dass eine spezifische Interaktion bei der üblichen Wirkstoffkonzentration nicht eintreten kann. Und man weiß heute, welche Probleme aufgrund von Metabolisierungsanomalien auftreten können, wenn bestimmte Medikamente bei jedem Patienten in der gleichen Dosierung eingesetzt werden.

Noch sind wir von einer routinemäßigen Bestimmung arzneimittelrelevanter genetischer Variabilität meilenweit entfernt, zum einen, weil teils vehement über die klinische Relevanz gestritten wird, zum Teil aber auch, weil die Konzepte und deren Umsetzung noch nicht bei der großen Mehrzahl der Heilberufler angekommen sind.

Stratifizierte Arzneimitteltherapie

Die Richtung ist allerdings vorgegeben. Der neue Ansatz, Arzneimittel an ein genetisches Profil eines Patienten anzupassen, firmiert unter dem Stichwort »stratifizierte Arzneimitteltherapie«. Dabei werden möglichst alle Faktoren berücksichtigt, die die spezifische Interaktion eines Arzneimittels mit dem Organismus (Pharmakodynamik) betreffen, ebenso wie die Faktoren, die festlegen, wie der Organismus mit dem Arzneimittel umgeht (Pharmakokinetik). Denn aus beiden Prozessen resultiert die spezifische und individuelle Arzneimittelwirkung.

Die Konsequenzen, die sich ergeben werden, wenn dieses technische Potenzial ausgeschöpft wird, werden einem Paradigmenwechsel gleichkommen. Wir werden in absehbarer Zeit einen Wandel erleben von der Behandlung einer Krankheit hin zur Behandlung eines Patienten unter Berücksichtigung aller extrinsischer und intrinsischer Faktoren, die seine individuelle Therapie mit Arzneimitteln beeinflussen.

Als ein Test für die prädiktive Diagnostik im Kontext von Arzneimittelwirksamkeit und -verträglichkeit sei beispielhaft der Stratipharm-Test der Firma Humatrix (www.stratipharm.de) genannt. Hier werden 31 Gene, deren Produkte ausschließlich im Kontext der Arzneimitteleinnahme relevant sind, auf wichtige Mutationen getestet. Auf krankheitsrelevante Mutationen wird nicht geprüft. Der PGS-Test der Firma bio.logis (https://www.bio.logis.de/personal-genomics-services) bietet ein ähnliches Leistungsspektrum.

Apothekerinnen und Apotheker sind in unserer Gesellschaft für die Arzneimittelwirksamkeit und -verträglichkeit und damit für den optimierten Einsatz von Arzneimitteln mitverantwortlich. Deshalb sollten sie diese Möglichkeiten kennen und zu einer entsprechenden Diagnostik Zugang haben. Da es sich bei den Mutationen um ererbte

Mutationen handelt, die in jeder Zelle vorhanden sind und bei der Geburt schon ausgeprägt sind, kann der Test mit jeder beliebigen Zelle und in jedem Alter durchgeführt werden – das Ergebnis gilt ein Leben lang.

Das vorliegende Buch versucht, dieses komplexe Zusammenspiel möglichst kompakt und praxisnah zusammenzufassen, wobei als Quelle des aktuellen Wissens konsequent auf die umfangreiche und extrem gut kuratierte Datenbank pharmGKB (www.pharmgkb.org) zugegriffen wird.

2 Genomische Plastizität: Qualität und Bedeutung von Mutationen

Mit der Entschlüsselung des humanen Genoms und der rasanten Weiterentwicklung molekulargenetischer Details haben sich auch völlig neue Möglichkeiten zur Individualisierung der Arzneimitteltherapie ergeben. Individualität ist nun molekular greifbar, und es lassen sich aus dieser molekularen Individualität relevante Schlussfolgerungen hinsichtlich der Wirksamkeit und Verträglichkeit von Arzneimitteln ableiten.

Die Basis der Individualität sind Variationen (Mutationen) in der Nukleotidabfolge in Genen, deren Proteinkopien für die Wirksamkeit und Verträglichkeit von Wirkstoffen in irgendeiner Weise mitverantwortlich sind. Allerdings sind die Auswirkungen derartiger Mutationen auf das individuelle Wirkstoffverhalten ausgesprochen komplex. Daraus ergibt sich, dass man sich mit der »Plastizität« des Genoms auseinandersetzen muss, um die neuen Möglichkeiten für eine optimierte individualisierte Arzneimitteltherapie nutzen zu können.

Dabei gelten folgende Grundsätze:

- Hinsichtlich der Funktion des Genoms gilt als »normal«, was bei der Mehrzahl der Individuen in einer bestimmten Population realisiert ist, denn so werden unsere Medikamente getestet und hinsichtlich Wirksamkeit und Verträglichkeit bewertet.
- Relevante Abweichungen von der Norm sind Variationen, die ererbt wurden. Diese kommen in allen Zellen eines Individuums vor und können daher in jedem beliebigen Zelltyp diagnostiziert werden.
- Somatische Mutationen, das heißt Variationen im Genom, die im Laufe des Lebens erworben werden, können für die Entstehung von Krankheiten eine Rolle spielen. Für das Ansprechen oder Versagen von Arzneimitteln oder für deren individuelle Verträglichkeit spielen derartige Mutationen aber keine Rolle, da sie nur in einzelnen Zellen vorkommen und von vielen »normalen« Zellen funktionell kompensiert werden.
- Ererbte Variationen des Genoms sind vornehmlich in der Monotherapie beziehungsweise für einen einzelnen Wirkstoff in einer Kombinationstherapie relevant. Für die ebenfalls im Rahmen einer Pharmakotherapie gefürchteten Wechselwirkungen spielen sie meist eine untergeordnete Rolle, da Wechselwirkungen in der gesamten Population, also unabhängig von Genommutationen, auftreten können bzw. auftreten werden, wenn bestimmte Wirkstoffkombinationen eingenommen werden.

Seit Anfang 2001 gilt das menschliche Genom hinsichtlich seiner DNA-Sequenz als entschlüsselt. Diese Arbeit, die im Wesentlichen vom Human Genome Consortium (Landis et al., 2001) und der Firma Celera Genomics (Craig et al., 2001) hoch kompetitiv geleistet wurde, produzierte keineswegs nur erwartete Resultate. Obwohl man zum Zeitpunkt der Publikationen, die simultan in den Zeitschriften Nature und Science erschienen, noch eine erhebliche Fehlerfrequenz in Kauf nahm, war klar, dass die Daten sensationelle Schlüsse zuließen.

Eine der größten Überraschungen dieses Jahrhundertprojekts war sicherlich die Identifizierung einer unerwartet geringen Zahl von Genen, die offensichtlich ausreicht, um ein so komplexes Lebewesen wie den Menschen zu kodieren. Die Zahl der humanen Gene wird derzeit mit etwa 20.000 beziffert, wobei nach wie vor die endgültige Zahl nicht feststeht. Insbesondere ist aber die Bedeutung vieler Gene noch völlig unverstanden. Wenn wir also von der Entschlüsselung des menschlichen Genoms sprechen, so meinen wir in erster Linie die formale Beschreibung der Reihenfolge der Kodierungseinheiten, der vier Nukleobasen Adenin, Guanin, Cytosin und Thymin, die seit der Erstpublikation im Jahre 2001 zwischenzeitlich mehrfach korrigiert wurde. Die Zahl dieser Nukleobasen ist mit 3,2 Milliarden pro haploidem Genom bzw. 6,4 Milliarden pro diploidem Genom relativ genau bestimmt. Große Wissensdefizite bestehen allerdings noch vor allem hinsichtlich der komplexen Funktionsnetzwerke, in die verschiedene Proteine in verschiedenen Zellen und Geweben eingebunden sind.

Trotz dieser Einschränkung lassen sich anhand der aktuellen Datenbasis interessante Schlüsse ziehen, besonders dann, wenn man unterschiedliche Genome miteinander vergleicht. So werden wir ständig mehr darüber lernen, was an genetischer Information angeboren und was erworben ist. Gerade diese »natürlichen« Variationen zwischen individuellen menschlichen Genomen werden dazu beitragen, Eigenschaften zu definieren, die solche biologische Reaktionen erklärbar und vorhersehbar machen, die von der Norm abweichen.

Diese Entwicklung schreitet schnell voran. Durch das Studium einer stetig steigenden Zahl individueller Genome (Genomics) und der von diesen Genomen abgeleiteten Proteinsätze (Proteomics) wird es schließlich möglich werden, nicht nur die Bedeutung eines jedes Gens im menschlichen Genom zu identifizieren. Wir werden darüber hinaus die Kontrollelemente in ihren Funktionen verstehen lernen, die das exakte Timing, die korrekte Zell- und Organspezifität, die genau passende Proteinmenge und das erforderliche posttranslationale Modifikationsmuster sicherstellen. All dies sind Voraussetzungen, um Gesundheit zu gewährleisten, wohingegen Abweichungen die Ursachen für teils schwere Krankheiten sind.

2.1 Organisation des menschlichen Genoms

Durch die visionären Arbeiten von Friedrich Miescher in den 40er Jahren des 20. Jahrhunderts (Dahm, 2005) und Watson und Crick im Jahre 1953 (Watson und Crick, 1953) wissen wir, dass die gesamte Information für Lebewesen in riesigen, linearkettigen Molekülen, den Desoxyribonukleinsäuren (DNAs), gespeichert ist.

Struktur der DNA

DNA-Moleküle bestehen nur aus den Nukleobasen Adenin, Guanin, Cytosin und Thymin, die jeweils glykosidisch mit Desoxyriboseeinheiten verknüpft und über Phosphorsäurediester miteinander zu der DNA-Kette verbunden sind (Abb. 2.1). Jeweils zwei DNA-Ketten lagern sich in antiparalleler Anordnung – also in ihren Laufrichtungen gegenläufig – zu einer sogenannten Doppelhelix aneinander, wobei die spezifische Assoziation der beiden DNA-Stränge durch die von Watson und Crick beschriebene Komplementarität bestimmt wird. Danach interagiert immer eine Purin-Base mit einer Pyrimidin-Base, das heißt Adenin mit Thymin und Guanin mit Cytosin. Die Interaktionen, die auch als »Basenpaarungen« bezeichnet werden, werden durch Wasserstoffbrückenbindungen stabilisiert.

Somit ist die genetische Information vektoriell organisiert. Sie ist in »Wörtern« angeordnet, die sich aus der Abfolge (Sequenz) der vier Buchstaben A, C, G und T ergeben, ähnlich wie uns dies von den literarischen Wörtern gut vertraut ist. Da das genetische »Alphabet« nur aus vier Buchstaben besteht, müssen die Wörter zwangsläufig sehr viel länger sein als Wörter, die aus den 26 Buchstaben unseres Alphabets gebildet werden.

Das Genom

Die Gesamtheit der DNA im Zellkern einer jeden menschlichen Zelle bezeichnen wir als »Genom«. Sie besitzt eine Gesamtlänge von etwa zwei Metern, was natürlich Konsequenzen für die Organisation dieser riesigen Moleküle im Zellkern hat. So liegt die menschliche DNA nicht in Form eines einzelnen Moleküls vor, sondern in Form von 46 Teilmolekülen, die als Chromosomen bezeichnet werden.

Bekanntlich ist der Mensch ein diploider Organismus. Bis auf die beiden Geschlechtschromosomen X und Y, den sogenannten Gonosomen, liegt jedes Chromosom in doppelter Ausfertigung vor. Hinsichtlich der Gonosomen ist der Mensch hingegen haploid, was auch für Frauen gilt, die zwar zwei X-Chromosomen pro Zelle besitzen, wovon aber eines in inaktiver Form vorliegt. Die Inaktivierung erfolgt circa am 16. Tag der Embryogenese. Welches der beiden X-Chromosomen inaktiviert wird, unterliegt dem Zufall. Das bedeutet, dass in einem weiblichen Organismus beide X-Chromosomen aktiv sind, allerdings nicht in jeder einzelnen Zelle. Daher können Frauen X-chro-

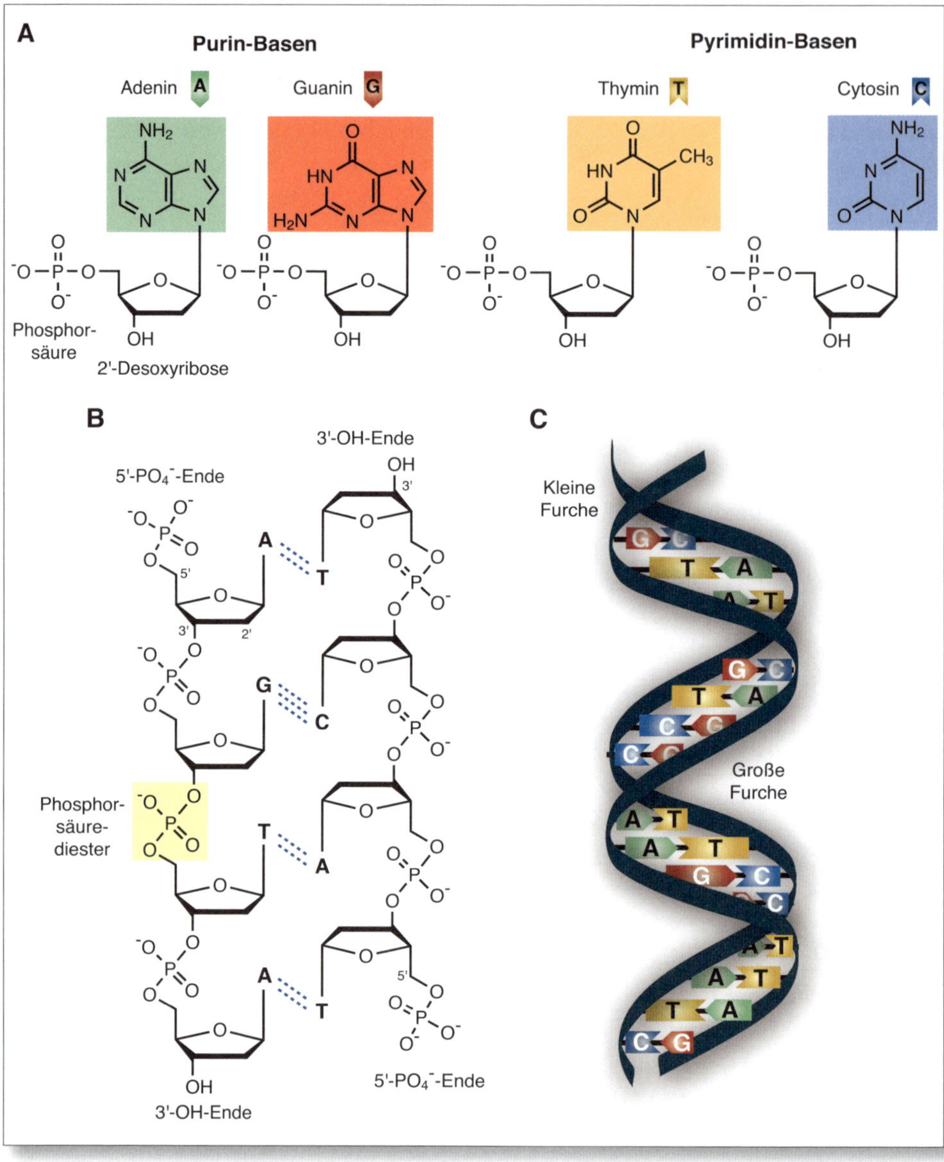

Abb. 2.1: **Struktur der DNA.** A. Unsere DNA besteht aus den Purin-Basen Adenin und Guanin sowie den Pyrimidin-Basen Cytosin und Thymin, die glykosidisch mit Desoxyriboseeinheiten verknüpft und über Phosphorsäurediester miteinander zu einer DNA-Kette verbunden sind (B). B. Zwei komplementäre DNA-Ketten lagern sich in antiparalleler Anordnung aneinander und bilden eine Doppelhelix aus (C), die durch Wasserstoffbrückenbindungen zwischen Adenin (A) und Thymin (T) bzw. zwischen Guanin (G) und Cytosin (C) stabilisiert werden.

mosomale Mutationen teilweise kompensieren, Männer hingegen nicht, da sie nur ein einzelnes X-Chromosom tragen.

Alle Chromosomen zusammen repräsentieren insgesamt ca. 6,4 x 10^9 Basenpaare. Allerdings – und das ist eine relevante Besonderheit für das Thema dieses Buches – enthält nur ein extrem kleiner Teil von etwas mehr als 1,1 % dieser Basenpaare strukturelle und funktionelle Information und ist in Form »genetischer Wörter« organisiert, die für Proteine und Struktur-RNAs codieren. Diese ca. 60 Millionen Basenpaare werden als das »Exom« bezeichnet und definieren ca. 2 x 20.000 Gene.

Das Gen

Als Gen wird eine biologische Informationseinheit auf der DNA bezeichnet. Diese wird vorne und hinten durch zwei Kontrollelemente begrenzt, die die Realisierung (Transkription) der abgelegten Information kontrollieren (Abb. 2.2).

Das als Promotor bezeichnete Kontrollelement markiert den Beginn der Informationseinheit und dient als Organisationspunkt für den strukturell sehr komplexen Apparat, der die Informationseinheit in eine Messenger-RNA (mRNA) abschreibt. Die Abschrift erfolgt in vielen Fällen »streng kontrolliert«. Ein erheblicher Teil der genetischen Information wird nicht kontinuierlich in allen Zellen und bei jeder Stoffwechsellage, sondern angepasst an bestimmte Zelltypen in bestimmen Geweben zu bestimmten Zeiten abgeschrieben.

Das als Terminator bezeichnete Kontrollelement markiert das Ende eines Gens. Erreicht der Transkriptionskomplex den Terminator, zerfällt der Komplex, und die einzelnen Komponenten dissoziieren von der DNA ab.

In vielen eukaryontischen Genen wechseln sich innerhalb der Promotor/Terminator-Grenzen nicht-informative Bereiche, die wir als *Introns* bezeichnen, mehrfach mit informativen Bereichen, den sogenannten *Exons*, ab. Obwohl der Transkriptionskomplex das komplette Gen abschreibt, gelangt nur der informative Teil der Messenger-RNA ins Zytoplasma, wo an den Ribosomen die in der mRNA zwischengespeicherte Information in ein Protein umgeschrieben (translatiert) wird. Die nicht-informativen Intronbereiche werden noch im Kern von komplex aufgebauten »Spleißosomen« entfernt (gespleißt) und die informativen Exonbereiche im gleichen Prozess exakt aneinandergefügt.

Eukaryontische Gene sind also mosaikartig organisiert. Das macht es erforderlich, dass die Exons, das heißt die durch Introns voneinander getrennten informativen Bereiche, bei der Realisierung der genetischen Information noch vor der Translation exakt aneinander gefügt werden müssen. Als Signale für diesen sehr komplexen Prozess dienen wenige Nukleotide, die sich links und rechts von den Intron/Exon-Übergängen befinden

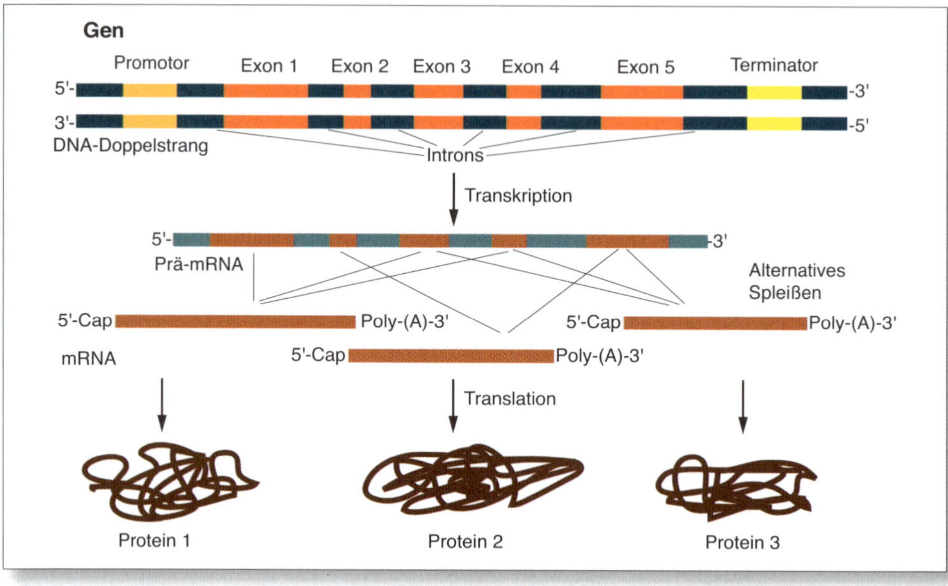

Abb. 2.2: Genstruktur. Die Gene auf der DNA werden begrenzt von den Kontrollregionen des Promotors und des Terminators. Die Information zwischen diesen Kontrollelementen wird während der Transkription von einem komplexen Transkriptionsapparat in RNA umgeschrieben. Da in diesem RNA-Molekül auch noch die nicht-informativen Introns enthalten sind, muss diese sogenannte Prä-mRNA noch im Zellkern von Spleißosomen prozessiert werden. Die fertige mRNA kann dann im Zytoplasma in Protein translatiert werden. Nicht alle Exons der Prä-mRNA müssen in der fertigen mRNA enthalten sein. Durch alternatives Spleißen können verschiedene Exons zusammengesetzt und somit von einem Gen mehrere unterschiedliche mRNAs gebildet werden. Final entstehen daraus auch unterschiedliche Proteine.

(*splice junctions*). Befinden sich innerhalb dieser Nukleotide Mutationen, werden die Grenzen von den Spleißosomen nicht mehr exakt erkannt, so dass derartige Mutationen meist sehr gravierende biologische Konsequenzen nach sich ziehen und Ursache etlicher Krankheiten sein können.

Der Genbegriff hat sich im Laufe der Jahre erheblich gewandelt. Galt ein Gen bis zum Ende der 1940er-Jahre, also noch deutlich vor der Entdeckung der DNA-Doppelhelix durch Watson und Crick im Jahre 1953, als etwas, was ein phänotypisches Merkmal bestimmt, so interpretierte man bis Ende der 1970er Jahre ein Gen als einen DNA-Abschnitt, der für eine kontinuierliche Polypeptidkette kodiert. Nachdem man jedoch erkannt hatte, dass eine zu translatierende mRNA eines eukaryontischen Mosaikgens nicht zwingend alle vorhandene Exons enthalten muss, sondern das Primärtranskript durch Überspringen von Exons auch alternativ gespleißt werden kann, definiert man ein Gen heute als ein DNA-Segment, das als eine Einheit transkribiert wird und für ein Set verwandter Proteine kodiert (Abb. 2.2).

Nicht-informative Genombereiche

Es mag erstaunen, dass fast 98 % des humanen Genoms nicht-informative Bereiche sind. Dieses Erstaunen relativiert sich, wenn man weiß, dass dieser Teil des Genoms keineswegs überflüssig ist. Zum Beispiel muss man streng genommen die oben bereits besprochenen Kontrollregionen, die Promotoren und Terminatoren, auch zu den nicht-informativen Bereichen zählen, da sie nicht in mRNA und in der Folge in Proteine umgeschrieben werden. Neben diesen Kontrollbereichen existiert eine Vielzahl weiterer Kontrollregionen in einem Genom, die höchst abgestimmt eine koordinierte und angepasste Realisierung der genetischen Information für einen Organismus sicherstellen.

Dass erhebliche Teile des Genoms in der Tat funktionell inaktiv sind, ist ebenfalls wichtig, denn ohne diese sogenannten *junk*-DNA-Bereiche hätten wir uns während der Evolution nicht in der Weise entwickeln können, wie das letztlich geschehen ist. Das Problem sind Mutationen, die immer wieder auftreten und die für die Evolution eine ganz entscheidende Rolle gespielt haben und spielen.

Für kleine, schnell replizierende Genome von Viren oder Bakterien sind Mutationen eine Chance. Sie entgehen so ständig lauernden Gefahren, beispielsweise durch unser Immunsystem, wenn sie einen menschlichen Organismus befallen. Dass im Rahmen dieser Genommodifikationen viele individuelle Organismen absterben, wird durch die schnelle und vor allem unglaublich effiziente Replikationsrate leicht kompensiert.

Für große, langsam replizierende Genome von Eukaryonten sind Mutationen hingegen eine Gefahr, da ein durch eine Mutation bedingter Funktionsverlust eben nicht durch eine hohe Replikationsrate und eine große Nachkommenschaft kompensiert werden kann. Allerdings wird diese Gefahr dadurch signifikant gemindert, dass die Genome hoch entwickelter Organismen große Bereiche enthalten, die wahrscheinlich funktionslos sind oder vielleicht als einzige Funktion die Aufgabe erfüllen, als »Trichter« für Mutationen zu fungieren.

Unter diesem Aspekt ist es nicht überraschend, dass die Genome höher entwickelter Organismen wesentlich größer sind als die Genome sich schnell teilender Organismen.

2.2 Mutationen

Mutationen, also Veränderungen in der DNA, treten beim Menschen im Schnitt bei jeder 1.000. Base auf. Das ist eine gewaltige Frequenz, denn bezogen auf 6,5 Milliarden DNA-Bausteine bedeutet dies, dass ca. 6,5 Millionen Bausteine von Mensch zu Mensch variabel sind.

Mutationen können entweder ererbt oder erworben werden, beispielsweise durch äußere Einflüsse wie Exposition mit radioaktiver Strahlung, UV-Strahlung, mutagenen Chemikalien oder nach Infektion mit bestimmten Viren. Tritt eine Mutation auf, so kann sie in den meisten Fällen sehr effektiv repariert werden. Hierzu besitzen wir in unseren Zellen ausgeklügelte Reparatursysteme. Mit einer gewissen Wahrscheinlichkeit versagen aber auch diese Reparatursysteme, so dass dann eine Mutation das Genom einer einzelnen Zelle permanent modifiziert. Tritt eine Mutation in dem Genom einer Zelle auf, die für die Übertragung auf eine neue Generation bestimmt ist (Keimbahnzelle), so wird auch die Mutation auf die nächste Generation übertragen. Tritt sie hingegen in einer somatischen Zelle auf, ist sie meist nur dann kritisch, wenn durch die Mutation Kontrollmechanismen für die Zellproliferation gestört werden. Dann kann die Zelle zur Tumorzelle werden, die sich unkontrolliert teilt und so den Organismus tötet. Andere somatische Mutationen bleiben meist unauffällig, da die mutierte Zelle von einer Viel-

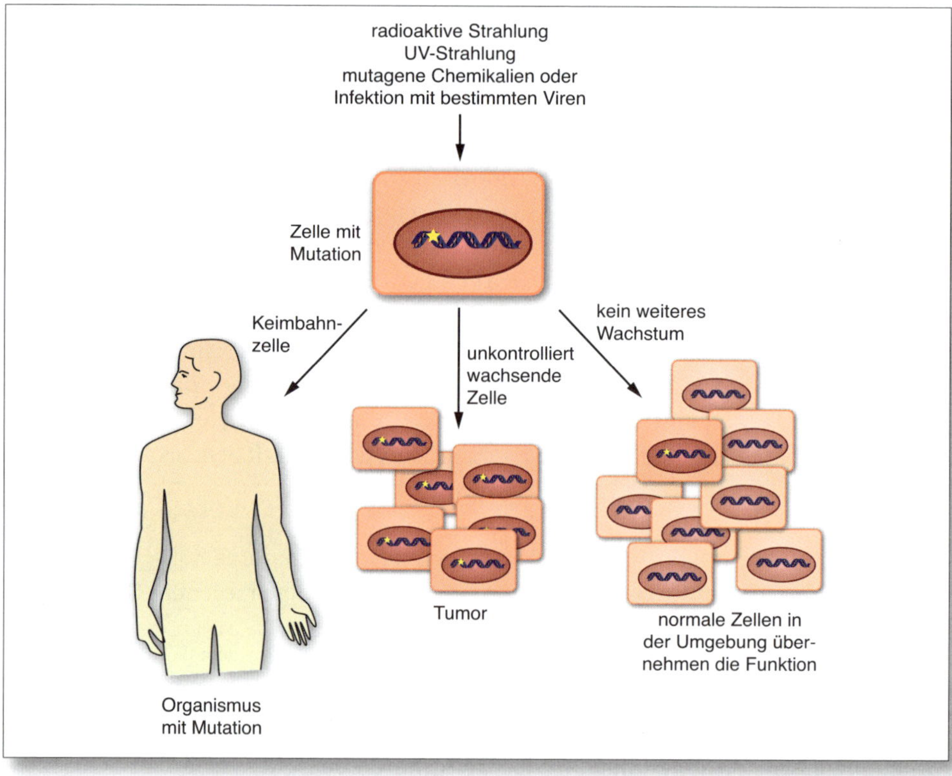

Abb. 2.3: Auswirkungen von Mutationen. Mutationen können je nach Zelle, in der sie auftreten, unterschiedliche Auswirkungen haben. Betrifft die Mutation eine Keimbahnzelle, resultiert ein kompletter Organismus mit Mutationen. Ist hingegen eine Körperzelle mutiert, hängt es von der Art der Mutation ab, ob sie phänotypische Auswirkungen hat: Nur wenn die Zelle dadurch ungehemmt wachsen kann und ein Tumor entsteht, wird die Mutation bemerkt, ansonsten übernehmen die benachbarten, unveränderten Zellen die Funktion.

zahl nicht mutierter Zellen umgeben ist, die die physiologischen Funktionen, die in der mutierten Zelle verloren gegangen sind, für den Organismus sicherstellen (Abb. 2.3).

Mutationstypen

Folgende Mutationen müssen unterschieden werden (Abb. 2.4, 2.5):

- Chromosomenzahl-Anomalien (Aneuploidien),
- Chromosomenteil-Amplifikationen, -Deletionen (Mikroaneuploidien) oder -Translokationen und
- Punktmutationen/Genmutationen.

Auf Basis dieser Mutationstypen kann man fünf Arten genetischer Erkrankungen definieren:

- Chromosomal bedingte Störungen (Aneuploidien) spielen am Anfang des menschlichen Lebens eine entscheidende Rolle. 10–15 % aller Schwangerschaften enden durch Spontanabort. In etwa der Hälfte der Fälle eines derartigen Spontanabortes ist die Ursache eine Chromosomenanomalie, denn nur wenige dieser Störungen sind mit dem Leben vereinbar. Kommt es zur Lebendgeburt, so verursachen Chro-

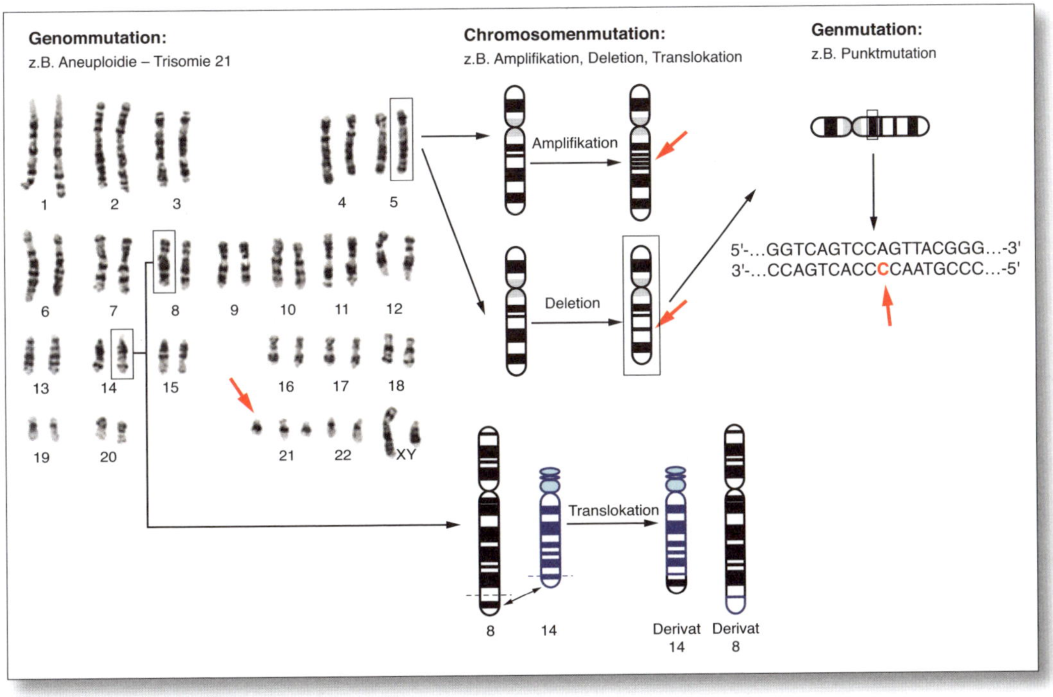

Abb. 2.4: Mutationstypen. Die verschiedenen Mutationstypen, die im Genom auftreten können. Weitere Erläuterungen im Text.

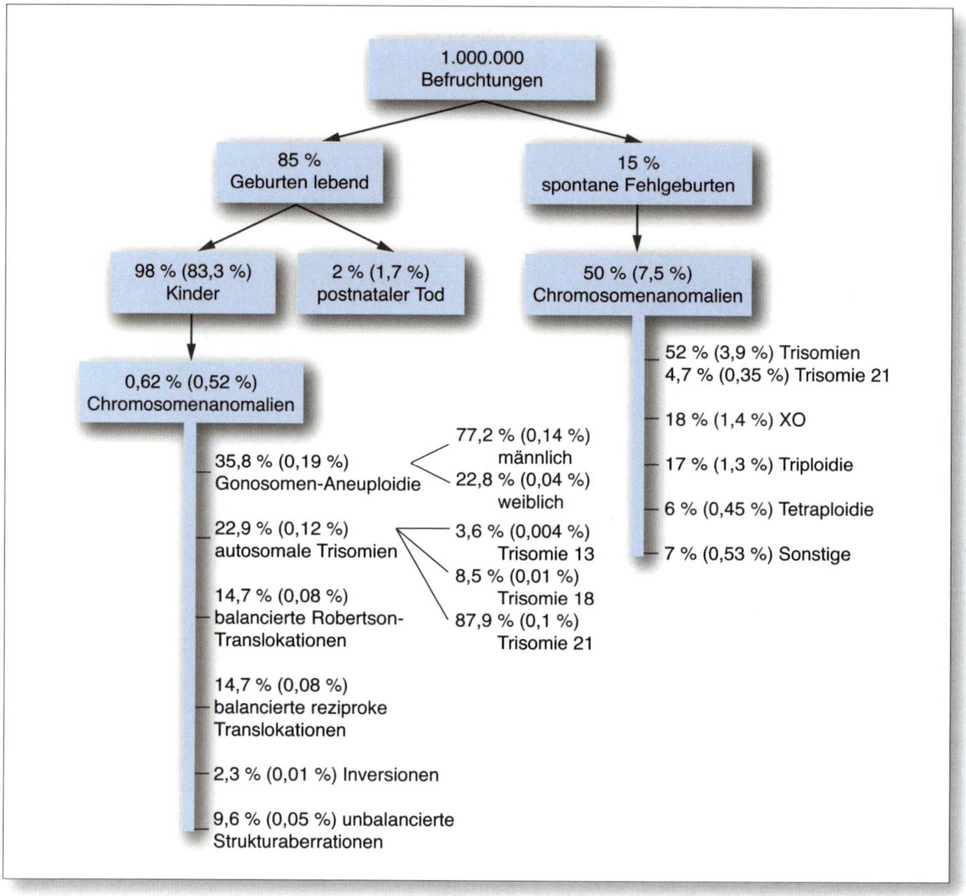

Abb. 2.5: Chromosomenanomalien pro 10^6 Befruchtungen beim Menschen. 83 % der Befruchtungen führen zu überlebensfähigen Kindern, von denen 0,6 % Chromosomenanomalien aufweisen. Insgesamt ist die Zahl der Chromosomenanomalien bei 10^6 Befruchtungen ca. 8 %. 50 % aller Fehlgeburten werden durch Chromosomenanomalien verursacht; Monosomien führen meist zum Tod.

mosomenanomalien in aller Regel schwere Krankheitsbilder. Weitläufig bekannt und auch für den Laien sofort erkennbar ist die Trisomie 21, die statistisch einmal pro 650 Lebendgeburten vorkommt. Weniger bekannt ist das Klinefelter-Syndrom (YXX), das ähnlich häufig wie die Trisomie 21 ist. Seltener hingegen ist das Turner-Syndrom (X) (1 pro 2.500 weibliche Geburten).

Tab. 2.1: Bekannte Trisomien beim Menschen

	Trisomie 13	Trisomie 18	Trisomie 21
Häufigkeit	1:8.000	1:5.000	1:650
Mittlere Lebenserwartung	1 Monat	2 Monate	15 Jahre
Defekte	Missbildungen des Schädels, des Herzens, der Nieren	Missbildungen des Schädels, Herzfehler	u. a. charakteristische Deformation des Kopfes, oft Herzfehler
Karyotyp	XX + 13 XY + 13	47, XX + 18 46, XY + 18	47, XX + 21 47, XY + 21

Tab. 2.2: Anomalien der Geschlechtschromosomen beim Menschen

Karyotyp	Klinische Bezeichnung	Häufigkeit pro 10.000	Symptome
45, X0	Ullrich-Turner-Syndrom	Ca. 10	Kleinwuchs, unterentwickelte Ovarien, Unfruchtbarkeit
47, XXX	–	5–10	Meist unauffällig
47, XXY	Klinefelter-Syndrom	10–30	Unterentwicklung der Geschlechtsmerkmale
48, XXXY	Klinefelter-Syndrom	Sehr selten	Fehlende Spermiogenese, Unfruchtbarkeit
47, XYY		Ca. 20	Hochwuchs, sonst meist klinisch unauffällig

- Sehr kleine, im Lichtmikroskop kaum noch erfassbare Chromosomenanomalien (Mikroaneuploidien) lassen sich mit Hilfe sogenannter Fluoreszenz-*in-situ*-Hybridisierungen (FISH) und anderer Techniken identifizieren (Werner et al., 1997). Bei Mikroaneuploidien sind immer mehrere Gene betroffen, indem diese entweder deletiert oder (seltener) amplifiziert sind. Fast immer führen diese Läsionen zur geistigen Behinderung. Beispiele für entsprechende Krankheiten sind das Prader-Willi-Syndrom oder das Angelman-Syndrom, die durch Mikrodeletionen auf einem der beiden Chromosomen 15 verursacht werden. Erstaunlicherweise ist beim Prader-Willi-Syndrom immer das väterliche und beim Angelman-Syndrom immer das mütterliche Chromosom von der Mutation betroffen, was zeigt, dass selbst homologe Chromosomen durchaus funktionell unterschiedlich sein können.
- Monogenetische Krankheiten werden durch Mutationen auf einem einzelnen Gen verursacht. Die Liste ist lang. Einige dieser Krankheiten sind in der Tabelle 2.3 zusammengefasst.

Tab. 2.3: Bekannte monogenetische Erkrankungen beim Menschen

Autosomal rezessive Erbkrankheiten	Autosomal dominante Erbkrankheiten	X-chromosomal rezessive Erbkrankheiten	X-chromosomal dominante Erbkrankheiten
Cystische Fibrose (Mukoviszidose, CF) Phenylketonurie (PK) Albinismus Mukopolysaccharidosen (MPS) Galaktosämie Taubstummheit Xeroderma pigmentosum Sichelzellanämie	Brachydaktylie Achondroplasie Apert-Syndrom Neurofibromatose (Recklinghausen) Marfan-Syndrom Osteogenesis imperfecta Typ I Chorea Huntington Myotone Dystrophie	Rot-Grün-Farbsinnstörungen Bluterkrankheit (Hämophilie A und B) Muskeldystrophie Typ Duchenne, Typ Becker Mukopolysaccharidose Typ II Glukose-6-Phosphat-Dehydrogenase-Mangel (G6PD-Mangel)	Vitamin D resistente Rachitis

- Zu den multifaktoriellen Erkrankungen gehören die großen Volkskrankheiten, darunter Herz-Kreislauf-Erkrankungen, Diabetes, Krebs, Schizophrenie und Alzheimer, aber auch Fehlbildungen wie angeborene Herzfehler oder Allergien.
- Mitochondriale Erkrankungen werden durch Mutationen im Erbgut der Mitochondrien verursacht. Da das menschliche mitochondriale Genom relativ klein ist, sind derartige Krankheiten selten. Beispielsweise führt die Lebersche hereditäre Opticus-Neuropathie (LHON) im frühen Erwachsenenalter zu Störungen des Sehnervs und in der Folge zur Erblindung (Wallace et al., 1988). Sehr häufig verursachen Mutationen in speziellen mitochondrialen Transfer-RNA-Genen die Krankheit. So liegt bei ca. 80 % der Patienten mit Myoklonusepilepsie mit RRF (MERRF) eine heteroplasmische A > G $tRNA^{Lys}$-Punktmutation an Position 8344 der mtDNA vor (Wallace et al., 1988b). Da nicht alle Mitochondrien die Mutation tragen müssen (Heteroplasmie), ist die Anlage nur schwer diagnostizierbar.

Die meisten der drei letztgenannten Erkrankungen werden durch so genannte Punktmutationen verursacht. Dabei kommt sehr häufig nicht nur eine Punktmutation infrage, um beispielsweise eine Krankheit auszulösen. Die Cystische Fibrose beispielsweise kann durch mehr als 1.000 unterschiedliche Punktmutationen verursacht werden.

Für die β-Thalassämie sind mehr als 200 Mutationen beschrieben. Dagegen wird die Faktor-V-Leiden-Krankheit von einer einzelnen Mutation verursacht, bei der an Position 506 im Gerinnungsfaktor V ein Arginin zu einem Lysin mutiert ist (R506K). Für die Hämochromatose sind zwei Mutationen (H63D und C282Y) beschrieben, und die Sichelzellanämie wird durch die Mutation E6V verursacht.

Punktmutationen vs. Single Nucleotide Polymorphisms: eine »quantitative« Differenzierung

Man könnte es als Semantik abtun, und dennoch ist die Unterscheidung zwischen den Ausdrücken »Punktmutation« und »*single nucleotide polymorphism*« (SNP) für den Kundigen informativ. Zwar handelt es sich in beiden Fällen um Mutationen an einer einzelnen Basenposition, jedoch ist der Unterschied ein quantitativer: Mutationen in einer einzelnen Base werden dann als »Punktmutationen« bezeichnet, wenn sie in einer bestimmten Population mit einer Frequenz < 1 % vorkommen. Man bezeichnet diese Mutationen hingegen als *single nucleotide polymorphisms* (SNPs), wenn sie innerhalb einer Population mit einer Frequenz von > 1 % auftreten.

Somit ist ein Basenaustausch in der einen Population »nur« eine Punktmutation, wohingegen er in der anderen Population als SNP zu klassifizieren ist, da er hier sehr viel weiter verbreitet ist und dieser Mutation eine wesentlich höhere Relevanz für die Gesundheit der Bevölkerung zukommt. Anders ausgedrückt: SNPs gelten als populationsgenetisch relevante Punktmutationen, denen folglich auch eine stetig steigende diagnostische Bedeutung zukommen wird.

Tab. 2.4: Ethnische Variationen in CYP-Enzymen (Abernethy und Flockhart, 2000)

Enzym	**CYP2D6 [%]**			**CYP2C19 [%]**		**CYP2C9 [%]**	
Aktivität	**fehlt**	**vorhanden**	**ultrarapid**	**fehlt**	**vorhanden**	**fehlt**	**vorhanden**
Afrikaner/Afro-amerikaner	8	92	?	4–7	93–96	0,003	>99
Asiaten	1	98	1	12–22	78–88	0,08	>99
Kaukasier	7	92	1	3	97	0,36	>99

Derartig subtile Mutationen lassen sich auf Genomebene nicht mehr strukturell durch Chromosomenanalyse detektieren. Um sie nachzuweisen, setzt man heute moderne molekulargenetische Methoden ein.

Die unterschiedliche »Qualität« von Punktmutationen

Wie oben bereits ausgeführt, führen nicht alle Punktmutationen zu biologischen Konsequenzen, da sie beispielsweise das Kodierungsverhalten nicht ändern. In solchen Fällen werden Basen ausgetauscht, die dann zwar die Kodonstruktur ändern, wobei jedoch das neu entstandene Kodon für die gleiche Aminosäure kodiert, wie das ursprüngliche Kodon (Abb. 2.6). Wir bezeichnen diesen Mutations-Typ als »stille Mutation« oder als »synonyme Mutation«. »Stille Mutationen« lassen sich daher nur auf DNA-Ebene, nicht jedoch auf Proteinebene erkennen.

Unter einer »Missense-Mutation« verstehen wir einen Basenaustausch, der zu einer anderen Aminosäure-Kodierung führt. Dies kann, muss sich aber nicht funktionell auf Proteinebene auswirken, je nachdem an welcher Stelle im Protein sich die Variation befindet und je nachdem ob sich die ursprüngliche und die neue Aminosäure in ihrem chemischen Charakter stark unterscheiden bzw. eher ähnlich sind.

Die 20 Aminosäuren lassen sich in verschiedene Gruppen einteilen (Abb. 2.7). Wir unterscheiden Aminosäuren mit unpolaren, aliphatischen Seitenketten (Gly, Ala, Val, Leu, Ile, Pro) von Aminosäuren mit polaren, aliphatischen Seitenketten (Ser, Thr, Cys, Met, Asn, Gln) und Aminosäuren mit negativ geladenen Seitenketten (Glu, Asp) von Aminosäuren mit positiv geladenen Seitenketten (Lys, Arg, His) sowie Aminosäuren

Aminosäure	Kodon	Aminosäure	Kodon	Aminosäure	Kodon	Aminosäure	Kodon
Phenylalanin (F)	UUU UUC	Serin (S)	UCU UCC UCA UCG	Tyrosin (Y)	UAU UAC	Cystein (C)	UGU UGC
Leucin (L)	UUA UUG			Stopp	UAA	Stopp	UGA
				Stopp	UAG	Tryptophan (W)	UGG
Leucin (L)	CUU CUC CUA CUG	Prolin (P)	CCU CCC CCA CCG	Histidin (H)	CAU CAC	Arginin (R)	CGU CGC CGA CGG
				Glutamin (Q)	CAA CAG		
Isoleucin (I)	AUU AUC AUA	Threonin (T)	ACU ACC ACA ACG	Asparagin (N)	AAU AAC	Serin (S)	AGU AGC
Methionin (M)	AUG			Lysin (K)	AAA AAG	Arginin (R)	AGA AGG
Valin (V)	GUU GUC GUA GUG	Alanin (A)	GCU GCC GCA GCG	Asparaginsäure (D)	GAU GAC	Glycin (G)	GGU GGC GGA GGG
				Glutaminsäure (E)	GAA GAG		

Abb. 2.6: Degenerierter genetischer Kode. Der degenerierte genetische Kode sieht mehrere Kodons für eine Aminosäure vor. Nur zwei Aminosäuren (Tryptophan und Methionin) werden von nur einem Kodon kodiert (orange), anderen Aminosäuren werden zwei (dunkelblau), drei (hellblau), vier (mittelblau) oder sogar sechs (violett) Kodons zugeordnet. Für drei Kodons (UAA, UAG, UGA) gibt es keine entsprechende tRNA-Aminosäure; sie beenden die Translation und werden auch als Stopp-Kodons bezeichnet.

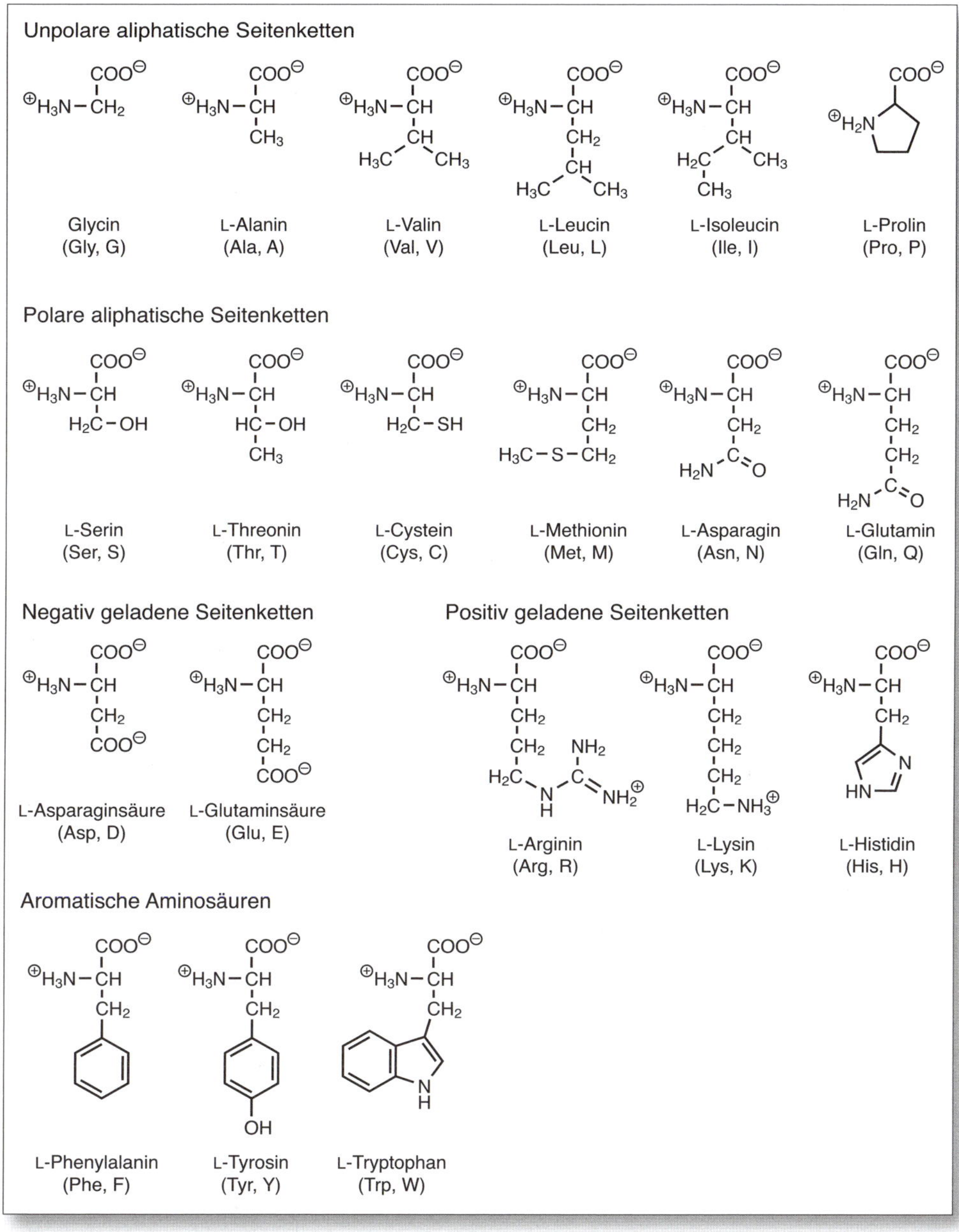

Abb. 2.7: Einteilung der proteinogenen Aminosäuren.

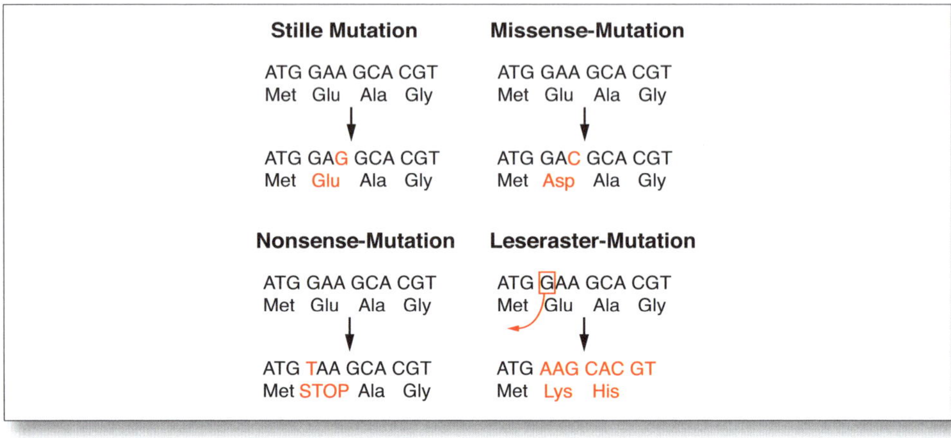

Abb. 2.8: Auswirkungen von Punktmutationen.

mit aromatischen Seitenketten (Phe, Tyr, Trp). Werden durch Mutationen Aminosäuren innerhalb der aufgezeigten Gruppen ausgetauscht, so kann sich das funktionell unter Umständen weniger stark auswirken, als wenn es durch die Mutation zu einem Wechsel in eine andere Aminosäuregruppe kommt.

Besonders gefürchtet sind »Nonsense-Mutationen« und »Leseraster (Frameshift)-Mutationen« (Abb. 2.8). Bei den Nonsense-Mutationen wird ein Kodon für eine Aminosäure in ein Stoppkodon umgewandelt. Dies führt zum vorzeitigen Abbruch der Proteinbiosynthese, so dass verkürzte Proteinvariationen resultieren, die in aller Regel funktionslos sind. Etliche monogenetische Erbkrankheiten lassen sich auf Nonsense-Mutationen in einem relevanten Gen zurückführen. So führt die Nonsense-Mutation NS 39 CAG → TAG (die Umwandlung des ersten Nukleotids des Kodons 39 von C nach T) zu einer schweren Form der β-Thalassämie.

Bei Leseraster (Frameshift)-Mutationen geht in aller Regel eine Base verloren, oder es wird im Laufe der Replikation eine Base zu viel eingefügt. Dies ist – ähnlich wie die Nonsense-Mutation – ein sehr schwerwiegendes Ereignis, da sich dadurch das ursprüngliche Dreierraster der Aminosäurekodierung verschiebt. Es entstehen im Anschluss an die Mutationsposition völlig neue Proteinsequenzen, die absolut keinen Sinn machen, so dass die resultierenden Proteine auch in aller Regel funktionslos sind.

Ein kritischer Mutationstyp ist auch eine Mutation an einer Spleiß-Erkennungsstelle. Diese verhindert das korrekte Entfernen eines Introns und führt zwangsläufig zu funktionslosen Proteinen, da der Translationsapparat versucht, eine Intron-Sequenz zu translatieren, was praktisch unmöglich ist bzw. keinen Sinn ergibt.

Tab. 2.5: Unterschiedliche Arten von Mutationen in BRCA1- und BRCA2-Genen

Gen	Anzahl der Mutationen	Deletion	Insertion	PM Stopp-kodon	PM Spleiß-defekt	PM AS-Austausch
BRCA1	318	143/45,0 %	44/13,8 %	61/19,2 %	26/8,2 %	44/13,8 %
BRCA2	154	81/52,6 %	29/18,8 %	17/11,0 %	5/4,0 %	21/13,6 %

PM – Punktmutation; bei den Deletionen sind Exon- und Intron-Deletionen erfasst, bei den Insertionen auch Inversionen. *Quelle: Mutationsdatenbank http://www.nhgri.nih.gov/Intramural_research/*

Diploidie: Ein Sicherheitsprinzip für höhere Organismen

Viele dieser Mutationen werden in höheren Organismen durch die Tatsache »aufgefangen«, dass diese Organismen diploide Genome besitzen.

In vielen Fällen können Mutationen in einem Gen durch eine intakte Kopie auf dem Partnerchromosom funktionell kompensiert werden, so dass sich der Phänotyp nicht zwangsläufig ändert. Das ist der große Vorteil der Diploidie, der in vielen Fällen die Funktion eines Sicherheitskonzeptes übernimmt, wenn durch Mutationen eine wichtige Funktion ausfällt.

Bedeutung von Mutationen

Viele genomische Veränderungen sind entweder unschädlich, »ganz normal«, oder gar von Vorteil.

- Ein Teil dieser Variabilität ist unschädlich, weil nur ca. 1,1 % unseres Genoms aus wirklich informativen Bereichen bestehen. Nahezu jede Form der Variabilität in den nicht-informativen Bereichen ist somit biologisch neutral.
- Ein anderer Teil dieser Variabilität ist »ganz normal«, weil sie sich in Genombereichen befindet, die beispielsweise dafür verantwortlich sind, dass sich Individuen in ihrem Aussehen unterscheiden.
- Selten sind Mutationen sogar von Vorteil. So sind Menschen mit einem mutierten Gen für Thalassämien (inkl. der Sichelzellanämie) oder mit einer Glukose-6-Phosphatdehydrogenase-Defizienz besser vor Malariaerregern geschützt als Menschen ohne diese Mutationen (Kwiatkowski, 2005). Und es sind auch Mutationen bekannt, die sehr effektiv vor einer HIV-Infektion schützen (Huang et al., 1996).

Tab. 2.6: Beispiele für genetischen Schutz gegenüber Krankheiten beziehungsweise genetisch beeinflusste körperliche Leistungsfähigkeit

Anlageträgerschaft (Homo-/Heterozygotie)	**Konsequenz**
APOE2-Allel	Vermindertes Risiko für Morbus Alzheimer
CCR5-delta 32-Allel	Erhöhte Resistenz gegen HIV-Infektion
HbS-Allel	Erhöhte Resistenz gegenüber Malaria tropica
ACE-I-Allel	Überdurchschnittliche körperliche Ausdauer/ Leistungsfähigkeit
Quelle: Prädiktive Gendiagnostik-Richtlinie der Bundesärztekammer	

Es bleibt somit eigentlich nur ein relativ kleiner Rest der variablen Positionen übrig, der als problematisch oder potenziell problematisch angesehen werden muss. Und selbst wenn eine Mutation in einem Gen auftritt, kann, wie erwähnt, der Defekt vielfach durch eine intakte Kopie auf dem Partnerchromosom kompensiert werden.

Auch unschädliche oder harmlose Mutationen können informativ sein

Die Betrachtung humaner Gene und ihrer regulatorischen Sequenzen zeigt, dass etwa alle 200 bis 300 Basenpaare ein SNP in kodierenden Genregionen auftritt. Eine noch größere Dichte von SNPs findet man in den regulatorischen Sequenzen (ein SNP ca. alle 100 bis 200 Basenpaare). Die große Herausforderung besteht nun darin, die wichtigen von den unwichtigen Varianten zu trennen, das »Signal« herauszufiltern, das sich in dem »Rauschen« der hohen natürlichen Variabilität verbirgt.

Dies wird dadurch erschwert, dass nicht immer ein bestimmter Phänotyp klar auf eine einzige Mutation zurückzuführen ist. Hier hilft dann vielfach der Nachweis eines bestimmten Haplotyps.

Ein Haplotyp ist ein Nukleotidmuster auf einem einzelnen DNA-Strang. Pro Genom lassen sich für einen bestimmten DNA-Abschnitt zwei Haplotypen definieren, von denen jeweils einer von der Mutter, der andere vom Vater ererbt wurde. Im Extremfall sind bei homozygoter Anordnung (bezogen auf jede einzelne Base in diesem DNA-Abschnitt) die beiden Haplotypen identisch. Haplotypen repräsentieren also typische Kombinationen verschiedener SNP-Mutationen auf einem einzelnen DNA-Strang, die in relativ geringer Nachbarschaft zueinander liegen. Aus einer Vielzahl solcher Muster lassen sich häufig Rückschlüsse auf bestimmte Phänotypen ziehen (Abb. 2.9).

Aus n SNPs ergeben sich theoretisch 2^n Haplotypen. Bei 3 SNPs würde dies 8 verschiedene Haplotypen mit 36 verschiedenen Genotypen ergeben. In der Regel entdeckt man

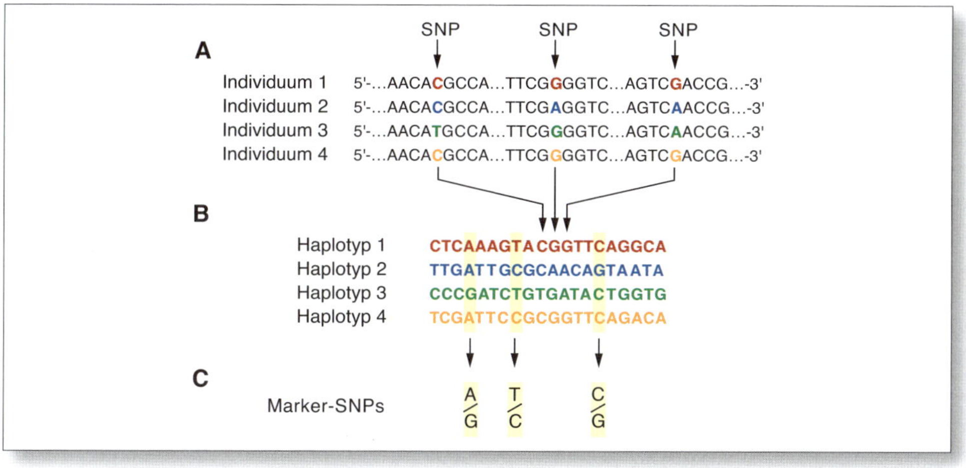

Abb. 2.9: Konstruktion einer Haplotypen-Karte (The International HapMap Project).

A. In einer systematischen Analyse der DNA-Sequenz von möglichst vielen Individuen werden alle Nukleotid-Positionen erfasst, die sich mit einer Frequenz > 1 % unterscheiden (farbig hervorgehoben). Jeder dieser SNPs liegt in einem von zwei möglichen Allelen vor. **B.** Schreibt man nur die variablen Nukleotide der SNPs nebeneinander erhält man verschiedene Haplotypen. Im gezeigten Fall erstrecken sich die 20 variablen Nukleotide über 6000 Basenpaare in der DNA. Analysiert man diese Chromosomenregion in einer größeren Bevölkerungsgruppe, lassen sich die meisten einem der 4 Haplotypen zuordnen. **C.** Aus dieser Haplotypen-Karte können einige wenige »Marker-SNPs« definiert werden, deren Bestimmung prädiktiv für den jeweiligen Haplotypen ist (http://www.hapmap.org).

nur einen Bruchteil der theoretisch möglichen Anzahl an Haplotypen im menschlichen Genom.

Der Wert solcher Muster liegt in einem Phänomen, das man als *Kopplungsungleichgewicht* bezeichnet. Hierunter versteht man die Tatsache, dass einzelne Allele von Genen sehr häufig »gekoppelt« auftreten, wenn die betreffenden Gene in enger räumlicher Nähe auf einem Chromosom beieinanderliegen. Das liegt daran, dass es evolutionär sehr lange dauert, bis auf Chromosomen benachbart liegende Sequenzen in folgenden Generationen durch meiotische Rekombination vollständig voneinander getrennt werden. Solange zwei Sequenzvarianten überzufällig häufig auf vielen Chromosomen einer Population gemeinsam auftreten, befinden sie sich im Kopplungsungleichgewicht.

Kopplungsungleichgewichte können daher genutzt werden, um auf der Basis eines Mutationsmusters auf einen Phänotyp zu schließen, dessen exakte Ursache man gar nicht kennt.

2.3 Rezessive und dominante Erbgänge

Die Tatsache, dass humane Genome diploid organisiert sind, kann als eine enorme Sicherheitsstrategie angesehen werden. In den meisten Fällen reicht die Gendosis eines einzelnen Chromosoms aus, um die durch das Gen sicherzustellende Funktion zumindest partiell aufrechtzuerhalten. Eine entsprechende Mutation bezeichnen wir auch als »rezessive« Mutation, da sie sich vor dem Hintergrund einer noch intakten Genkopie nicht ausprägt. Das heißt, rezessive Mutationen sind phänotypisch nicht zu erkennen, wenn in der Zelle noch eine intakte Genkopie vorhanden ist.

Umgekehrt kommt es aber auch vor, dass eine Mutation nicht einen Funktionsverlust oder eine Funktionseinbuße des von dem betroffenen Gen abgeleiteten Proteins nach sich zieht, sondern dass eine »neue Funktion« durch die Mutation verursacht wird. Dann wird die Mutation als »dominante« Mutation bezeichnet.

Der autosomal dominante Erbgang

Beim autosomal dominanten Erbgang prägt sich die Mutation in jedem Fall aus, das heißt das mutierte Gen dominiert den Phänotyp auch vor dem Hintergrund einer noch intakten Genkopie. Anders ausgedrückt: Träger der Mutation prägen eine Eigenschaft aus, die in einem nicht mutierten Organismus nicht vorhanden ist. In aller Regel führt diese neue Eigenschaft dazu, dass die Person erkrankt ist oder mit Sicherheit erkranken wird.

Beispiele für dominante Erbkrankheiten sind das Marfan-Syndrom, die Achondroplasie oder die Huntington-Krankheit (siehe Tab. 2.3). Beim Marfan-Syndrom handelt es sich um eine genetisch bedingte Erkrankung des Bindegewebes, die mit einer Häufigkeit von ca. 1 : 10.000 auftritt. Grund für diese Erkrankung sind Mutationen im Gen für das Protein Fibrillin, welches eine der wesentlichen Komponenten der Mikrofibrillen ist. Diese Mikrofibrillen bilden das Grundgerüst für die elastischen Fasern und sind in fast allen Bereichen des Körpers zu finden. Die Auswirkungen der Veränderungen im Bindegewebe werden daher in verschiedenen Organsystemen deutlich.

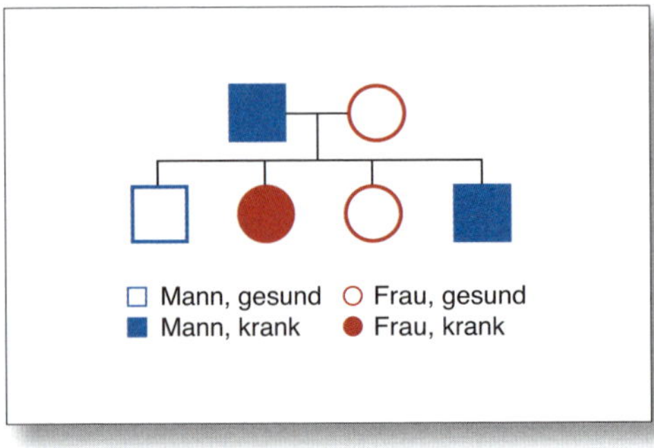

Abb. 2.10: Autosomal dominanter Erbgang.

Die Achondroplasie ist das Resultat einer Punktmutation im Fibroblasten-Wachstumsfaktor-Rezeptor-Gen FGFR-3, die zu einer Störung der Knorpelbildung führt. Durch die Mutation verknöchert die Epiphysenfuge verfrüht, was zur Einschränkung des Längenwachstums vor allem der Extremitäten führt.

Die Huntington-Krankheit (Chorea Huntington) ist eine autosomal dominant vererbbare Nervenkrankheit. Sie verläuft meist bis zum vierten Lebensjahrzehnt symptomlos, bricht dann aber aus und manifestiert sich im Verlust der motorischen Kontrolle und in einer schweren Demenz. Die Ursache der Erkrankung ist eine Mutation im Huntington-Gen auf Chromosom 4.

Ist ein Elternteil Träger einer autosomal dominanten Mutation, so prägt dieser Elternteil nicht nur die Mutation aus und leidet gegebenenfalls selbst an der entsprechenden Krankheit, sondern er überträgt auch die Mutation an Nachkommen mit einer Wahrscheinlichkeit von 50 % (Abb. 2.10).

Allerdings haben nicht alle Träger einer autosomal dominanten Mutation das defekte Gen von einem Elternteil geerbt. Nicht selten entsteht die Mutation erst bei der Bildung der Keimzelle, so dass man in diesen Fällen von einer *De-novo*-Mutation spricht.

Der autosomal rezessive Erbgang

Bei einem autosomal rezessiven Erbgang prägt sich die Mutation erst aus, wenn beide homologen Chromosomen eine (in der Regel) inaktivierende Mutation tragen. Hierzu kommt es, wenn beide Elternteile Träger der Mutation sind und beide das Chromosom mit der Mutation vererben. Die Wahrscheinlichkeit einer solchen homozygoten Manifestation beträgt 25 % (Abb. 2.11).

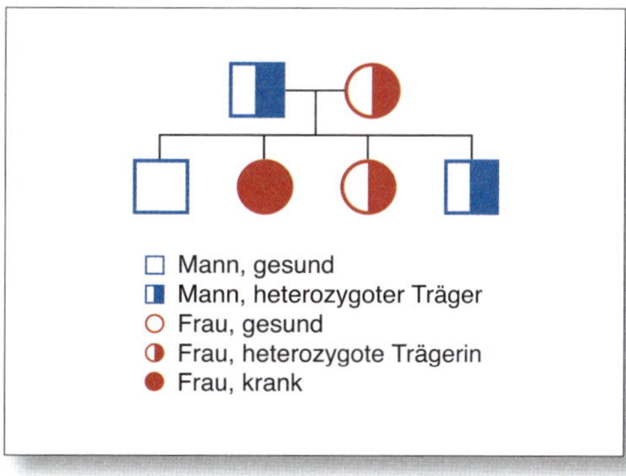

Abb. 2.11: Autosomal rezessiver Erbgang.

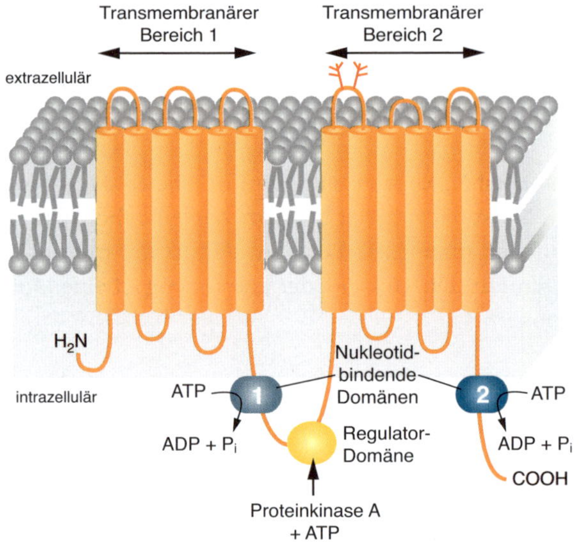

Abb. 2.12: Modell des Cystische-Fibrose-Transmembrankanal-Regulators (CFTR). Der CFTR besteht aus zwei Wiederholungseinheiten, die aus je sechs transmembranären Domänen und einer Nukleotid-bindenden Domäne bestehen. Dazwischen liegt die Regulator-Domäne. Die transmembranären Domänen bilden eine Pore in der Membran, die vermutlich von der nicht-phosphorylierten Regulator-Domäne verschlossen wird. Sobald jedoch die Regulator-Domäne von einer Proteinkinase wie z. B. PKA oder PKC phosphoryliert wird, wird der Verschluss geöffnet und die Nukleotid-bindenden Domänen 1 und 2 spalten je ein Molekül ATP, wodurch sich die Pore schließlich öffnet.

Beispiele für autosomal rezessiv vererbte Erkrankungen sind die Cystische Fibrose oder die Osteogenesis imperfecta, eine besonders schwere Form der Glasknochenkrankheit (siehe Tab. 2.3).

Die Cystische Fibrose ist eine Stoffwechselkrankheit, bei der die Zusammensetzung aller Sekrete exokriner Drüsen verändert ist. Ursache ist eine Mutation im CFTR-Gen (Gen für das Cystische-Fibrose-Transmembran-Regulatorprotein = Chloridkanal) (Abb. 2.12). Die Mukoviszidose ist die häufigste angeborene Stoffwechselerkrankung hellhäutiger Menschen.

Die Erkrankungsquote liegt bei etwa 1 : 2.500 Neugeborenen. Vier Prozent der deutschen Bevölkerung, also über drei Millionen Menschen, sind Mutationsträger, die zwar gesund sind, aber diese Krankheit vererben können.

Die Osteogenesis imperfecta wird durch Mutationen in Kollagen-Genen auf den Chromosomen 7 und 17 verursacht. Die Krankheit tritt in verschiedenen Formen auf. Gemeinsames Merkmal ist eine extrem hohe Knochenbrüchigkeit.

Bei rezessiven Erbgängen wissen die Träger der Mutation häufig nichts von dem Problem, da es – im Gegensatz zum autosomal dominanten Erbgang – keine »Familienhistorie« hinsichtlich der Krankheit gibt.

Die Bedeutung X-chromosomal rezessiver Mutationen

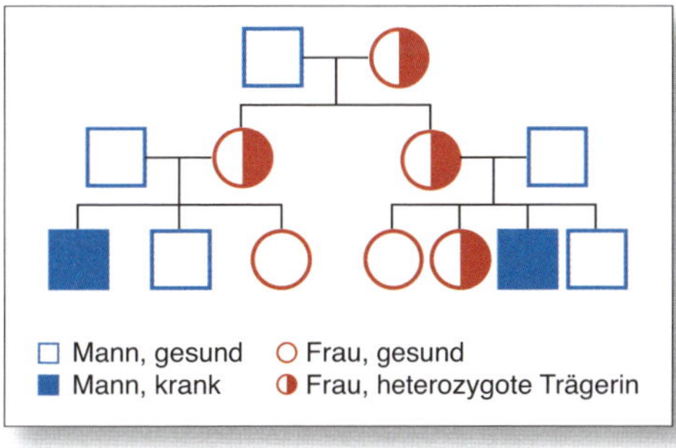

Abb. 2.13: Erbgang X-chromosomal rezessiver Mutationen.

Um eine besondere Form der rezessiven Mutationen handelt es sich bei den X-chromosomal lokalisierten rezessiven Mutationen (Abb. 2.13). Da Männer nur ein X-Chromosom besitzen, prägt sich eine solche Mutation bei männlichen Patienten phänotypisch aus, wohingegen weibliche Patientinnen oft asymptomatisch sind oder eine deutlich leichtere Form der Erkrankung ausprägen. Beispiele für X-chromosomal rezessiv vererbte Krankheiten sind die Muskeldystrophie vom Typ Duchenne und die Hämophilie A.

Heterozygotie als Risikofaktor

Rezessive Mutationen, die zunächst noch durch eine intakte Genkopie auf dem homologen Chromosom kompensiert werden, erhöhen deutlich das Risiko, im Laufe des Lebens zu erkranken.

Der menschliche Körper besteht bei einem Körpergewicht von etwa 70 kg aus 3 bis 5×10^{14} Zellen. Der Körper ist kein statisches Modell, sondern unterliegt einer ständigen Regeneration, zum Beispiel wird die Haut alle drei bis vier Wochen erneuert (Yaar, 1990), die Lebenszeit der Erythrozyten beträgt nur etwa 120 Tage (Bratosin et al., 1998) und Darmepithelzellen an der Spitze der Villi werden nur einen Tag alt (Potten et al., 1997). Bei dieser ständigen Beanspruchung der Zellteilung (Proliferation) kann es im Alter zu einer zeitlich und umweltbedingten (zum Beispiel Stress, Ernährung, Kontakt mit kanzerogenen Substanzen) Akkumulation von DNA-Veränderungen (Mutationen) kommen. Diese sogenannten erworbenen Mutationen können schlussendlich zu einer

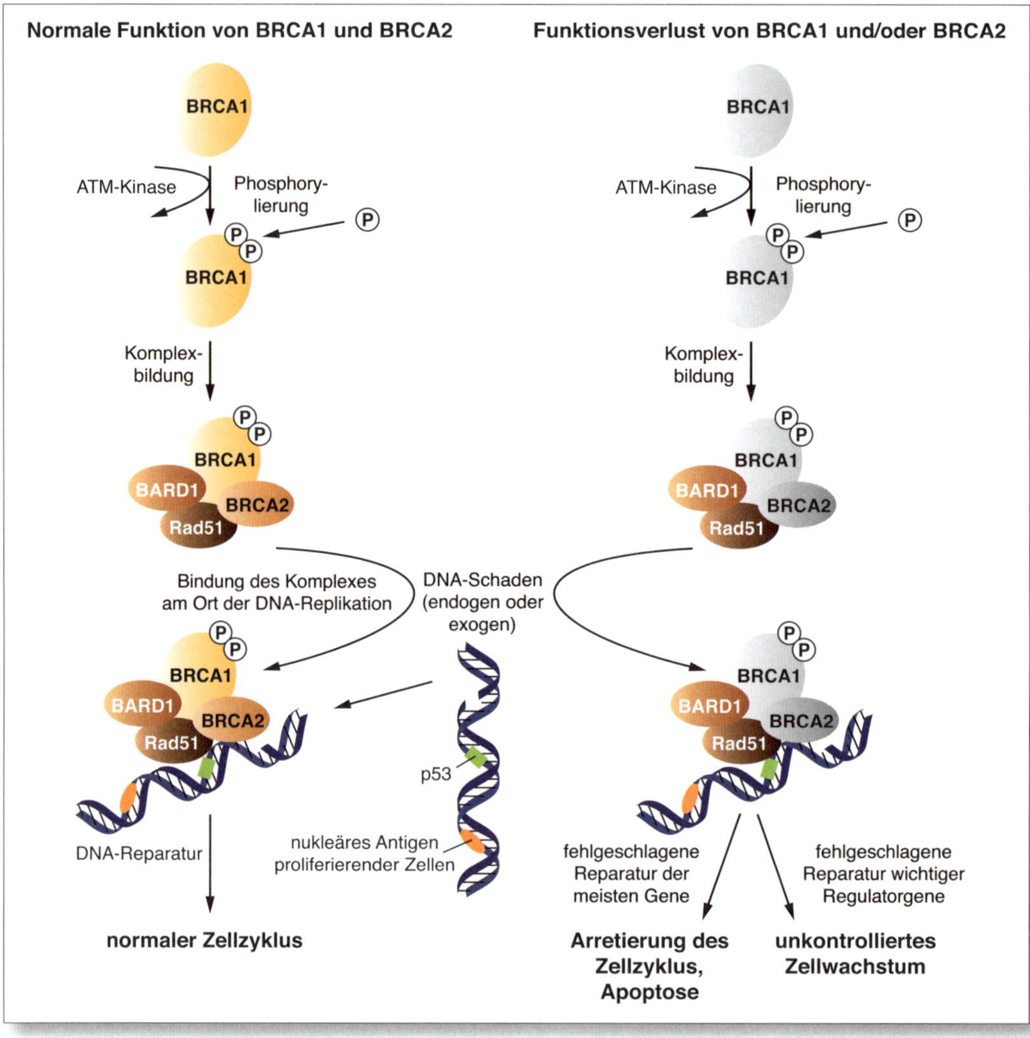

Abb. 2.14: **Modell der Funktion von BRCA1 und BRCA2 bei der DNA-Reparatur.** Nach diesem Modell wird BRCA1 zunächst von der Kinase ATM phosphoryliert und kann dann einen makromolekularen Komplex mit BRCA1, BRCA2, BARD1 und Rad51 eingehen. Ist es zu einer DNA-Schädigung gekommen, wird der Komplex an DNA-Bereiche gebunden, in denen Replikation stattfindet und die mit dem nukleären Antigen proliferierender Zellen markiert sind (links). Ist die Funktion von BRCA1 und/oder von BRCA2 verloren gegangen, kann die DNA nicht mehr repariert werden. Je nachdem, ob es Gene trifft, die für die Aufrechterhaltung der Zellfunktion wichtig sind oder aber den Zellzyklus kontrollieren, kann es entweder zur Apoptose oder zur Entartung und ungehemmten Proliferation der Zelle kommen (rechts).

»spontanen« Tumorentstehung (Macieira-Coelho, 1986; DePinho, 2000) führen. Wenn man eine vererbte Mutation (Keimbahnmutation) in sich trägt, kann dies das Risiko, in jüngeren Jahren an dieser bestimmten Tumorart zu erkranken, erhöhen.

Beispiele, die diese Problematik verdeutlichen, sind die sogenannten Brustkrebsgene BRCA1 und BRCA2 (Abb. 2.14). Etwa 10 % aller Brustkrebs- und 15 % aller Eierstockkrebs-Erkrankungen sind autosomal rezessiv erblich und auf Mutationen in einem der beiden Gene BRCA1 und BRCA2 zurückzuführen. Die meisten Mutationsträgerinnen sind heterozygot, das heißt, sie tragen eine Mutation zunächst nur in einer der beiden Genkopien auf den homologen Chromosomen. Trotzdem erkranken diese Frauen zu 60 bis 80 % an einem Mamma- und zu 20 bis 50 % an einem Ovarialkarzinom, da im Laufe des Lebens in irgendeiner einzelnen Zelle auch die zweite Genkopie eine Mutation auffängt. Erst dann prägt sich der Phänotyp aus, und die Frauen erkranken an Brust- oder Ovarialkrebs. Schätzungen gehen davon aus, dass bei rund 0,3 % der gesunden Frauen und bei 5 % der an Brustkrebs erkrankten Frauen eine erbliche Belastung vorliegt.

Der Mutationsnachweis wird mittlerweile als sehr bedeutsam eingestuft, da den Betroffenen eine effektive Nachsorge angeboten werden kann, und (noch) nicht betroffene Mutationsträgerinnen durch geeignete Vorsorgeuntersuchungen engmaschig überwacht werden können.

Bei dieser prädiktiven Diagnostik werden aufgrund genetischer Konstellationen Krankheitsrisiken, nicht jedoch Krankheiten detektiert. Die Probleme, die mit dieser Form der Diagnostik assoziiert sind, werden weiter unten erläutert.

2.4 »Harmlose« vs. »fatale« Mutationen

Alleine schon wegen der »losen Streuung« informativer Bereiche in einem sehr großen Genom können die meisten Mutationen, die vererbt oder erworben werden, als harmlos betrachtet werden, da sie innerhalb des großen Anteils nicht-informativer DNA liegen und so keinerlei Auswirkungen auf die vielfältigen Funktionen eines komplexen Organismus haben.

Dennoch müssen einige Mutationen, die wir in unseren Genomen tragen, als ungünstige Erbanlagen eingestuft werden. Manche Mutationen sind zunächst einmal nur potenziell gefährlich, da sie erst dann relevant werden, wenn eine zweite Mutation hinzukommt. Zu diesen Mutationen gehören die rezessiven Mutationen, die sich erst phänotypisch manifestieren, wenn die entsprechende Genkopie auf dem homologen Chromosom ebenfalls durch eine Mutation funktionell zerstört wird. Zu diesen Mutationen gehören aber auch all diejenigen, die sich erst ausprägen, wenn ganz andere Gene mit betroffen sind. Das ist der Fall bei Krankheiten, die multigenisch determiniert sind, wie beispielsweise Herz-/Kreislauferkrankungen, die meisten Krebsarten und andere. Ob derartige Mutationen letztlich zu Krankheiten führen, hängt von vielen Faktoren ab, vom Lebensstil, von Pech oder auch vom sorgfältigen Umgang mit der Gesundheit, beispielsweise durch Vorsorgeuntersuchungen in angemessenen Zeitabständen und durch Vorsorgemaßnahmen. Man schätzt, dass immerhin bei 5 bis 10 % aller Erkrankungen Veranlagungen – das heißt eine ererbte, genetische Vorkonditionierung – eine entscheidende Rolle spielen.

Tab. 2.7: Beispiele für Manifestationswahrscheinlichkeiten krankheitsrelevanter Mutationen

Krankheit	**Wahrscheinlichkeit der Manifestation [%]**
Chronisch rezidivierende Pankreatitis bei Mutationen im SPINK1-Gen	1–2
Alzheimersche Erkrankung bei heterozygoten APOE4-Trägern	6–13
Hämochromatose bei homozygoten HFE-Mutationsträgern	10–50
Erblicher Eierstockkrebs bei BRCA1- oder BRCA2-Mutationsträgerinnen	30–40
Erblicher Brustkrebs bei BRCA1- oder BRCA2-Mutationsträgerinnen	40–80
Retinoblastom	90
Huntingtonsche Erkrankung	Fast 100

Eigentlich sind pauschale Vorhersagen zur Wahrscheinlichkeit einer Manifestation der Krankheit nicht möglich. Die häufig getroffene Aussage, dass Frauen mit einer BRCA1-Keimbahnmutation im Laufe ihres Lebens ein Risiko von 80 % bzw. 20 bis 50 % haben, an einem Mammakarzinom bzw. einem Ovarialkarzinom zu erkranken, muss daher bei Einbeziehung der Familienanamnese relativiert werden.

Das Thema »Mutationen und Krankheiten« soll hier nicht weiter ausgeführt werden. Dies ist eindeutig die Domäne der Mediziner, da ausschließlich Ärzte berechtigt sind, eine Krankheitsdiagnose zu stellen. Das bedeutet jedoch nicht, dass nicht auch die Apothekerschaft Tests durchführen kann, deren Ergebnisse unter Umständen nahelegen, zu einer diagnostischen Abklärung durch einen Arzt oder eine Ärztin zu raten. Hierzu zählen beispielsweise Blutzuckermessungen, Blutfettmessungen und andere Tests, die gut geschulte Patienten teilweise auch selbst durchführen. Genetische Verfahren spielen in diesem Zusammenhang allerdings keine Rolle.

Tab. 2.8: Wahrscheinlichkeit für BRCA1-Mutationen in Mammakarzinomfamilien

Diagnosealter für BC	**vorhergesagte Wahrscheinlichkeit [%] für eine BRCA1-Mutation bei Familien mit**			
	isoliertem BC	**BC und OC**	**BC und OC bei einer Person**	**mehreren BC und OC, eine Person mit beiden Tumoren**
<35	17,4	55,1	77,1	96.6
35–39	11,7	43,5	67,8	92,4
40–44	7,7	32,5	57,1	88,5
45–49	5,1	23,4	54,5	82,9
50–54	3,2	16,2	34,6	75,4
55–59	2,1	10,8	25,1	65,9
>59	1,3	7,1	17,3	54,9

BC = Mammakarzinom; OC = Ovarialkarzinom; Quelle: Couch et al. 1997 in Holinski-Feder et al. 1998. Die Daten stammen aus einer BRCA1-Mutationsanalyse von 169 Familien mit zwei oder mehr Betroffenen.

Dies ist anders bei dem Thema, das im Folgenden behandelt wird: der Einfluss genetischer Polymorphismen auf die Arzneimittelwirksamkeit und -verträglichkeit. Da das Arzneimittel im Zentrum der Kompetenz der Apothekerschaft steht, sollten auch die Apotheker die relevanten Zusammenhänge kennen und sich an Maßnahmen beteiligen, die negative Auswirkungen von Mutationen auf die Arzneimittelwirksamkeit und -verträglichkeit minimieren. Dazu zählt auch die Diagnostik an sich.

Literatur

Abernethy DR, Flockhart DA (2000). Molecular basis of cardiovascular drug metabolism. Implications for predicting clinically important drug interactions. Circulation 101: 1749–1753.

Bratosin D, Mazurier J, Tissier J et al. (1998) Cellular and molecular mechanisms of sen. erythrocyte phagocytosis by macrophages. A review. Biochemie 80: 173–195.

Cannella G, Paoletti E, Barocci S, Massarino F, Delfino R, Ravera G et al. (1998) Angiotensin-converting enzyme gene polymorphism and reversibility of uremic left ventricular hypertrophy following long-term antihypertensive therapy. Kidney Int 54: 618–626.

Cooke GE, Bray PF et al. (1998) PlA2 polymorphism and efficacy of aspirin. Lancet 351(9111): 1253.

Cusi D, Barlassina C et al. (1997) Polymorphisms of alpha-adducin and salt sensitivity in patients with essential hypertension. Lancet 349(9062): 1353–1357.

Dahm R (2005) Friedrich Miescher and the discovery of DNA. Dev Biol 15: 274–288.

DePinho R (2000) The age of cancer. Nature 408: 248–254.

Dishy V, Sofowora GG et al. (2001) The effect of common polymorphisms of the beta2-adrenergic receptor on agonist-mediated vascular desensitization. N Engl J Med 345: 1030–1035.

Drazen JM, Yandava CN et al. (1999) Pharmacogenetic association between ALOX5 promoter genotype and the response to anti-asthma treatment. Nat Genet 22: 168–170.

Drysdale CM, McGraw DW et al. (2000) Complex promoter and coding region beta 2-adrenergic receptor haplotypes alter receptor expression and predict in vivo responsiveness. Proc Natl Acad Sci U S A 97: 10483–10488.

Esteller M, Garcia-Foncillas J et al. (2000) Inactivation of the DNA-repair gene MGMT and the clinical response of gliomas to alkylating agents. N Engl J Med 343: 1350–1354.

Evans J, Skrzynia C, Burke W (2001) The complexies of predective genetic testing, BMJ 322: 1052–1056.

Evans WE, Relling MV (1999) Pharmacogenomics: translating functional genomics into rational therapeutics. Science 286: 487–491.

Holinski-Feder E, Brandau O, Nestle-Krämling C et al. (1998) Genetik des erblichen Mammakarzinoms, Dt Ärztebl 95: 600–605.

Huang Y, Paxton WA, Wolinsky SM et al. (1996). The role of a mutant CCR5 allele in HIV-1 transmission and disease progression. Nat Med 2: 1240–243.

Hukkanen J, Jacob P, Benowitz NL (2005) Metabolism and disposition kinetics of nicotine. Pharmacol Rev 57: 79–115.

Israel E, Drazen JM et al. (2000) The effect of polymorphisms of the beta(2)-adrenergic receptor on the response to regular use of albuterol in asthma. Am J Respir Crit Care Med 162: 75–80.

Kaiser R, Hofer A et al. (2003) L-Dopa-induced adverse effects in PD and dopamine transporter gene polymorphism. Neurology 60: 1750–1755.

Kuivenhoven JA, Jukema JW et al. (1998) The role of a common variant of the cholesteryl ester transfer protein gene in the progression of coronary atherosclerosis. The Regression Growth Evaluation Statin Study Group. N Engl J Med 338: 86–93.

Kwiatkowski DP (2005) How malaria has affected the human genome and what human genetics can teach us about malaria. Am J Hum Genet 77: 171–192.

Lander ES et al. (2001) Initial sequencing and analysis of the human genome. Nature 409: 860–921.

Macieira-Coelho A (1986) Cancer and aging. Exp Gerontol 21: 483–495.

Michelson AD, Furman MI et al. (2000) Platelet GP IIIa Pl(A) polymorphisms display different sensitivities to agonists. Circulation 101: 1013–1018.

Poirier J, Delisle MC et al. (1995) Apolipoprotein E4 allele as a predictor of cholinergic deficits and treatment outcome in Alzheimer disease. Proc Natl Acad Sci U S A 92: 12260–12264.

Potten C, Wilson J, Booth C (1997) Regulation and significance of apoptosis in the stem cells of the gastrointestinal epithelium, Stem Cells 15: 82–93.

Prasad A, Narayanan S, Husain S, Padder F, Waclawiw M, Epstein N et al. (2000) Insertion-deletion polymorphism of the ACE gene modulates reversibility of endothelial dysfunction with ACE inhibition. Circulation102: 35–41.

Sesti F, Abbott GW et al. (2000) A common polymorphism associated with antibiotic-induced cardiac arrhythmia. Proc Natl Acad Sci U S A 97: 10613–10618.

Stavroulakis GA, Makris TK, Krespi PG, Hatzizacharias AN, Gialeraki AE, Anastasiadis G et al. (2000) Predicting response to chronic antihypertensive treatment with fosinopril: the role of angiotensin-converting enzyme gene polymorphism. Cardiovasc Drugs Ther 14: 427–432.

Ueda S, Meredith PA et al. (1998) ACE (I/D) genotype as a predictor of the magnitude and duration of the response to an ACE inhibitor drug (enalaprilat) in humans. Circulation 98: 2148–2153.

Venter JC et al. (2001) The Sequence of the Human Genome. Science 291: 1304–1351.

Wallace DC, Singh G, Lott M et al. (1988) Mitochondrial DNA mutation associated with Leber's hereditary optic neuropathy. Science 9: 1427–1430.

Wallace DC, Zheng XX, Lott MT et al. (1988b) Familial mitochondrial encephalomyopathy (MERRF): genetic, pathophysiological, and biochemical characterization of a mitochondrial DNA disease. Cell 55: 601–610.

Watson JD, Crick FHC (1953) Molecular structures of nucleic acids. Nature 171: 737–738.

Werner M, Nasarek A, Tchinda J, von Wasielewski R, Komminoth P, Wilkens L (1997). Applications of single-color and double-color oligonucleotide primed in situ labeling in cytology. Mod Pathol 10: 1164–1171.

Wheeler GL, Braden GA et al. (2002) Reduced inhibition by abciximab in platelets with the PlA2 polymorphism. Am Heart J 143: 76–82.

Yaar M (1990) Celluar and molecular mechanisms of cutaneous aging. J Dermatol Surg Oncol 16: 915–922.

3 Molekulare Diagnostik: Methoden-Repertoire

Das methodische Spektrum zur Bestimmung arzneimittelrelevanter Allele ist in den letzten Jahren deutlich komplexer und anspruchsvoller geworden. Ohne zu sehr ins Detail zu gehen, soll hier nur ein grober Überblick über die wichtigsten analytischen Verfahren gegeben werden. Zudem beschränken wir uns auf Analysen, mit denen Einzelbasenaustausche, sogenannte *Single Nucleotide Polymorphisms* (SNPs), nachgewiesen werden. Man spricht dann von einem SNP, wenn die Mutation mit einer Frequenz von > 1 % in einer Population vorkommt. Diejenige Gensequenz, die am weitesten verbreitet ist und die somit dem Konsensus entspricht, wird mit dem in der Genetik üblichen Begriff »Wildtyp« bezeichnet. Variationen von diesem Wildtyp-Gen bezeichnet man als Allele. Diese enthalten in einer oder in mehreren Positionen der Gensequenz Mutationen, von denen die Mehrzahl SNPs repräsentieren.

Strategische Überlegungen zur SNP-Identifizierung können auf mehreren Ebenen geführt werden:

- die systematische Erfassung *aller* SNPs im humanen Genom unabhängig von der funktionellen Relevanz dieser Mutationen,
- die systematische Auflistung aller SNPs in Protein- und RNA-kodierenden Genen (auch *coding SNPs* oder cSNPs genannt), oder
- die Analyse von cSNPs in Genen, von denen die Relevanz für ein definiertes Krankheitsbild oder eine Arzneimittelwirkung experimentell belegt ist.

In den zwei parallel durchgeführten humanen Genomprojekten – dem mit öffentlichen Mitteln geförderten Humanen Genomprojekt (HGP) und dem von der Firma Celera finanzierten Projekt – werden etwas unterschiedliche Angaben über die Häufigkeit von SNPs im menschlichen Genom gemacht (1 SNP pro 1.250 bzw. 1.900 Basenpaare). Wenn man von einer Frequenz von 1 : 1.250 ausgeht und die Größe des Genoms mit $3{,}2 \times 10^9$ bp annimmt, ist also genomweit mit mindestens 2,5 Mio. SNPs zu rechnen.

Offensichtlich ist nur ein sehr kleiner Teil dieser SNPs für die Betrachtung von Arzneimittelwirksamkeit und -verträglichkeit relevant. Gentests, die sich dieser Frage widmen, sollten so umfassend und robust sein, dass sich nach einer einmal erfolgten Genotypisierung eines Patienten bei möglichst vielen verschiedenen Medikationen eine jeweilige Phänotypisierung erübrigt.

Für die Routine einer klinischen Diagnostik ist es besonders wichtig, dass die angewendeten Methoden mit nachvollziehbarem, apparativem Aufwand und möglichst in automatisierbarer Form ablaufen können. Hier werden vor allem solche Methoden beschrieben, die einen derartigen Entwicklungsstand erreicht haben, dass sie eine Routinediagnostik erlauben. Teilweise haben sie bereits Eingang in die klinische Genotypisierung von Patienten gefunden.

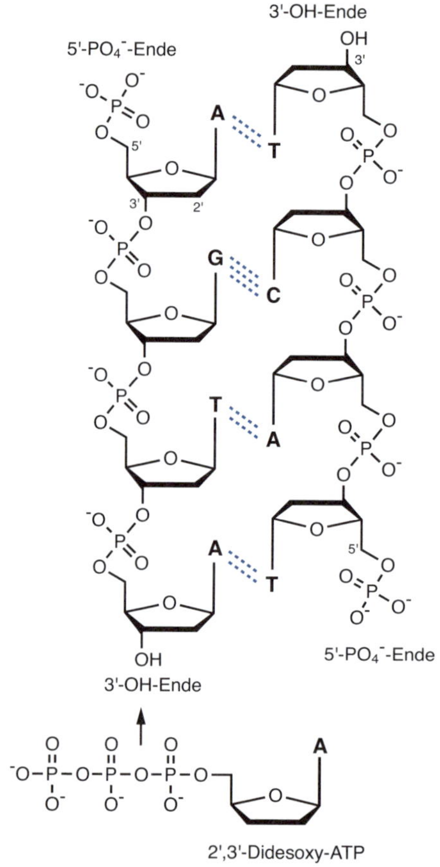

Abb. 3.1: Aufbau der DNA und Prinzip der Komplementarität. Gezeigt ist ein Ausschnitt aus einer Doppelstrang-DNA. 2'-Desoxyribose und ein Phosphatrest bilden alternierend das Rückgrat des jeweiligen DNA-Stranges. Wasserstoffbrückenbindungen zwischen Guanin (G) und Cytosin (C) bzw. Adenin (A) und Thymin (T) halten die DNA-Stränge zusammen. Die Einzelstränge in einer Doppelhelix laufen antiparallel. Die 5'-PO_4- bzw. 3'-OH-Enden der DNA werden im normalen Sprachgebrauch als 5'- bzw. 3'-Enden bezeichnet. Der Einbau eines neuen Nukleotids als Verlängerung eines DNA-Stranges kann nur am 3'-Ende der DNA erfolgen. Dabei ist ein Nukleosid-Triphosphat das Substrat der DNA-Polymerase. Das Nukleotid wird unter Abspaltung von Pyrophosphat mit der 3'-Hydroxylgruppe des DNA-Endes esterartig verbunden. Falls keine 3'-Hydroxylgruppe am Ende der DNA vorhanden ist (z. B. nach dem Einbau eines 2',3'-Didesoxynukleotids), kann der DNA-Strang nicht weiter verlängert werden (Kettenabbruch).

Hybridisierung

Obwohl wir im normalen Sprachgebrauch die DNA-Doppelhelix als ein einziges Molekül ansehen, sind es eigentlich zwei Einzelstränge, die durch eine Vielzahl von Wasserstoffbrückenbindungen zwischen den DNA-Basen zusammengehalten werden (Abb. 3.1). Da es sich bei diesen Bindungen um schwache Wechselwirkungen zwischen den Basen handelt, können die in der DNA-Doppelhelix angeordneten Einzelstränge durch Erhitzen voneinander getrennt (»aufgeschmolzen«) werden. Dieser Prozess wird als Denaturierung bezeichnet. Die Stabilität der DNA hängt vom prozentualen Anteil an G/C- bzw. A/T-Basenpaaren ab, da G/C-Basenpaare drei Wasserstoffbrücken und A/T-Basen zwei Wasserstoffbrücken ausbilden können. Weil jede DNA eine individuelle Sequenz besitzt, ist ihr Schmelzverhalten jeweils charakteristisch.

Ist ein DNA-Doppelstrang durch Erhitzen in zwei Einzelstränge denaturiert worden, können die beiden Stränge nach dem Abkühlen spontan und entsprechend den Komplementaritätsregeln wieder in die Form des Doppelstrangs zurückkehren. Diesen Vorgang bezeichnet man als Renaturierung. An eine einzelsträngige DNA kann aber auch ein kurzes Oligonukleotid mit der jeweils komplementären Sequenz angelagert werden. Dieser als Hybridisierung bezeichnete Vorgang kann dazu benutzt werden, die Einzelstrang-DNA anhand eines mit einem Fluoreszenzfarbstoff markierten Oligonukleotids spezifisch nachzuweisen (Abb. 3.2). Die Spezifität des Nachweises ergibt sich aus den Reaktionsbedingungen während des Hybridisierens, wobei besonders die Zusammensetzung sowie Konzentration von Salzen und die Temperatur wichtige Parameter darstellen. Unspezifisch gebundene Oligonukleotide (das heißt solche Sonden,

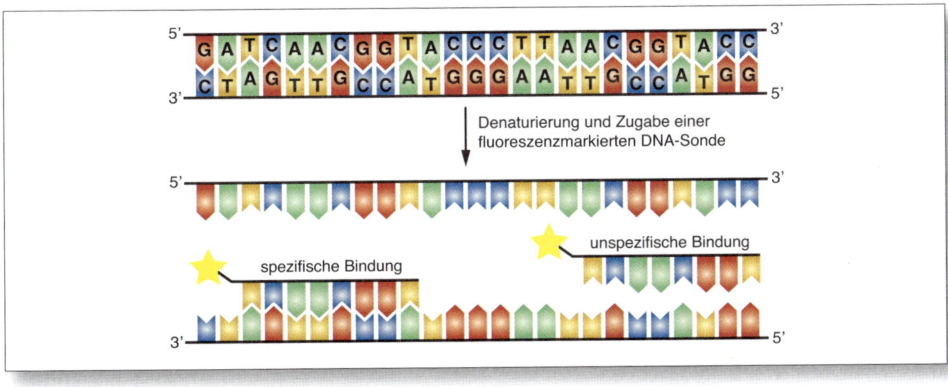

Abb. 3.2: Prinzip der Hybridisierung. Zum spezifischen Nachweis eines bestimmten DNA-Abschnittes in einer Probe wird die doppelsträngige DNA durch Erhitzen oder Inkubation in alkalischem Milieu in die Einzelstränge überführt (denaturiert). Anschließend wird ein Oligonukleotid zugegeben, das an seinem 5′-Ende kovalent mit einem Fluoreszenzfarbstoff gekoppelt ist. Nicht gebundenes bzw. unspezifisch gebundenes Oligonukleotid wird durch Waschen unter geeigneten Bedingungen entfernt. Die spezifisch gebundene Sonde zeigt die Anwesenheit der komplementären Sequenz in einer DNA-Probe an.

die nicht über die gesamte Länge basenpaaren können), können selektiv durch Waschen entfernt werden, da diese Moleküle weniger stabil an die DNA gebunden sind. Die Hybridisierung fluoreszenzmarkierter Proben zum Nachweis definierter DNA-Sequenzen in Zellproben hat heute eine große Bedeutung in der Gendiagnostik und wird beispielsweise angewendet, um im Rahmen pränataler Diagnostik Chromosomenanomalien zu diagnostizieren (*Fluorescent in Situ Hybridization*, FISH).

Die Hybridisierung kurzer Oligonukleotide an eine Einzelstrang-DNA wird auch dazu benutzt, einer DNA-Polymerase einen Ansatzpunkt für die Synthese des komplementären DNA-Strangs zu bieten. Die DNA-Polymerase verlängert dann dieses Oligonukleotid und synthetisiert DNA entlang einer komplementären DNA-Matrize. In dieser Art eingesetzte Oligonukleotide werden deshalb auch *Primer* genannt. Sie spielen in allen Anwendungen der molekularbiologischen Forschung und Diagnostik eine besondere Rolle, in denen DNA *in vitro* enzymatisch synthetisiert werden soll. Dies sind vor allem die Polymerase-Kettenreaktion und die DNA-Sequenzierung (siehe unten).

3.1 Polymerase-Kettenreaktion

Grundlagen

Kaum eine molekularbiologische Technik hat einen solchen Einfluss auf die Erforschung des menschlichen Genoms gehabt wie die Polymerase-Kettenreaktion (PCR). Die PCR spielt heute in praktisch allen Bereichen der Forschung in den Lebenswissenschaften eine herausragende Rolle und ist für die Gendiagnostik unverzichtbar. Die PCR ist eine Methode zur Vervielfältigung (Amplifikation) von DNA aus den verschiedensten Quellen. Dabei ist die Basis der DNA-Amplifikation eine enzymatische DNA-Synthese.

Abb. 3.3: **Prinzip der Polymerase-Kettenreaktion (PCR).** Gezeigt ist ein typisches Temperaturprofil einer PCR mit Denaturierung (> 90 °C), Bindung der Primer (50–60 °C) und DNA-Synthese (72 °C). Die Matrizen-DNA ist dunkelgrün dargestellt (Schritt 1). Die Primer, deren Bindestellen (gelbe Pfeile) den zu amplifizierenden Bereich umgrenzen, sind orange gezeichnet. Beachte, dass die 3'-Enden der Primer zueinander gerichtet sein müssen (Pfeilrichtung). Nun wird die DNA durch Erhitzen in Einzelstränge zerlegt (2). Nach dem Abkühlen auf 50–60 °C können sich die Primer anlagern (3). Anschließend erfolgt die Verlängerung der Primer durch die Taq-Polymerase (4). Es entstehen zunächst Produkte, die länger sind als der von den Primern umgrenzte Bereich. Nun werden wieder alle in der Reaktion befindlichen Doppelstrang-DNAs aufgeschmolzen (5) und wiederum Primer angelagert (6). Beachte, dass nun auch die zuvor neu gebildeten DNAs als Matrizen dienen. Es folgen eine erneute Synthesephase (7), Denaturierung (8), Primeranlagerung (9) und Synthesephase (10). Nun sind erstmals PCR-Amplimere entstanden, die exakt dem Bereich zwischen den beiden PCR-Primern entsprechen. Diese DNA-Moleküle amplifizieren sich exponentiell, da sie nach jedem Zyklus aus den bereits entstandenen Amplimeren neu entstehen. Die längeren Nebenprodukte vermehren sich nur linear, da sie nur durch Kopieren der ursprünglich in die Reaktion eingesetzten Matrizen gebildet werden können. ▶

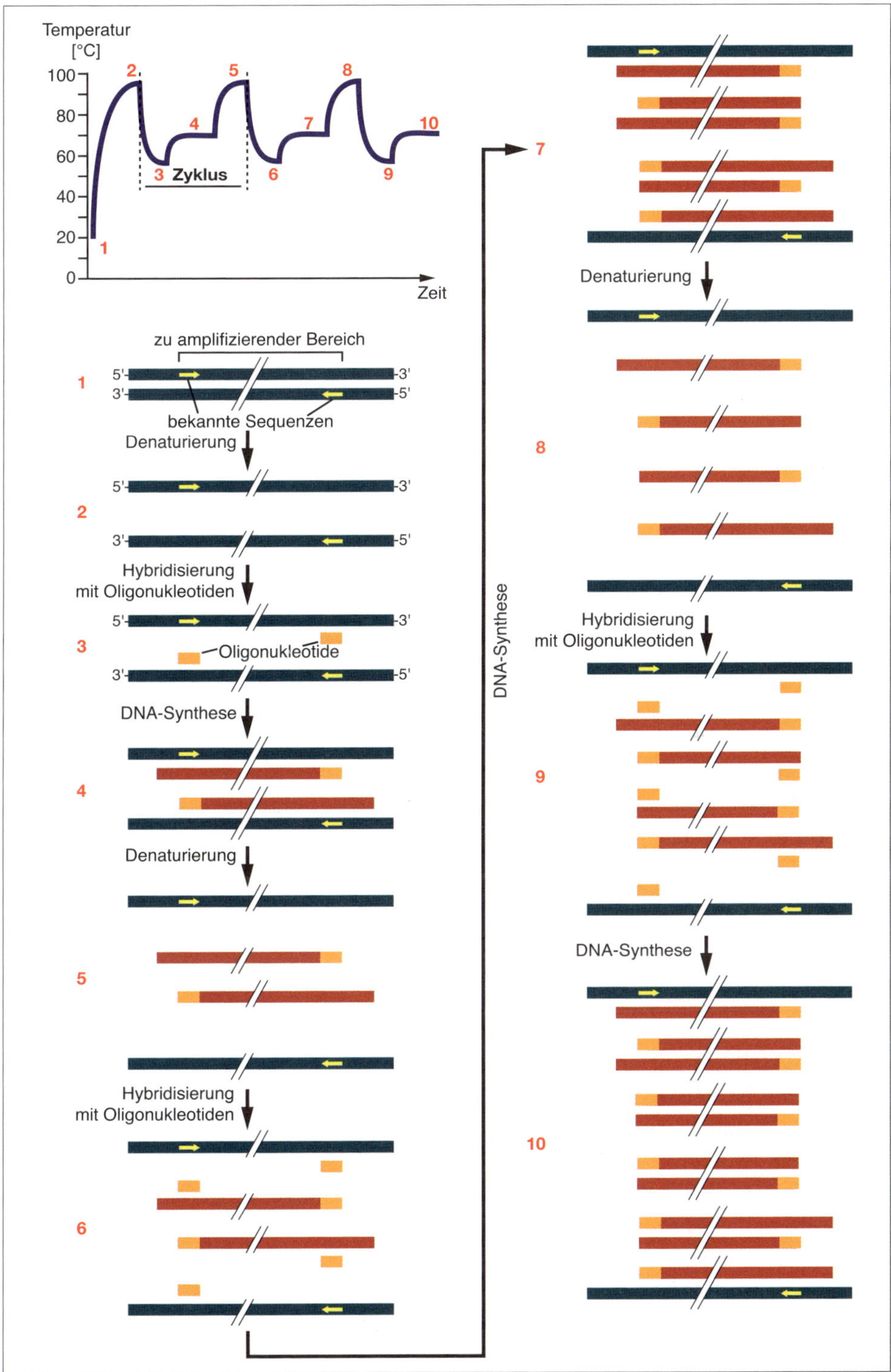
Temperatur
[°C]
100
80
60
40
20
0
Zeit
1
2
3 Zyklus
4
5
6
7
8
9
10
zu amplifizierender Bereich
5'
3'
bekannte Sequenzen
Denaturierung
Hybridisierung
mit Oligonukleotiden
Oligonukleotide
DNA-Synthese
Denaturierung
Hybridisierung
mit Oligonukleotiden
DNA-Synthese
Denaturierung
Hybridisierung
mit Oligonukleotiden
DNA-Synthese

Enzymatische DNA-Synthese *in vitro* erfolgt mit Hilfe einer DNA-abhängigen DNA-Polymerase. Alle DNA-Polymerasen haben die gemeinsame Eigenschaft, dass sie einen DNA-Einzelstrang kopieren und dabei einen vorhandenen DNA-Strang verlängern.

In der PCR wird normalerweise doppelsträngige DNA als Substrat eingesetzt. Da jedoch die DNA-Polymerase nur einzelsträngig vorliegende DNA kopieren kann, wird die DNA vor jedem Kopierschritt durch Erhitzen in zwei Einzelstränge überführt. Eine DNA-Polymerase benötigt immer einen Startpunkt, weshalb zwei kurze Oligonukleotide (*Primer*) in der Reaktion eingesetzt werden, die zu einem bestimmten Bereich der Matrizen-DNA komplementär sind (Abb. 3.3). Die Bindestellen der Primer begrenzen den DNA-Bereich, der amplifiziert werden soll, und sie werden so gewählt, dass zwei DNA-Synthesereaktionen aufeinander zulaufen. Die DNA-Polymerase kopiert dann in jedem Zyklus einen Bereich der Matrizen-DNA auf beiden DNA-Strängen gleichzeitig. Das Substrat für die DNA-Polymerase sind dabei Mg^{2+}-Komplexe der Desoxyribonukleotid-Triphosphate aller vier DNA-Basen (dNTPs). Die dNTPs werden unter Abspaltung von Pyrophosphat als Nukleosid-Monophosphate in das wachsende DNA-Polymer eingebaut, wobei ein neues Nukleotid immer nur an das freie 3′-Hydroxylende des jeweiligen DNA-Endes angehängt werden kann (vgl. Abb. 3.1).

Die Inkubationstemperaturen werden zyklisch auf Werte eingestellt, die das Denaturieren der Matrizen-DNA (95 °C), das Anlagern der Primer (50 bis 60 °C) und das Synthetisieren von DNA (72 °C) erlauben. Damit nicht nach jedem Zyklus neues Enzym in die Reaktion eingebracht werden muss, wird eine hitzestabile DNA-Polymerase eingesetzt. In den jeweiligen PCR-Zyklen dienen die zuvor neu synthetisierten DNA-Moleküle ihrerseits als neue Matrizen, so dass sich der Bereich der Matrizen-DNA zwischen den zwei Primer-Bindestellen exponentiell amplifiziert.

DNA-Sequenzierung

Wurde im Rahmen einer SNP-Analyse ein Teilabschnitt eines bestimmten polymorphen Gens durch PCR isoliert, folgen in der Regel nachgeschaltete DNA-analytische Verfahren, um die Anwesenheit oder Abwesenheit eines SNP zu beweisen. Die älteste und direkteste Methode zur Bestimmung eines SNP ist die DNA-Sequenzierung. DNA-Sequenzierung ist heute eine weitestgehend automatisierte Methode und kann – wie die verschiedenen Genomprojekte der letzten Jahre eindrucksvoll belegen – auch ein hohes Probenaufkommen mit relativ geringem Aufwand an Personal bearbeiten. Die DNA-Sequenzierung erfolgt nach der von Frederick Sanger eingeführten sogenannten »Kettenabbruchmethode«, einer modifizierten enzymatischen DNA-Synthese. Dabei wird zu einer normalen DNA-Synthesereaktion ein definiertes Verhältnis von 2′-Desoxynukleotiden (dNTPs) und 2′,3′-Didesoxynukleotiden (ddNTPs) gegeben. Die ddNTPs besitzen keine 3′-Hydroxylgruppe an der Desoxyribose, so dass nach dem Einbau eines ddNTP keine weitere Verlängerung des DNA-Strangs mehr möglich ist (vgl.

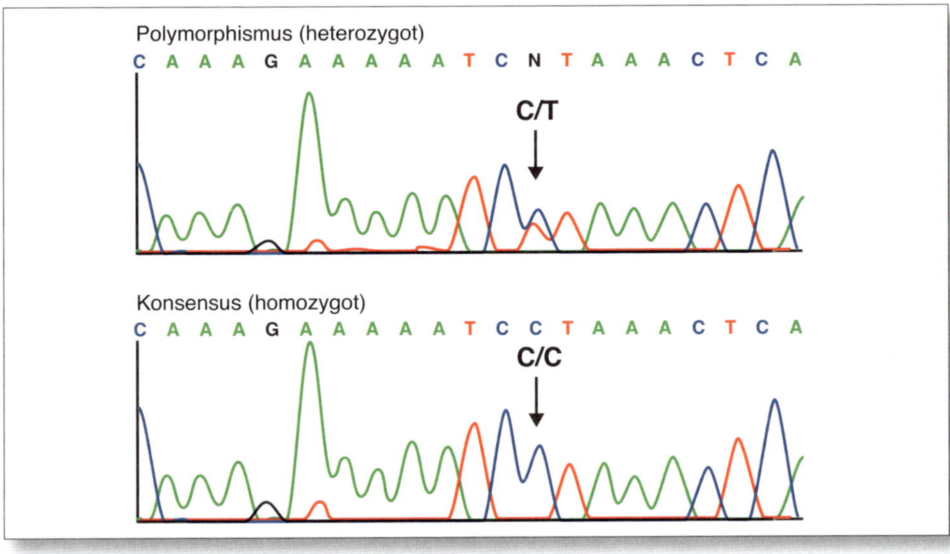

Abb. 3.4: SNP-Identifizierung durch DNA-Sequenzierung. Gezeigt ist ein Ausschnitt aus einem Elektropherogramm einer DNA-Sequenzierung. Jeder Peak entspricht einem DNA-Fragment, das durch Kettenabbruch während der DNA-Synthese entstanden ist (Längendifferenz der Fragmente jeweils eine Base). An welcher Base der Kettenabbruch stattgefunden hat, wird anhand der Fluoreszenzemission der DNA-Base zugeordnet, die den Kettenabbruch verursacht hat (und als letzte Base in das DNA-Fragment eingebaut wurde; vgl. Abb. 3.1). Beachte, dass pro Basenposition normalerweise nur ein Fluoreszenzsignal aufgezeichnet wird. In dem gezeigten Beispiel ist ein Doppelsignal (Pfeil) indikativ für einen heterozygoten Polymorphismus (C/T) im Vergleich zur Konsensussequenz (C/C). Quelle: Human Molecular Genetics 3, Fig. 18.1, modifiziert; © Garland Publishing 2004.

Abb. 3.1). Der Kettenabbruch kann zu jedem Zeitpunkt der DNA-Synthese und an jedem Nukleotid der neu synthetisierten DNA erfolgen, so dass eine Schar von Syntheseprodukten entsteht, die sich in ihren Längen statistisch um jeweils eine Base unterscheiden. Welche DNA-Base zum Kettenabbruch geführt hat, wird durch die Markierung der einzelnen ddNTPs mit verschiedenen Fluoreszenzfarbstoffen unterschieden. Die Trennung einer Schar von fluoreszenzmarkierten Banden erfolgt entweder durch Elektrophorese in hochauflösenden Polyacrylamidgelen oder durch Kapillarelektrophorese. Die jeweiligen Emissionswellenlängen der Fluoreszenzfarbstoffe korrespondieren mit der entsprechenden Didesoxybase, die das DNA-Fragment am Ende durch Kettenabbruch markiert hat. Ein Computer erstellt aus den Daten ein Elektropherogramm, aus dem eine Sequenzabweichung in einer bestimmten Position (also ein SNP) eindeutig bewiesen werden kann. Auch heterozygote Genotypen für einen SNP lassen sich anhand des Elektropherogramms eindeutig nachweisen (Abb. 3.4).

Realtime-PCR

Obwohl viele Methoden zur SNP-Genotypisierung auf der PCR basieren, ist die konventionelle PCR für eine Hochdurchsatz-Diagnostik vergleichsweise ungeeignet. Einerseits muss die Analyse der PCR-Produkte durch eine nachgeschaltete Agarosegel-Elektrophorese erfolgen, was zeit- und personalaufwändig und bisher nicht automatisierbar ist. Andererseits ist die konventionelle PCR zunächst einmal eine weitestgehend nicht-quantitative Methode. Man muss sich vor Augen führen, dass in der molekularen Diagnostik die Robustheit einer PCR entscheidend ist und ein eindeutiges Testergebnis sowie die Vergleichbarkeit von Testergebnissen auch bei einer geringen Qualität der DNA in der Zellprobe gegeben sein müssen. Die PCR ist normalerweise so angelegt, dass die Reaktion möglichst vollständig abläuft. Daraus folgt, dass bei starker Amplifikation einer Matrizen-DNA die Ressourcen in der Reaktion schneller limitierend werden, als wenn nur eine geringe Amplifikation stattfindet. Mit großer Wahrscheinlichkeit wird die Reaktion am Ende der PCR in der Sättigung gewesen sein. Daraus folgt, dass ein Vergleich der am Ende einer PCR vorliegenden Amplimer-Menge in verschiedenen Proben nur unzureichend möglich ist, wenn die genaue Matrizen-Menge zu Beginn der Reaktion nicht bekannt ist. Zudem wird man nicht beobachten können, in welchem Zyklus der PCR die Reaktion in einer Probe bereits in die Sättigung gegangen war, während sie in parallelen Proben noch linear lief.

Aus diesen Überlegungen heraus wurde eine quantifizierbare PCR entwickelt, die heute unter dem Namen *Realtime*-PCR bekannt ist. Der Name ist hier Programm, denn die Methode erlaubt es, den Verlauf einer PCR – also die Bildung neuer Amplimere – in Echtzeit zu verfolgen. In Anlehnung an den Nachweis von doppelsträngiger DNA in konventionellen Agarosegelen durch Interkalation von fluoreszierendem Ethidiumbromid nutzt man in der *Realtime*-PCR den fluoreszierenden Farbstoff CYBRGreen®, der eine sehr stabile Bindung mit doppelsträngiger DNA eingeht und dessen Fluoreszenzsignal proportional zur gebildeten DNA-Menge ist. Die Bestimmung von DNA-Mengen mit CYBRGreen® ist wesentlich empfindlicher als die DNA-Färbung mit Ethidiumbromid.

Der Reaktionsverlauf einer PCR entspricht im Wesentlichen einer Michaelis-Menten-Kinetik. Der Verlauf der Reaktion ist abhängig von der Menge eingesetzter Matrizen-DNA. Die Menge gebildeter Amplimere kann nach der Formel $x \cdot 2^n - x - nx$ (n: Zahl der PCR-Zyklen, x: Ausgangsmenge Matrize) errechnet werden. Je mehr Matrizen-DNA in einer PCR vorhanden ist, desto weniger Zyklen werden benötigt, um einen Schwellenwert des Fluoreszenzsignals zu erreichen, der die Bildung einer Mindestmenge neu synthetisierter DNA-Moleküle anzeigt und der früh in der exponentiellen Phase der Reaktionskinetik festgelegt wird. An diesem Punkt wird die PCR abgebrochen und der Messwert automatisch von einer Software verrechnet. Solche quantitativen PCRs können heute halb-automatisch im Hochdurchsatzverfahren in Mikrotiterplatten mit bis zu 384 Proben pro PCR-Ansatz durchgeführt werden und erlauben deshalb eine effiziente Analyse auch großer Probenaufkommen in der klinischen Diagnostik.

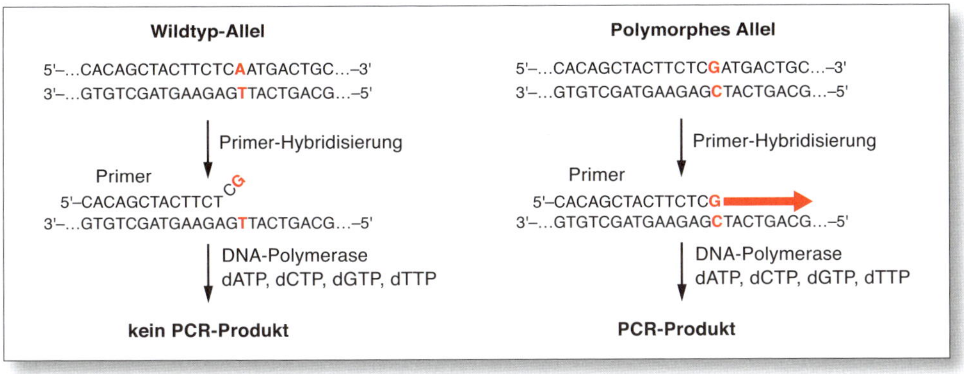

Abb. 3.5: Allel-spezifische PCR. In der gezeigten Beispielsequenz kam es zu einem A→G-Austausch. Es wurde ein PCR-Primer konzipiert, der nach Bindung an die Matrizen-DNA mit seinem 3'-Ende exakt an dem SNP bindet. Die DNA-Polymerase kann den Primer in der PCR nur dann effizient verlängern, wenn die 3'-gelegene Base des Primers mit der komplementären Base in der Matrizen-DNA basenpaart. Demzufolge entsteht nur dann ein PCR-Produkt, wenn der SNP in der untersuchten DNA vorhanden ist.

Allel-spezifische PCR

Mit Hilfe der *Realtime*-PCR kann die Anwesenheit bestimmter SNPs direkt getestet werden. In dem in Abbildung 3.5 gezeigten Beispiel wird ein Primer verwendet, der mit seiner 3'-Base genau auf dem SNP bindet. Die DNA-Polymerase kann den Primer während der PCR nur dann effizient verlängern, wenn das 3'-Nukleotid des Primers stabil an die DNA gebunden ist. Ist also der getestete Polymorphismus tatsächlich vorhanden, wird während der PCR ein Fluoreszenz-Signal gemessen, das anzeigt, dass PCR-Amplimere gebildet werden. Ist jedoch das Wildtyp-Allel vorhanden, gibt es am 3'-Ende des PCR-Primers eine Fehlpaarung, so dass kein PCR-Produkt gebildet wird (Abb. 3.5). Diesen Test kann man auch umgekehrt durchführen, so dass ein Fluoreszenzsignal ausbleibt, wenn ein SNP vorhanden ist. Dieser Test wäre allerdings weniger aussagekräftig, da das Ausbleiben einer Amplifikation auch andere Ursachen als das Vorhandensein eines SNP haben kann. Am robustesten ist die Interpretation der Daten, wenn die Allel-spezifische PCR in zwei getrennten Reaktionen mit jeweils einem Primer für die Wildtyp-Sequenz und für den Polymorphismus durchgeführt wird. Dieser Ansatz erlaubt dann auch die Detektion des heterozygoten Genotyps.

3.2 Massenspektrometrie

Die MALDI-MS mit Nukleinsäuren wurde Ende der 1980er-Jahre ungefähr zeitgleich mit ersten Überlegungen zur Durchführung des Humanen Genomprojektes entdeckt. Die anfänglichen Schwierigkeiten mit der Auflösung der MALDI-TOF-MS mit DNA-Fragmenten zu Beginn der Entwicklung wurden schrittweise gelöst. Zunächst wurde gefunden, dass die Verwendung von 3-Hydroxypicolinsäure als Matrix für die Kokristallisation von einzelsträngigen Oligonukleotiden (> 50 Basen) die Auflösung wesentlich verbesserte. Allerdings gab es in dieser Matrix zwei neue Probleme, nämlich die teilweise Depurinierung der DNA und die Bildung von Natrium- und Kalium-Addukten. Das erste dieser Probleme wurde unter anderem durch die Beobachtung gelöst, dass die Depurinierung in RNA-Molekülen wesentlich seltener auftritt als in DNA-Molekülen. Deshalb werden heute in vielen MALDI-TOF-Anwendungen die zu analysierenden DNA-Moleküle vor der MALDI-MS in RNA überführt. Das Problem der Bildung von Natrium- und Kalium-Addukten hat sich durch den Zusatz von Ammoniumionen während der Matrix-Präparation wesentlich reduziert.

SNP-Genotypisierung mit MALDI-TOF-MS

Die massenspektrometrische Analyse von DNA-Fragmenten, sowohl zur Hochdurchsatzanalyse von SNPs als auch zur individuellen SNP-Genotypisierung, wurde von der Firma Sequenom unter den Handelsnamen MassCLEAVE® und MassEXTEND® kommerzialisiert.

Für die SNP-Genotypisierung mit der MassCLEAVE®-Methode wird zunächst der zu untersuchende DNA-Abschnitt auf 300–700 bp Länge durch PCR amplifiziert. Die PCR erfolgt mit zwei speziellen Primern, die jeweils einen Promotor für die DNA-abhängige RNA-Polymerase des Bakteriophagen T7 enthalten. Nach der PCR werden überschüssige dNTPs durch Dephosphorylierung inaktiviert. Nun folgt eine *In-vitro*-Transkription der beiden DNA-Stränge des PCR-Amplimers mit Hilfe der T7-RNA-Polymerase. Die entstandene RNA kann nun mit Hilfe basenspezifischer Ribonukleasen abgebaut werden. Die Massen der entstehenden RNA-Fragmente werden dann mit MALDI-TOF-MS bestimmt und der entsprechenden, zugrunde liegenden DNA-Sequenz zugeordnet. Basenspezifisch schneidende RNasen sind u. a. RNase T_1 (G-spezifisch), RNase U_2 (A-spezifisch), RNase CL3 (C-spezifisch), RNase PhyM (spezifisch für A und U) und die RNase A (spezifisch für C und U). Im MassCLEAVE®-Verfahren werden die PCR-Ansätze vor der *In-vitro*-Transkription in zwei Ansätze aufgeteilt (die sogenannten T- und C-Spaltungen). Die *In-vitro*-Transkription wird mit modifizierten Ribonukleotiden durchgeführt, die entweder die U- oder die C-Nukleotide in den entstehenden RNA-Transkription vor dem nachfolgenden Abbau mit RNase A schützen. Die nach T- bzw. C-spezifischer Spaltung mit RNase A entstandenen RNA-Fragmente werden mit MALDI-TOF-MS analysiert.

Im MassCLEAVE®-Verfahren werden alle möglichen Einzelbasen-Mutationen abgedeckt, wenn jeweils T- und C-spezifische Spaltungen der RNA-Transkripte beider Stränge der untersuchten DNA-Fragmente durchgeführt werden. Betrachten wir als Beispiel einen SNP in folgender DNA-Sequenz:

5′-CACAGCTACTTCTC**[G/A]**GGGACTGC-3′

3′-GTGTCGATGAAGAG**[C/T]**CCCTGACG-5′

In der Beispielsequenz hat ein G→A-Austausch stattgefunden. In diesem Beispiel können folgende mit MALDI-TOF identifizierte Reaktionsprodukte auftreten, die in Abbildung 3.6 illustriert sind:

- **T-Spaltung oberer Strang.** Die Spaltung erfolgt nach jedem T bezogen auf die zugrunde liegende DNA-Sequenz. Eines dieser Fragmente, C**G**GGGACT, entspricht der »Wildtyp«-Sequenz mit einer Masse von 2.613 Da. Man beobachtet jedoch einen Shift der Masse dieses Fragmentes zu 2.597 Da, was eine Mutation G→A vermuten lässt. Die genaue Position dieser Mutation wird erst durch die Analyse des unteren Stranges festgelegt (siehe unten).
- **C-Spaltung oberer Strang.** Das den SNP enthaltende Fragment **G**GGGAC mit einer für die Wildtyp-Sequenz zu erwartenden Masse von 2.034 Da, ist ersetzt durch ein Fragment mit 2.018 Da. Die Massendifferenz entspricht einer vorhergesagten G→A-Mutation.
- **T-Spaltung unterer Strang.** Die G→A-Mutation verursacht nach den Komplementaritätsregeln einen C→T-Austausch auf dem Gegenstrang der DNA. Das bedeutet, dass auf dem Gegenstrang eine neue T-Spaltstelle eingeführt wurde. Die Massenanalyse ergibt also anstelle des Wildtyp-Fragmentes CCC**C**GAGAAGT (3.505 Da) eine Spaltung des polymorphen Fragmentes CCC**T**GAGAAGT in CCCT (1.192 Da) und GAGAAGT (2.348 Da). Damit ist die Position der G→A-Mutation festgelegt.
- **C-Spaltung unterer Strang.** Der C→T-Austausch entfernt im polymorphen Allel eine C-Spaltstelle. Es steht also aus dem Wildtyp-Fragment GAGAAGTAGC (3.326 Da) ein neues Fragment, das um ein T länger ist: **T**GAGAAGTAGC (3.630 Da).

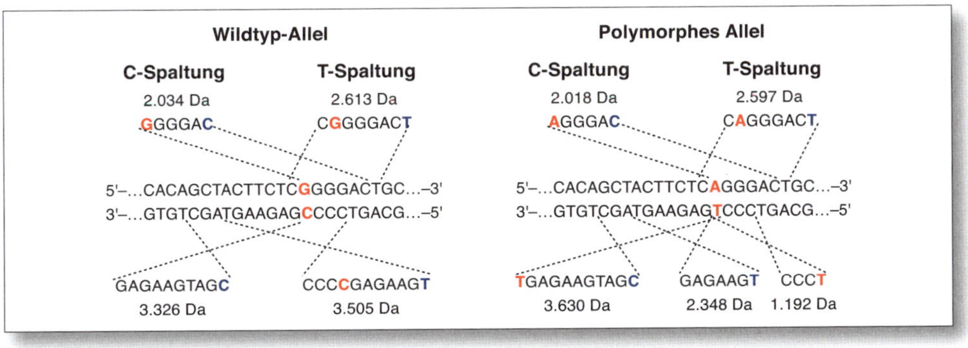

Abb. 3.6: MassCLEAVE®-Verfahren zur Hochdurchsatzanalyse genomischer SNPs. Gezeigt ist die Analyse eines G→A-Austausches in einer DNA-Sequenz. Erläuterungen im Text.

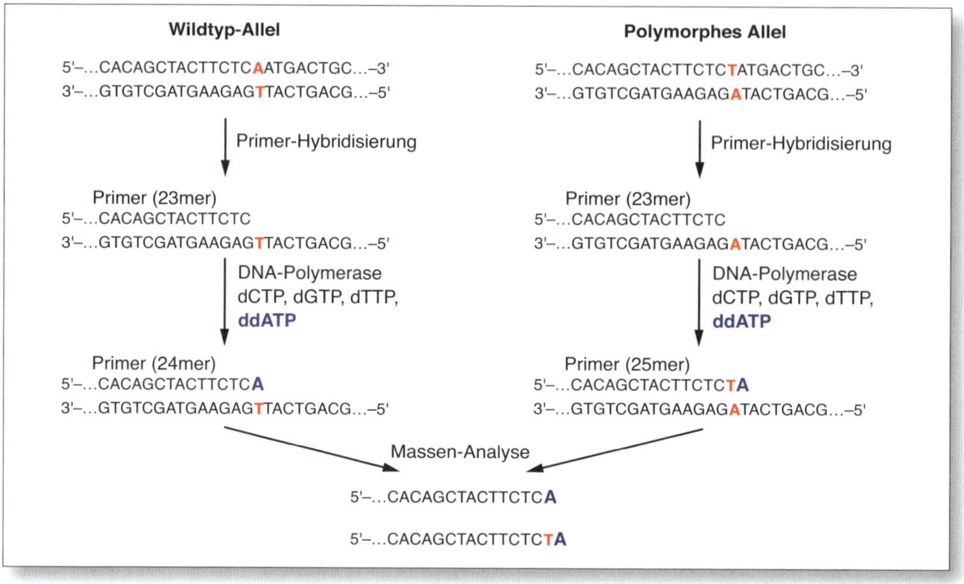

Abb. 3.7: MassEXTEND®-Verfahren zur SNP-Genotypisierung. Gezeigt ist die Analyse eines A→T-Austausches in einer DNA-Sequenz. Erläuterungen im Text.

Die Ergebnisse der vier Spaltreaktionen werden in eine Software eingelesen und automatisch analysiert. Durch systematische PCR-basierte Isolierung genomischer DNA-Sequenzen und anschließender MassCLEAVE®-Analyse können in kurzer Zeit große DNA-Abschnitte nach SNPs gescannt und in entsprechenden Datenbanken gelistet werden. Diese Methode hat einen hohen Grad an Automatisierung sowohl in der PCR und MALDI-MS als auch in der bioinformatischen Auswertung erreicht.

Das MassEXTEND®-Verfahren ist im Prinzip eine Modifikation der bereits diskutierten DNA-Sequenzierung nach der Kettenabbruchmethode (siehe oben). Auch bei dieser Methode wird der zu untersuchende Bereich der genomischen DNA zunächst mit PCR amplifiziert. Ein Primer wird nahe der SNP-Stelle an die Matrizen-DNA hybridisiert. Der Primer wird nun unter kontrollierten Bedingungen derart verlängert, dass die Reaktion kurz nach dem SNP durch Einbau eines ddNTP abgebrochen wird. Anders als bei der konventionellen DNA-Sequenzierung sind die eingesetzten ddNTPs nicht markiert. Vielmehr ergibt sich die Identifizierung der polymorphen Base direkt aus der Masse der Primerverlängerungsprodukte, die in der Regel 1 bis 4 bp länger sind als der eingesetzte Primer (Abb. 3.7).

Die MassEXTEND®-Technologie wird von der Firma Sequenom mittlerweile unter der Bezeichnung *MassArray® SNP Genotyping* als Benchtop-Gerät mit entsprechender Auswerte-Software vertrieben und ermöglicht es somit jedem molekularbiologisch ausgerüsteten Labor, auch ohne Spezialkenntnisse in der Massenspektrometrie SNP-Genotypisierungen durchzuführen.

3.3 DNA-Microarrays

Herstellung von DNA-Microarrays

Mit dem Begriff »DNA-Microarray« bezeichnet man eine regelmäßige Anordnung von einzelsträngigen DNA-Molekülen auf einer sehr kleinen festen Oberfläche. Die Anzahl der auf einen DNA-Microarray aufgebrachten DNA-Moleküle (auch »Sonden« genannt) kann je nach Anwendung stark variieren, von wenigen Hundert bis mehreren Millionen DNAs pro cm^2 Fläche. Dabei sind für jede Position die Sequenzen der aufgebrachten Sonden bekannt.

Die der DNA-Microarray-Technologie zugrunde liegende Methode ist die DNA-Hybridisierung. Die Partner für die Hybridisierung (auch »Probe« genannt) sind in der Regel revers transkribierte mRNAs, die während der DNA-Synthese mit Fluoreszenzfarbstoffen markiert werden. Die Hybridisierungsbedingungen auf dem Microarray werden so eingestellt, dass bereits die Fehlpaarung einer einzigen Base die Stabilität der Bindung so stark beeinträchtigt, dass das gemessene Fluoreszenzsignal stark abnimmt oder ganz ausbleibt. Das Hybridisierungsmuster auf dem Microarray sowie die Messung der relativen Hybridisierungsintensität geben Aufschluss über die Anwesenheit komplementärer DNA-Sequenzen in der analysierten Probe.

Es gibt prinzipiell zwei verschiedene Methoden, die DNAs auf die Oberfläche des Trägers zu bringen. Die erste Methode ähnelt der Funktion eines Tintenstrahldruckers. Hier werden Nanoliter-Volumina mit denaturierten DNA-Fragmenten in dichter Abfolge auf den Träger »gedruckt«. Anschließend werden die DNA-Moleküle über kovalente Bindungen an den Träger fixiert. Aufgrund der Limitationen der Drucktechnik haben solche DNA-Microarrays in der Regel eine relativ geringe Dichte von mehreren Tausend Sonden pro cm^2.

DNA-Microarrays mit einer sehr hohen Dichte an Sonden-DNAs, wie man sie auch für SNP-Genotypisierungen einsetzt, werden mit einem photolithographischen Verfahren hergestellt (Abb. 3.8). Dieses Verfahren vereinigt Elemente aus der Chip-Herstellung in der Halbleiterindustrie mit der Festphasensynthese und kombinatorischen Chemie, molekularbiologischen Methoden, Roboter-basierter Automatisierung und Bioinformatik. Deshalb werden solche DNA-Microarrays auch als »DNA-Chips« bezeichnet.

Der photolithographische Prozess, der von der Firma Affymetrix perfektioniert wurde, beginnt mit der Beschichtung eines 12,5 x 12,5 cm großen Rohlings mit einer pho-

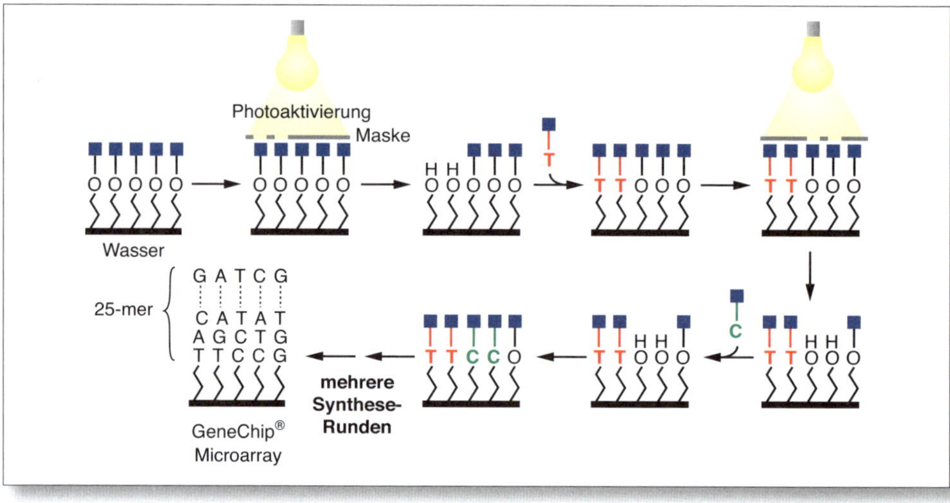

Abb. 3.8: Photolithographisches Verfahren zur Herstellung von DNA-Chips. Erläuterungen im Text.

toaktivierbaren Chemikalie. Nun wird eine lithographische Maske auf dem Rohling platziert, so dass bei der anschließenden Belichtung nur bestimmte Areale der Fläche photoaktiviert werden. Danach wird eine Lösung mit einem Nukleotid aufgebracht und es kommt zur kovalenten Kopplung des ersten Nukleotids an den Träger. Die Nukleotide sind wiederum mit einer photolabilen Schutzgruppe versehen, so dass sie nur nach einer erneuten Bestrahlung weiter reagieren können. Nach dem Entfernen ungebundener Nukleotide wird mit einer anderen Maske erneut bestrahlt und dann ein anderes Nukleotid zugegeben, usw. (Abb. 3.8). Auf diese Weise werden an dem Träger einzelsträngige Oligonukleotide von meist 25 Basen Länge direkt an der Festphase synthetisiert, wobei an jeder Position des Chips die Sequenz des aufgebrachten Oligonukleotids bekannt ist. Nach Abschluss der DNA-Synthese wird der hergestellte DNA-Chip-Rohling in kleine Einheiten von ca. 1 cm^2 Fläche zerschnitten, die die eigentlichen, in den Hybridisations-Experimenten eingesetzten DNA-Chips darstellen. Der Vorteil dieser Methode liegt in der sehr hohen Dichte an Sonden-DNA auf dem Chip. Ein Nachteil des photolithographischen Verfahrens liegt in der relativ hohen Fehlerrate der DNA-Synthese. Ein weiterer Nachteil der nach dem photolithographischen Verfahren hergestellten DNA-Chips sind die hohen Produktionskosten, so dass die aufgebrachten DNA-Sonden nicht einfach auf Kundenwünsche adaptiert werden können.

Anwendung von DNA-Microarrays in der SNP-Genotypisierung

Die hohe Dichte von DNA-Sonden auf den »Affymetrix-Chips« ist besonders gut geeignet, SNPs in großem Umfang zu identifizieren oder zu verifizieren. Aus der Kombinatorischen Theorie kann man ableiten, dass die Zahl individueller Moleküle der Länge n, bestehend aus x verschiedenen Bausteinen, x^n ist. Dabei muss es theoretisch möglich sein, die x^n Moleküle in x•n Schritten zu erzeugen. Angewendet auf die Herstellung von DNA-Chips mit 25mer Sonden ergibt sich daraus die Überlegung, dass es möglich ist, 4^{25} ($\sim 10^{15}$) einzigartige Sequenzen in 100 Schritten herzustellen. Das bedeutet, dass – zumindest in der Theorie – jede Nukleotid-Position des menschlichen Genoms ($3{,}2 \times 10^9$ Basen) auf einem einzigen DNA-Chip abgebildet werden kann.

Das Funktionsprinzip solcher »SNP-Chips« ist ebenfalls die Hybridisierung von Probenmaterial von Patienten mit den 25mer-Oligonukleotid-Sonden auf dem DNA-Chip. Die Einführung der genomweiten SNP-Analyse auf einem einzigen DNA-Chip in die klinische Diagnostik wird noch einige Zeit auf sich warten lassen. Jedoch ist die Diagnostik genetischer Polymorphismen in bestimmten, aus pharmakogenetischer Sicht interessanten Genen in Form des AmpliChip® bereits in die Praxis eingeführt worden (siehe unten).

Für die sichere Identifizierung eines SNP benötigt man im Prinzip vier Sonden auf dem DNA-Chip, die sich nur in der Position des SNP unterscheiden und alle vier möglichen Basen an dieser Position abdecken (Abb. 3.9). Wird nun eine fluoreszenzmarkierte Probe mit dem Chip hybridisiert, kann in den vier möglichen Positionen nur dort ein Fluoreszenzsignal gemessen werden, wo die Probe in allen Positionen komplementär zur Sonde war. Dies gilt für den homozygoten Genotyp für das untersuchte Allel. Stammt die Probe von einem Individuum mit heterozygotem Genotyp, erwartet man eine positive Hybridisierung an zwei der vier Sonden.

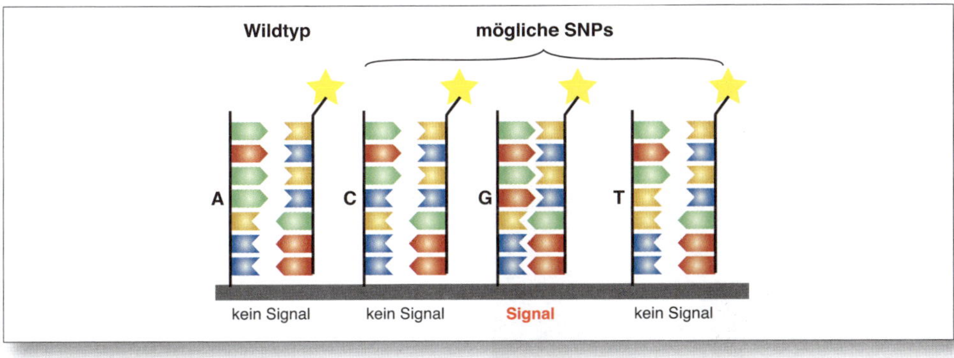

Abb. 3.9: Prinzip der SNP-Identifizierung auf einem DNA-Microarray durch Hybridisierung. Auf einem Träger sind vier Oligonukleotide fixiert, deren Sequenzen sich in nur einer Base unterscheiden. Eine dieser Basen entspricht der unveränderten Sequenz (Konsensus), während die drei anderen Basen alle möglichen Mutationen an dieser Position widerspiegeln. Aus der Patienten-DNA wird eine fluoreszenzmarkierte Probe hergestellt. Die Hybridisationsbedingungen sind so gewählt, dass die Probe nur dann binden kann, wenn alle Basen der Probe zu der Sequenz der Sonde passen. In diesem Fall wird ein Fluoreszenzsignal detektiert, das indikativ für den SNP ist.

AmpliChip® CYP450: erste DNA-Microarray-Anwendung in der Klinik

Nach seriösen Schätzungen sind in den USA mindestens 2 Mio. Patienten jährlich von unerwünschten Arzneimittelwirkungen betroffen, was eine erhebliche Belastung des Gesundheitssystems bedeutet. Man kann davon ausgehen, dass in den USA jährlich etwa 100.000 Menschen an unerwünschten Arzneimittelwirkungen sterben, die damit die fünfthäufigste Todesursache in den USA darstellen. Diese Zahlen machen deutlich, dass es ein erhebliches Potenzial zur Verbesserung der Arzneimittelsicherheit durch den Einsatz einer validen Genotypisierung von polymorphen Arzneistoff-metabolisierenden Enzymen *vor* der Verschreibung einer medikamentösen Therapie geben könnte.

Die Genotypisierung ist eine Form der prädiktiven Gendiagnostik, die es dem Arzt erlauben soll, anhand der Information über den »Metabolisierungsstatus« des Patienten eine individualisierte Arzneistofftherapie zu empfehlen. Dieser Ansatz setzt voraus, dass die Bestimmung des Metabolisierungs-Genotyps eine entsprechend sichere Vorhersage des Metabolisierungs-Phänotyps erlaubt. Dies ist gegeben, wenn die Metabolisierung des in Frage stehenden Arzneistoffs durch das in die Genotypisierung einbezogene polymorphe Enzym in klinischen Versuchen an Probanden untersucht wurde (Phänotypisierung). Zudem muss vorausgesetzt werden, dass bekannt ist, wie sich eine bestimmte Mutation auf die Aktivität des Enzyms bzw. der Metabolisie-

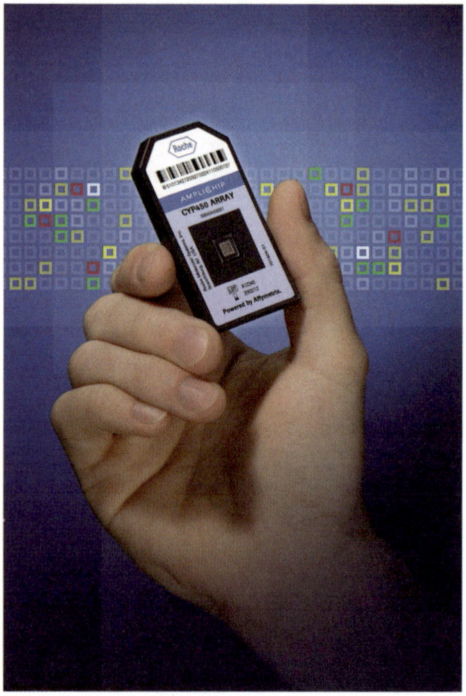

Abb. 3.10: Roche AmpliChip® CYP450. Quelle: http://www.roche.com. © F. Hoffmann-La Roche Ltd.

rungs-Phänotyp bei heterozygotem und homozygotem Genotyp aus experimentellen Untersuchungen auswirkt.

Unter dem Gesichtspunkt einer prädiktiven Gendiagnostik der für die Metabolisierung von Arzneistoffen besonders relevanten polymorphen Cytochrom-P450-Enzyme (CYP-Enzyme) CYP2D6 und CYP2C19 hat Roche Diagnostics, eine Tochter des Konzerns Hoffmann-La Roche (Inhaber des Patentes für PCR), mit dem GeneChip®-Hersteller Affymetrix eine Zusammenarbeit gestartet, die das Ziel hatte, den ersten DNA-Chip zur SNP-Genotypisierung von polymorphen CYP-Enzymen zur Marktreife zu entwickeln. Der AmpliChip®-CYP450-Test (Abb. 3.10) analysiert polymorphe CYP2D6- und CYP2C19-Allele anhand von ca. 15.000 verschiedenen Oligonukleotidsonden.

Insgesamt macht der AmpliChip®-CYP450-Test folgende Vorhersagen bezüglich des Metabolisierungs-Phänotyps: *Poor metabolizer, Intermediate metabolizer, Extensive metabolizer* oder *Ultrarapid metabolizer* (Abb. 3.11). Typischerweise haben *Ultrarapid metabolizer* 3–13 Kopien desselben Allels. Auch diese genetische Konstitution kann der AmpliChip®-CYP450-Test erfassen.

Ebenfalls auf dem AmpliChip® CYP450 repräsentiert sind zwei vorherrschende Polymorphismen in CYP2C19 (S-Mephenytoin-Hydroxylase). Der AmpliChip®-CYP450-Test macht die Vorhersage *Extensive metabolizer* oder *Poor metabolizer* je nach Kombination der polymorphen CYP2C19-Allele mit dem Wildtyp-Allel.

Der AmpliChip®-CYP450-Test hat als erste Microarray-basierte Diagnostik im Dezember 2004 die Zulassung der *Food and Drug Administration* der USA (FDA) für die klinische Anwendung bekommen.

Allel	1	2	3	4	5	6	7	8	9	10	11	15	17	19	20	29	35	36	40	41	1XN	2XN	4XN	10XN	17XN	35XN	41XN
1	E	E	E	E	E	E	E	E	E	E	E	E	E	E	E	E	E	E	E	E	U	U	E	E	E	U	E
2		E	E	E	E	E	E	E	E	E	E	E	E	E	E	E	E	E	E	E	U	U	E	E	E	U	E
3			P	P	P	P	P	P	I	I	P	P	I	P	P	I	E	I	P	I	E	E	P	I	I	E	I
4				P	P	P	P	P	I	I	P	P	I	P	P	I	E	I	P	I	E	E	P	I	I	E	I
5					P	P	P	P	I	I	P	P	I	P	P	I	E	I	P	I	E	E	P	I	I	E	I
6						P	P	P	I	I	P	P	I	P	P	I	E	I	P	I	E	E	P	I	I	E	I
7							P	P	I	I	P	P	I	P	P	I	E	I	P	I	E	E	P	I	I	E	I
8								P	I	I	P	P	I	P	P	I	E	I	P	I	E	E	P	I	I	E	I
9									I	I	I	I	I	I	I	I	E	I	I	I	E	E	I	I	I	E	I
10										I	I	I	I	I	I	I	E	I	I	I	E	E	I	I	I	E	I
11											P	P	I	P	P	I	E	I	P	I	E	E	P	I	I	E	I
15												P	I	P	P	I	E	I	P	I	E	E	P	I	I	E	I
17													I	I	I	I	E	I	I	I	E	E	I	I	I	E	I
19														P	P	I	E	I	P	I	E	E	P	I	I	E	I
20															P	I	E	I	P	I	E	E	P	I	I	E	I
29																I	E	I	I	I	E	E	I	I	I	E	I
35																	E	E	E	E	U	U	E	E	E	U	E
36																		I	I	I	E	E	I	I	I	E	I
40																			P	I	E	E	P	I	I	E	I
41																				I	E	E	I	I	I	E	I

U ultrarapid metabolizer
E extensive metabolizer
I intermediate metabolizer
P poor metabolizer

Abb. 3.11: Genotypisierung von CYP2D6-Polymorphismen. Tableau der vom AmpliChip® CYP450 vorhergesagten Metabolisierungs-Phänotypen aufgrund identifizierter CYP2D6-Allele. Quelle: AmpliChip® CYP450 Test Product Monograph.

4 Pharmakogenomische Datenbanken

Erscheint das Konzept einer stratifizierten Pharmakotherapie auch vielen Experten plausibel, so ergeben sich für die Anwendung dieses Konzepts in der Praxis besondere Probleme. Je nach Komplexität des Analyseergebnisses wird auch der Fachmann bei der Interpretation der Daten und für die Erarbeitung von Lösungsvorschlägen auf Hilfe angewiesen sein.

Unter Umständen werden Dateninterpretation und Handlungsvorschläge von dem mit der Analyse beauftragten Labor bereitgestellt. Will man jedoch tiefer in die Problematik eindringen – auch weil sich im Einzelfall durch Co-Medikation oder durch komplexe patientenbezogene Besonderheiten (Körpergewicht, eingeschränkte Organfunktionen usw.) – besondere Probleme ergeben, sollte man wissen, wo man nützliche Informationen findet.

4.1 The Pharmacogenomics Knowledgebase

Eine der umfassendsten Quellen pharmakogenomischen Spezialwissens ist das Internetportal The Pharmacogenomics Knowledgebase (PharmGKB, http://www.pharmgkb.org/index.jsp). Das amerikanische National Institute of Health (NIH) hat im April 2000 Mittel bereitgestellt, auf deren Basis sich ein Pharmakogenomisches Forschungsnetzwerk (Pharmacogenomics Research Network, PGRN) bilden konnte, das sich speziell dem Wissen im Bereich Pharmakogenomik widmet. PharmGKB war Teil dieses Netzwerkes mit dem Ziel, Primärdaten der Mitglieder zu sammeln, zu strukturieren, zu pflegen und zu interpretieren. PharmGKB hat sich zum selbstständigen Projekt entwickelt mit der Aufgabe, Daten über den Einfluss von genetischen Veränderungen auf Wirkstoffeffizienz und mögliche Nebenwirkungen, die in der wissenschaftlichen Literatur veröffentlicht sind, zu sammeln, zu strukturieren und zu interpretieren. Aus diesen Informationen lassen sich Genotyp/Phänotyp-Verknüpfungen, sinnvolle Dosis-Anpassungen und andere klinische Handlungsoptionen bei besonderen, für die Arzneimitteleinnahme relevanten genetischen Konstellationen ableiten (Abb. 4.1).

Das Aufgabenspektrum von PharmGKB umfasst:

- Genetische Varianten systematisch zu erfassen und Gen-Wirkstoff-Krankheits-Beziehungen anhand der publizierten wissenschaftlichen Literatur zu bewerten.

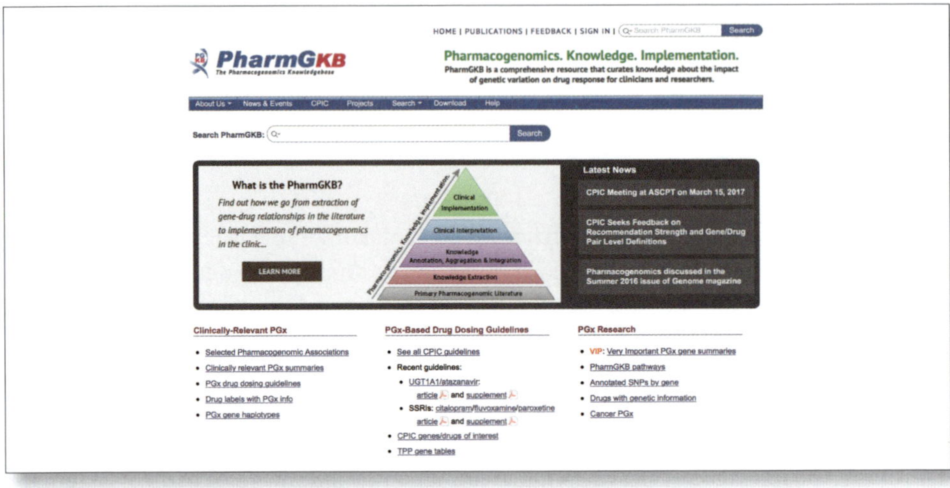

Abb. 4.1: Die PharmGKB-Datenbank.

- Die wichtigsten pharmakogenomisch relevanten Gene aufzulisten, Zusammenhänge zwischen Genvarianten und Wirkstoffen aufzuzeigen und ganz allgemein pharmakodynamische und pharmakokinetische Charakteristika von Wirkstoffen zu skizzieren.
- Die von der U.S. Federal Drug Administration (FDA) und der European Medicines Agency (EMA) vorgeschlagenen oder geforderten Informationen auf den Packungsbeilagen für Arzneimittel zusammenzustellen.
- Das Mitwirken in Konsortien, die wichtige pharmakogenomische Fragen adressieren (z. B. Internationale Pharmakogenomische Konsortien für Warfarin, Tamoxifen, SSRIs, und Clopidogrel; https://www.pharmgkb.org/page/projects).
- In Form von Kooperationen an der klinischen Umsetzung von Projekten zur Pharmakogenomik mitzuarbeiten.
- An Richtlinien zu einer pharmakogenomisch-basierten Medikamentendosierung im Klinischen Pharmakogenetischen Implementation Konsortium (Clinical Pharmacogenetics Implementation Consortium, CPIC) mitzuarbeiten und Zusammenfassungen sehr wichtiger pharmakogenomisch relevanter Gene und Wirkstoff-relevanter Wege zu publizieren (https://www.pharmgkb.org/view/publications-pgkb.do).
- Alle Informationen auf der Website bereitzustellen und Downloads der wichtigsten Informationen zu ermöglichen (https://www.pharmgkb.org/downloads/).

Die Datenbank ist in drei größere Sektionen gegliedert (Stand: August 2016):

A) Klinisch relevante pharmakogenomische Daten (Clinically-Relevant PGx),

B) Dosierungshinweise basierend auf pharmakogenomischen Daten (PGx-Based Drug Dosing Guidelines),

C) Pharmakogenomische Forschung (PGx Research).

Die Sektion A: Klinisch relevante pharmakogenomische Daten (Clinically-Relevant PGx)

Dieser Teil der Datenbank gliedert sich in folgende Unterpunkte:

- *Selected Pharmacogenomic Associations,*
- *Clinically relevant PGx summaries,*
- *PGx drug dosing guidelines,*
- *Drug labels with PGx info,*
- *PGx gene haplotypes.*

Unter dem Link »*Selected Pharmacogenomic Associations*« (https://www.pharmgkb.org/search/knownPairs.action) sind Wirkstoffe aufgeführt, für die Variationen in ihrem pharmakodynamischen oder pharmakokinetischen Verhalten abhängig von bestimmten polymorphen Genprodukten gut verstanden sind (Abb. 4.2). Verschiedene Datensätze werden kenntlich gemacht, z. B. DG (*Dosing Guideline Information*) = Empfehlungen zu Dosierungsanpassung, DL (*Drug Label Information*) = Hinweise auf Informationen im Beipackzettel, CA (*High-Level Clinical Annotation*) = Zusammenfassungen der individuellen Artikelextraktionen für ein bestimmtes Genvariante/Wirkstoff-Paar mit einem zusätzlichen Punktesystem (Level of Evidence), das die Daten wichtet, VA (*Variant Annotation*) = Extraktion der Genvariation/Wirkstoff-Beziehung aus wissenschaftlichen Artikeln auf der Basis von standardisierten Identifikatoren (rsID von dbSNP) oder Kombinationen von Varianten (Haplotypen) zusammen mit Informationen über die Studienparameter wie Anzahl der Teilnehmer, Ethnizität, statistische Signifikanz der

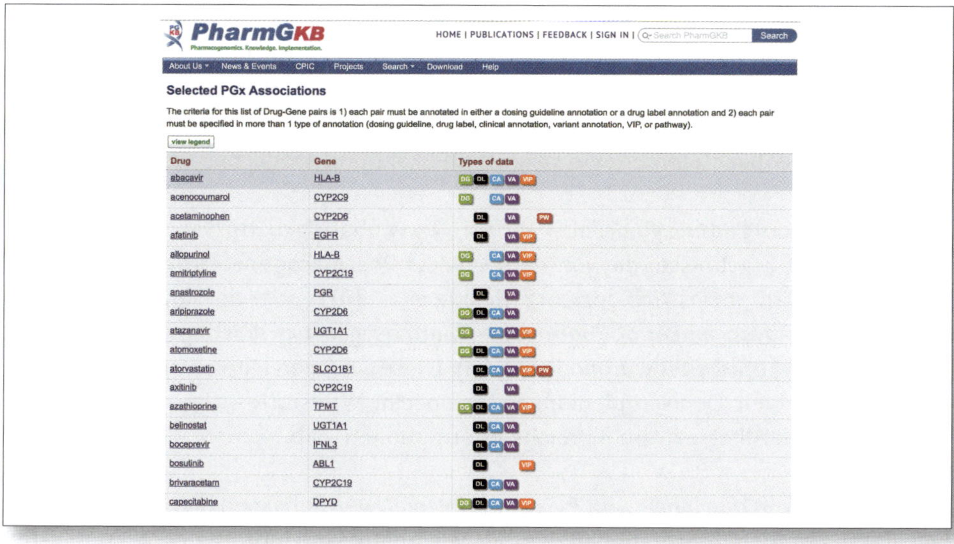

Abb. 4.2: Selected PGx Associations.

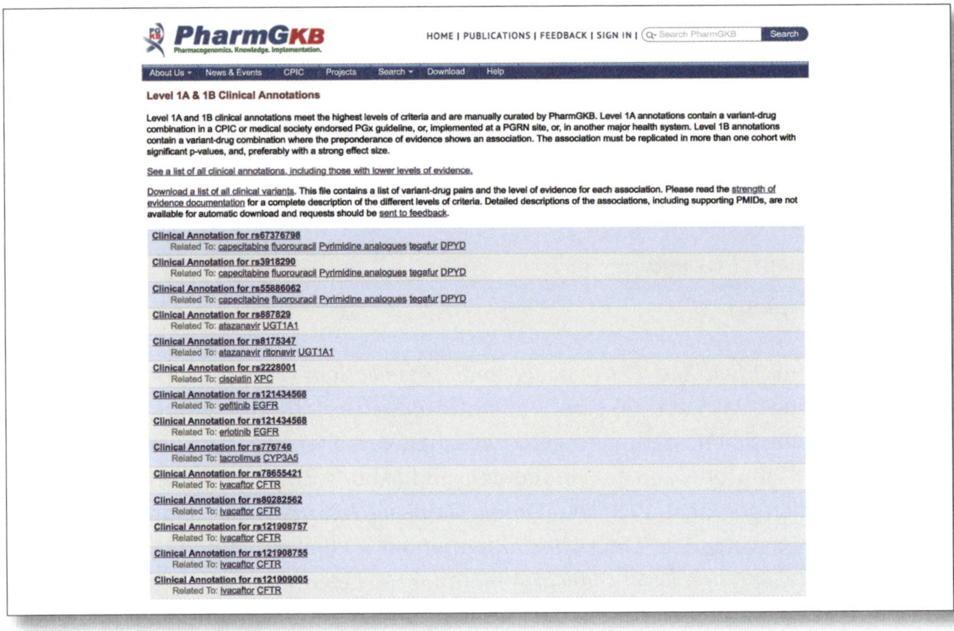

Abb. 4.3: Clinically relevant PGx summaries.

Beziehung, VIP = *VIP (Very Important Pharmacogenes information)* = Zusammenfassung der wichtigsten Informationen zu einem polymorphen Genprodukt, PW (*Pathway*) = Interaktions-, Reaktions- und Eliminationsschemata.

Unter dem Link »*Clinically relevant PGx summaries*« (https://www.pharmgkb.org/search/clinicalAnnotationList.action?levelOfEvidence=top) sind Level-1A- und -1B-Informationen zu finden, die ständig gepflegt werden (Abb. 4.3). Eingang in diese Liste finden nur Informationen, die von unterschiedlichen Gruppen reproduziert werden konnten. Die beobachteten Effekte sollen signifikant und möglichst ausgeprägt sein.

Der Link »*PGx drug dosing guidelines*« (https://www.pharmgkb.org/view/dosing-guidelines.do) bietet Ergebnisse, die von dem Clinical Pharmacogenetics Implementation Consortium (CPIC, https://cpicpgx.org, Relling et al. 2011) oder der *Royal Dutch Association for the Advancement of Pharmacy – Pharmacogenetics Working Group* (DPWG, Swen et al. 2011) erarbeitet wurden (Abb. 4.4). Diese Gruppen leiteten aus bestimmten Genotypen konkrete Dosisempfehlungen für einzelne Wirkstoffe – also gerade auch für den praktischen Alltag extrem hilfreiche Informationen – ab.

Unter dem Link »*Drug labels with PGx info*« (https://www.pharmgkb.org/view/drug-labels.do) findet man Informationen darüber, wie pharmakogenomisches Wissen bisher bereits Eingang in Beschriftungstexte und Beipackzettel von Arzneimitteln gefunden

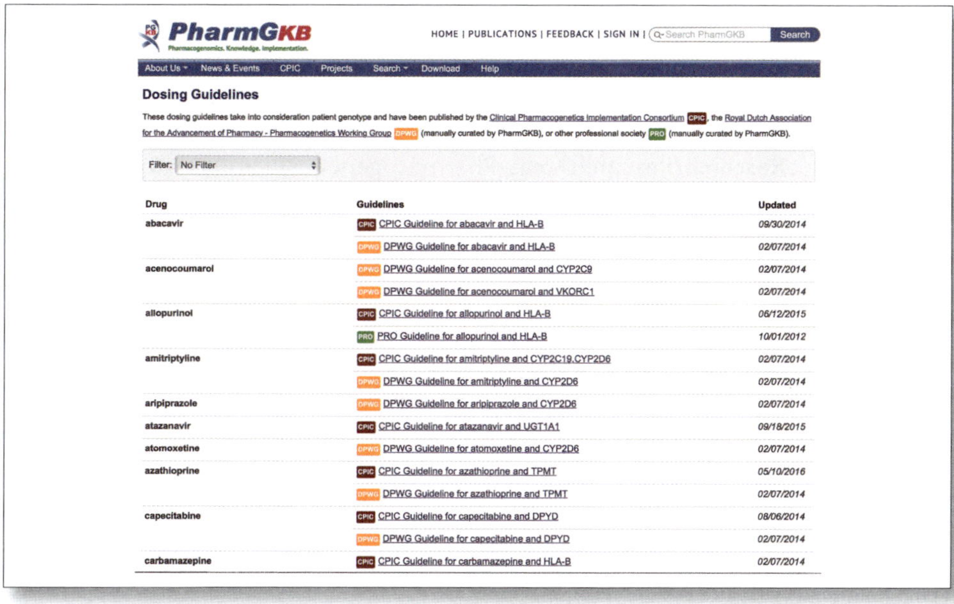

Abb. 4.4: PGx drug dosing guidelines.

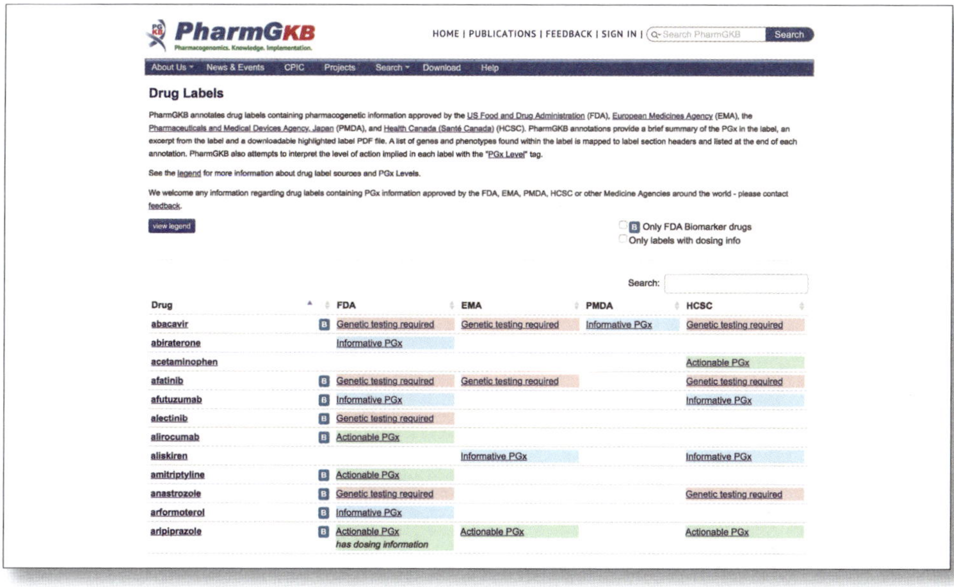

Abb. 4.5: Drug labels with PGx info.

hat (Abb. 4.5). Die Informationen stammen im Wesentlichen von der FDA, der EMA und der Pharmaceuticals and Medical Devices Agency, Japan (PMDA). Die FDA hat beispielsweise auf ihren Internetseiten eine Tabelle mit pharmakogenomischen Biomarkern in Arzneimittelinformationsdokumenten veröffentlicht (http://www.fda.gov/Drugs/ScienceResearch/ResearchAreas/Pharmacogenetics/ucm083378.htm). Aber nicht nur diese eher leicht zugänglichen Informationen werden in diesem Teil von PharmGKB publiziert. PharmGKB stellt hier alle Hinweise ein, die es selber findet oder die ihm gemeldet werden.

Der Link »*PGx gene haplotypes*« (https://www.pharmgkb.org/search/browse.action?browseKey=haplotypeGenes) führt zu einer Zusammenstellung von Genen, in denen Kombinationen von Varianten (Haplotypen) bekannt sind, die in der veröffentlichten Fachliteratur in irgendeiner Weise im Zusammenhang mit Arzneimittelwirksamkeit und -verträglichkeit gebracht wurden (Abb. 4.6). Die Definitionen der Haplotypen sind genspezifisch und basieren auf individuellen Artikeln (z. B. ABCC2) oder auf Konventionen von Nomenklaturkomitees (z. B. CYP-Gene, UGTs, TPMT). Ein weiterverbreitetes System ist die »Star« (*)-Nomenklatur. Allele eines Wildtyp-Gens werden mit dem Zeichen * gefolgt von einer Zahl kenntlich gemacht. In aller Regel bezeichnet man das Wildtyp-Allel selbst als das Star-1-Allel (*1). Unter den jeweiligen Gennamen sind Seiten mit den entsprechenden Haplotypen und ausführlichen Literaturreferenzen hinterlegt.

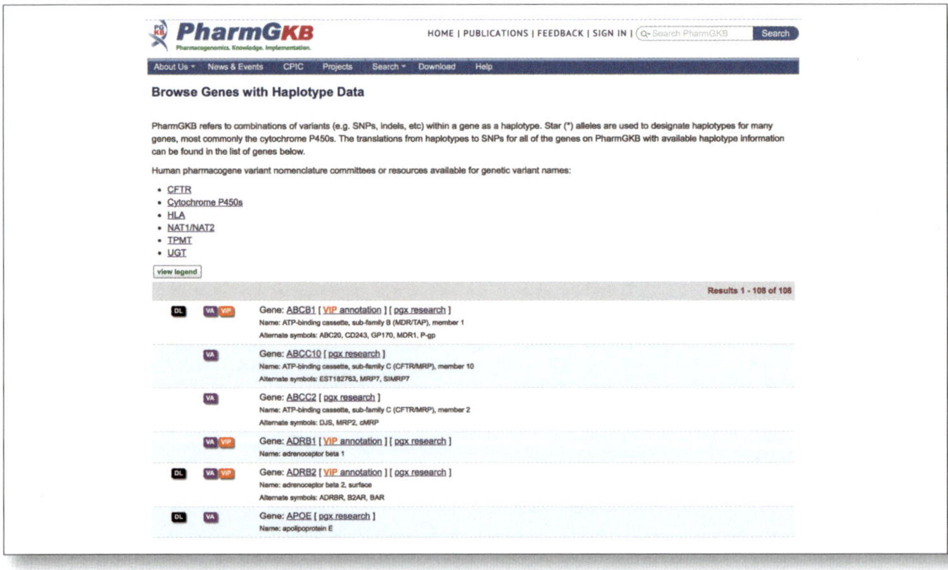

Abb. 4.6: PGx gene haplotypes.

Sektion B: Dosierungshinweise basierend auf pharmakogenomischen Daten (PGx-Based Drug Dosing Guidelines)

Dieser Teil ermöglicht einen direkten Zugang zu den Informationen des Clinical Pharmacogenetics Implementation Consortiums (CPIC). CPIC basiert auf einer Kollaboration von PharmGKB mit dem Pharmakogenomischen Forschungsnetzwerk (PGRN), die beide vom amerikanischen National Institute of Health (NIH) gefördert sind. Die Dosierungsrichtlinien für pharmakogenetisch relevante Gen/Wirkstoff-Paare werden von Experten in den jeweiligen Therapiegebieten nach einem Standardsystem zusammengestellt (Caudle et al., 2014) und unterliegen einem »peer-review« Prozess durch das Veröffentlichen der Richtlinien in dem Journal »Clinical Pharmacology and Therapeutics«. Das Ziel der Richtlinien ist es, eine Hilfestellung zu geben, um genetische Testergebnisse von Laboratorien in ausführbare Entscheidungen zum Verschreiben von Arzneimitteln zu überführen. Sie sind mit dem Verständnis geschrieben, vorhandene Testergebnisse auszuwerten, anstatt zu diskutieren, welche genetischen Varianten getestet werden sollten.

Der Link »*See all CPIC guidelines*« (Abb. 4.1, https://www.pharmgkb.org/view/dosing-guidelines.do?source=CPIC) führt zu einer Liste von bereits veröffentlichten Dosierungsrichtlinien für Gen/Wirkstoff-Paare (Abb. 4.7). Folgt man dem Link zu einer speziellen Richtlinie (Guideline), z. B. CPIC Guideline for Citalopram/Escitalopram und CYP2C19, kommt man zu einer Seite, auf der die wichtigsten Auszüge dargestellt werden mit dem direkten Zugang zur Veröffentlichung und verschiedenen Zusatzinformationen (Supplements). Des Weiteren bieten diese individuellen CPIC-Informationsseiten in PharmGKB die Möglichkeit, interaktiv Daten aus der Richtlinie gezielt für einen bestimmten Genotyp zu extrahieren.

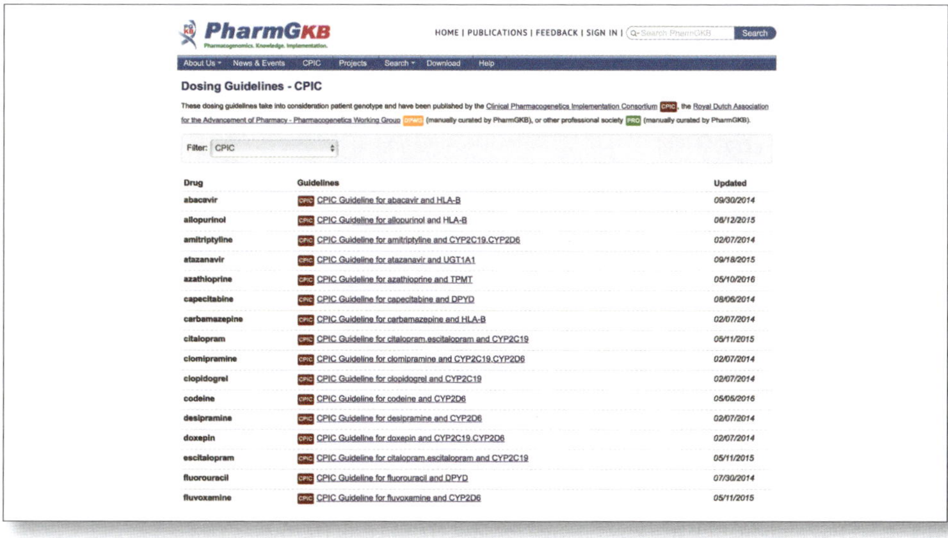

Abb. 4.7: Dosing Guidelines.

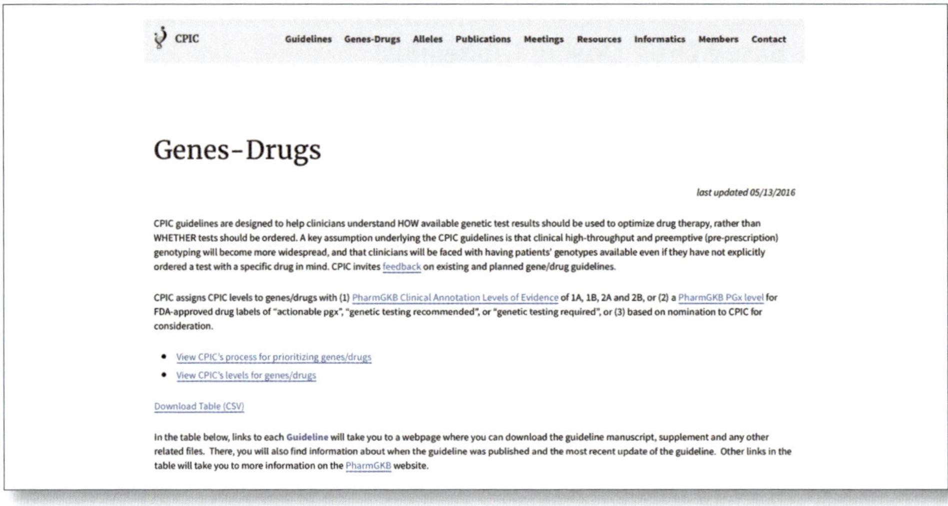

CPIC Guidelines Genes-Drugs Alleles Publications Meetings Resources Informatics Members Contact

Genes-Drugs

last updated 05/13/2016

CPIC guidelines are designed to help clinicians understand HOW available genetic test results should be used to optimize drug therapy, rather than WHETHER tests should be ordered. A key assumption underlying the CPIC guidelines is that clinical high-throughput and preemptive (pre-prescription) genotyping will become more widespread, and that clinicians will be faced with having patients' genotypes available even if they have not explicitly ordered a test with a specific drug in mind. CPIC invites feedback on existing and planned gene/drug guidelines.

CPIC assigns CPIC levels to genes/drugs with (1) PharmGKB Clinical Annotation Levels of Evidence of 1A, 1B, 2A and 2B, or (2) a PharmGKB PGx level for FDA-approved drug labels of "actionable pgx", "genetic testing recommended", or "genetic testing required", or (3) based on nomination to CPIC for consideration.

- View CPIC's process for prioritizing genes/drugs
- View CPIC's levels for genes/drugs

Download Table (CSV)

In the table below, links to each **Guideline** will take you to a webpage where you can download the guideline manuscript, supplement and any other related files. There, you will also find information about when the guideline was published and the most recent update of the guideline. Other links in the table will take you to more information on the PharmGKB website.

Abb. 4.8: Informationen zu Gen/Wirkstoff-Paaren, nach dem CPIC-Prozess priorisiert.

Der Link »*CPIC genes/drugs of interest*« (https://cpicpgx.org/genes-drugs/) führt zu einer Tabelle auf der CPIC-Internetseite, die Gen/Wirkstoff-Paare nach dem CPIC-Prozess priorisiert (Abb. 4.8). Hier wird auch auf Seiten verwiesen, die den genauen Prozess der Rangfolge und die Wichtung der Paare (CPIC Level) beschreiben.

Über einen weiteren Link auf der PharmGKB Website (https://www.pharmgkb.org/page/tppTables) gelangt man zu einer Tabelle, die mit *TPP Genes Tables* überschrieben ist. Das *Translational Pharmakogenetic Project* (TPP) ist eine Initiative, die sich zum Ziel gesetzt hatte, die Arbeit des CPIC für allgemein akzeptierte, gut ausführbare Empfehlungen in die Praxis umzusetzen (Abb. 4.9).

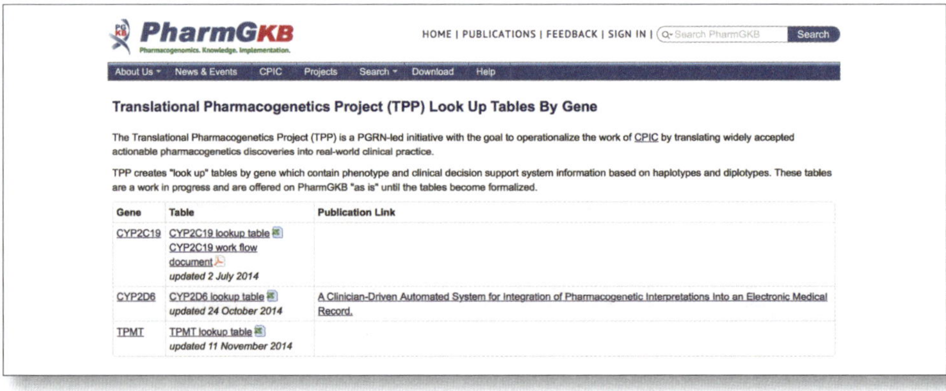

PharmGKB
Pharmacogenomics. Knowledge. Implementation.

HOME | PUBLICATIONS | FEEDBACK | SIGN IN | Search PharmGKB Search

About Us · News & Events · CPIC · Projects · Search · Download · Help

Translational Pharmacogenetics Project (TPP) Look Up Tables By Gene

The Translational Pharmacogenetics Project (TPP) is a PGRN-led initiative with the goal to operationalize the work of CPIC by translating widely accepted actionable pharmacogenetics discoveries into real-world clinical practice.

TPP creates "look up" tables by gene which contain phenotype and clinical decision support system information based on haplotypes and diplotypes. These tables are a work in progress and are offered on PharmGKB "as is" until the tables become formalized.

Gene	Table	Publication Link
CYP2C19	CYP2C19 lookup table CYP2C19 work flow document *updated 2 July 2014*	
CYP2D6	CYP2D6 lookup table *updated 24 October 2014*	A Clinician-Driven Automated System for Integration of Pharmacogenetic Interpretations Into an Electronic Medical Record.
TPMT	TPMT lookup table *updated 11 November 2014*	

Abb. 4.9: Translational Pharmacogenetics Project (TPP) Look Up Tables By Gene.

Sektion C: Pharmakogenomische Forschung (PGx Research)

Diese Sektion beinhaltet vier Links.

Unter dem ersten Link »*VIP: Very Important PGx gene summaries*« (https://www.pharmgkb.org/view/vips.jsp) findet man alle VIP-Dokumente (Abb. 4.10). Diese Liste ist zwischenzeitlich gewaltig angewachsen. Hier werden für arzneimittelrelevante Gene Basisinformationen bereitgehalten. Zusätzlich sind u. a. die wichtigsten Publikationen gelistet, auf die wichtigsten Variationen und Polymorphismen verwiesen, Haplotypen zusammengefasst und alle Wirkstoffe aufgezählt und mit relevanten Links versehen, die mit dem Genprodukt in irgendeiner Weise in Interaktion treten.

Der Link »*PharmGKB pathways*« (https://www.pharmgkb.org/view/pathways.do) führt zu einer Zusammenstellung von Interaktions- und Reaktionsschemata für Wirkstoffe und Wirkstoffgruppen (Abb. 4.11). Dies sind hervorragende Übersichten, welche Wege die verschiedenen Wirkstoffe auf zellulärer Ebene gehen, wie sie mit Biomolekülen interagieren, welche Konsequenzen diese Interaktionen auslösen und wie die Wirkstoffe metabolisiert und ausgeschieden werden.

Unter dem Link »*Annotated SNPs by gene*« (https://www.pharmgkb.org/search/browseAlpha.action?browseKey=variantAnnotatedGenes) ist eine gewaltige Datensammlung abgelegt, in der alle annotierten SNPs gelistet sind (Abb. 4.12). Dies ist die Basis für

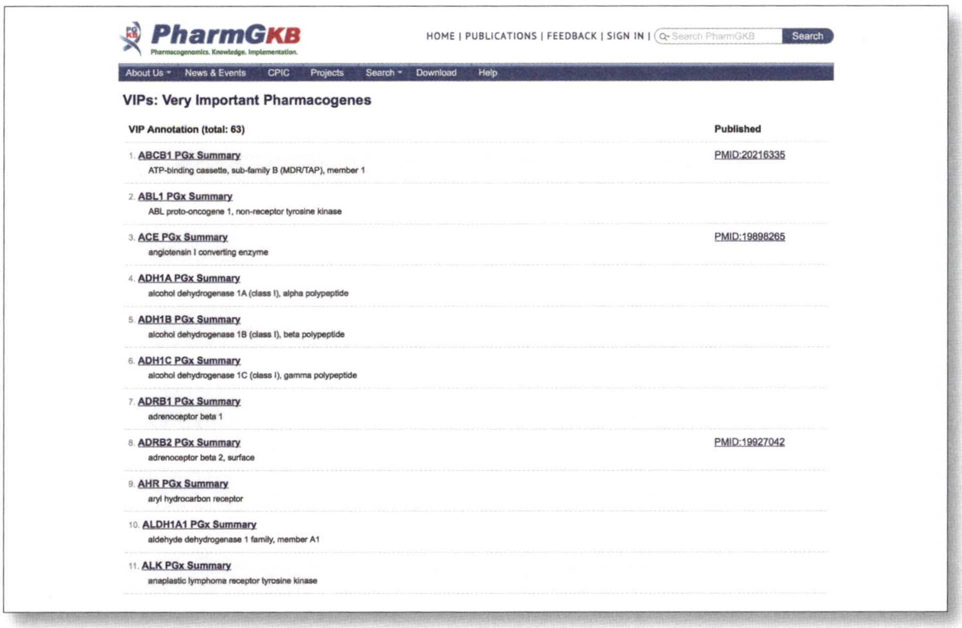

Abb. 4.10: VIPs: Very Important Pharmacogenes.

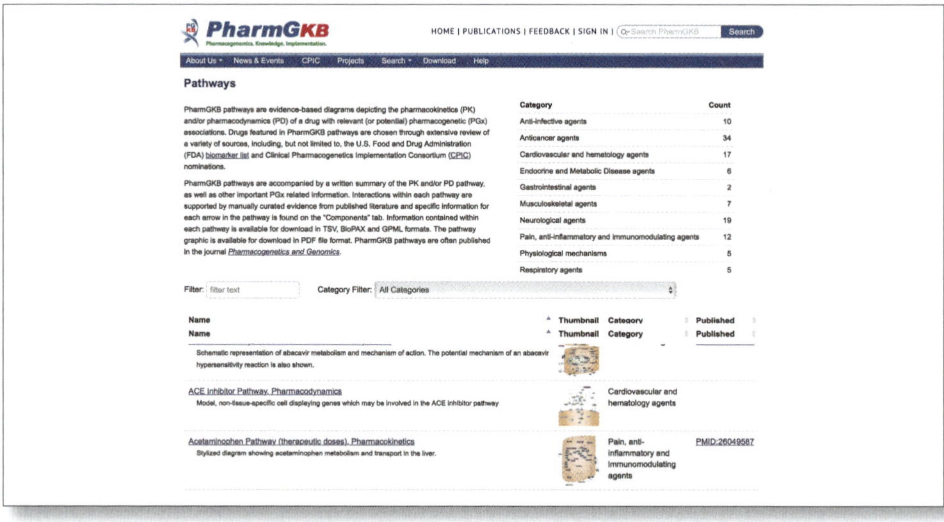

Abb. 4.11: PharmGKB pathways.

alle weiteren Auswertungen und Empfehlungen – quasi eine Sammlung der Primärinformationen.

Ein weiterer Link in dieser Sektion ist überschrieben mit »*Drugs with genetic information*« (https://www.pharmgkb.org/search/browseAlpha.action?browseKey=variantDrug). Hier ist der Bezugspunkt der Wirkstoff, der sodann mit allen möglichen pharmakogenomischen Informationen verlinkt ist (Abb. 4.13).

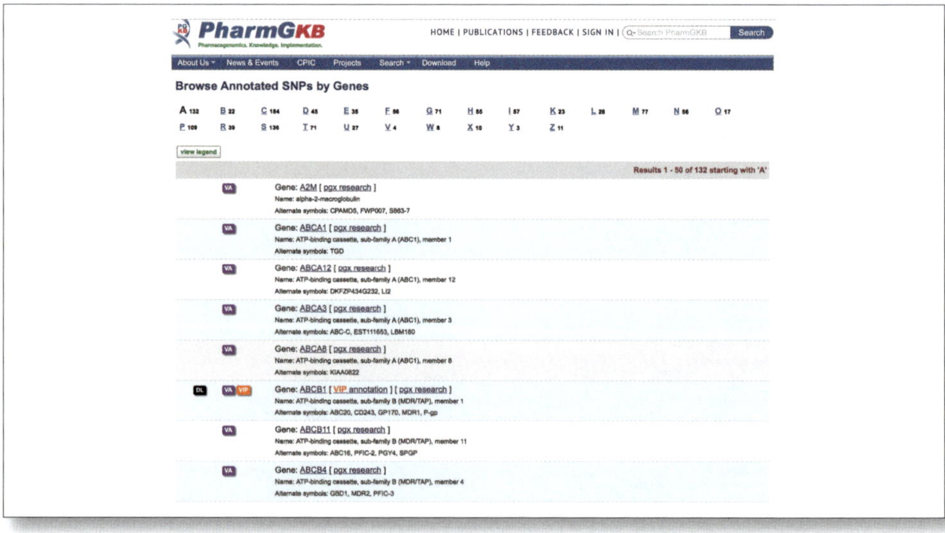

Abb. 4.12: Annotated SNPs by gene.

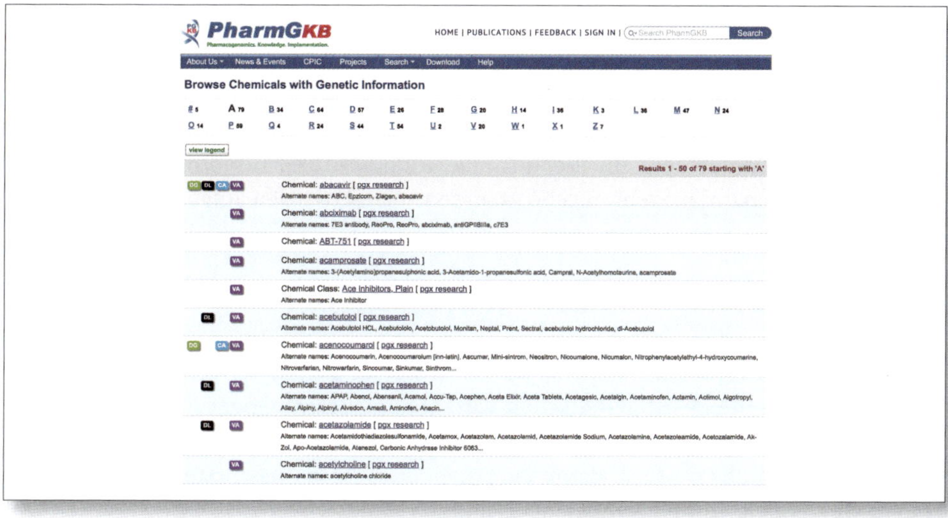

Abb. 4.13: Drugs with genetic information.

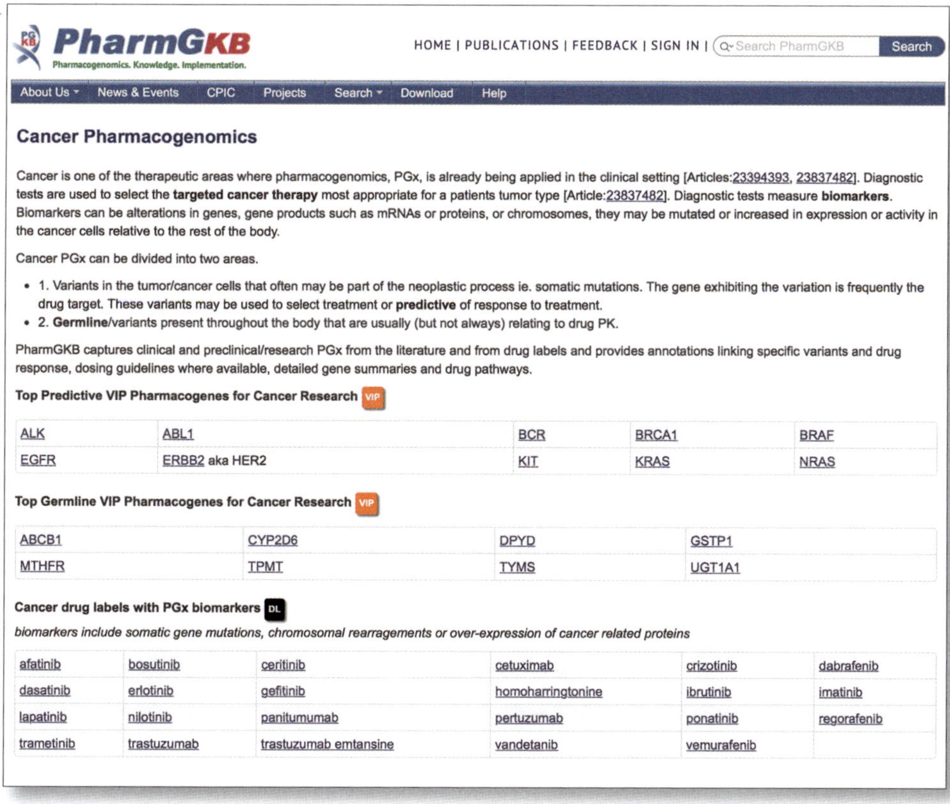

Abb. 4.14: Cancer PGx.

Der letzte Link in der Sektion heißt »*Cancer PGx*« und liefert Informationen zur zielgerichteten Krebstherapie (https://www.pharmgkb.org/page/cancerPgx). Gerade bei Tumoren werden immer mehr Arzneistoffe eingesetzt, die nur bei bestimmten Mutationen angewendet werden. Untergliedert wird die Datenbank nach Onkogenen, die spezifisch adressiert werden können, aber auch die Wirkstoffe und Tumorerkrankungen, bei denen sich eine pharmakogenomische Analyse anbietet, werden aufgeführt (Abb. 4.14).

4.2 Datenbanken zu Gen-Nomenklaturen

Einige genetische Veränderungen, die Wirkstoffwirksamkeit oder -verträglichkeit beeinflussen, sind aus mehreren genetischen Variationen zusammengesetzt (Haplotypen). Die Fachwelt hat erkannt, dass die Namen, die diesen Haplotypen gegeben werden, standardisiert werden müssen, damit die Ergebnisse, die in Zusammenhang mit diesen Haplotypen erzielt werden, vergleichbar sind.

Für prominente Pharmakogene haben sich Nomenklaturkomitees gebildet, wie z. B. die Human Cytochrome P450 (*CYP*) Allele Nomenclature Database (http://www.cypalleles.ki.se) (Abb. 4.15). Hier findet man alle offiziell bestätigten Allele aller Cytochrom-P450-Isoenzyme und der P450-Oxidoreduktase (POR). Hinter dieser Datenbank steht die Arbeit des Human Cytochrome P450 (CYP) Allele Nomenclature Committee. Obwohl zum Teil für manche Cytochrom-Allele parallel unterschiedliche

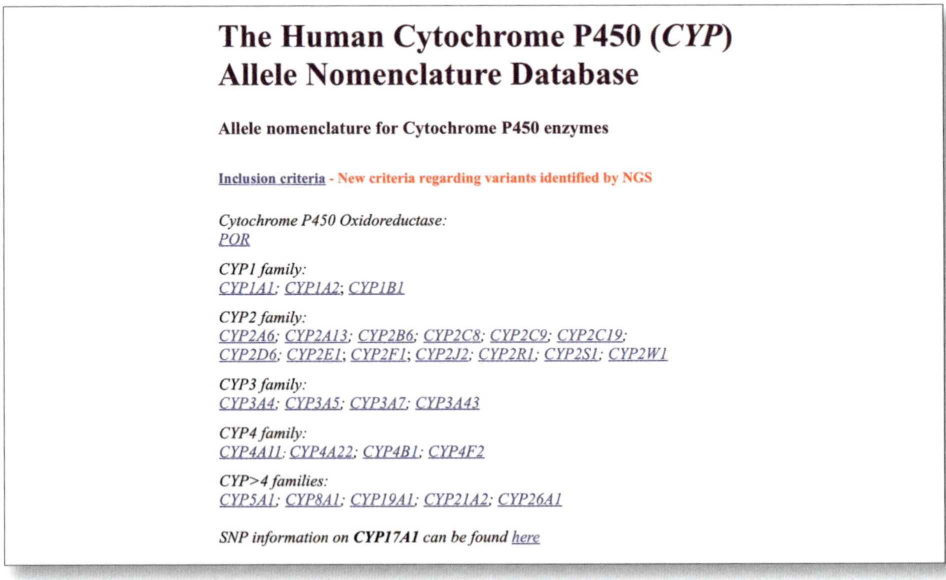

Abb. 4.15: The Human Cytochrome P450 (CYP) Allele Nomenclature Database.

CYP2C9 allele nomenclature

Allele	Protein	Nucleotide changes		Effect	Enzyme activity		References
		cDNA	Gene		In vivo	In vitro	
CYP2C9*1A	CYP2C9.1	None	None		Normal	Normal	Romkes et al., 1991
CYP2C9*1B Predicted haplotype	CYP2C9.1		-2665_-2664delTG, -1188T>C				King et al., 2004
CYP2C9*1C Predicted haplotype	CYP2C9.1		-1188T>C				Shintani et al., 2001 King et al., 2004
CYP2C9*1D Predicted haplotype	CYP2C9.1		-2665_-2664delTG				King et al., 2004
CYP2C9*2A Predicted haplotype	CYP2C9.2	430C>T	-1188T>C; -1096A>G; -620G>T; -485T>A; -484C>A; 3608C>T	R144C		Decr	Rettie et al., 1994 Crespi et al., 1997 Takahashi et al., 2004 Sandberg et al., 2004 King et al., 2004
CYP2C9*2B Predicted haplotype	CYP2C9.2	430C>T	-2665_-2664delTG, -1188T>C; -1096A>G; -620G>T; -485T>A; -484C>A; 3608C>T	R144C		Decr	King et al., 2004
CYP2C9*2C Predicted haplotype	CYP2C9.2	430C>T	-1096A>G; -620G>T; -485T>A; -484C>A; 3608C>T	R144C		Decr	King et al., 2004
CYP2C9*3A Predicted haplotype	CYP2C9.3	1075A>C	-1911T>C; -1885C>G; -1537G>A; -981G>A; 42614A>C	I359L	Decr	Decr	Sullivan-Klose et al., 1996 Haining et al., 1996 Aithal et al., 1999 Kidd et al., 1999 Takanashi et al., 2000 Shintani et al., 2001 King et al., 2004
CYP2C9*3B Predicted haplotype	CYP2C9.3	1075A>C	-1911T>C; -1885C>G; -1537G>A; -1188T>C; -981G>A; 42614A>C	I359L	Decr	Decr	Shintani et al., 2001 King et al., 2004
CYP2C9*4	CYP2C9.4	1076T>C	42615T>C	I359T			Imai et al., 2000
CYP2C9*5	CYP2C9.5	1080C>G	42619C>G	D360E	Decr?	Decr	Dickmann et al., 2001 Allabi et al., 2004 Allabi et al., 2005
CYP2C9*6		818delA	10601delA	273Frame shift	None		Kidd et al., 2001 Allabi et al., 2005
CYP2C9*7	CYP2C9.7	55C>A	55C>A	L19I			Blaisdell et al., 2004
CYP2C9*8	CYP2C9.8	449G>A	3627G>A	R150H	Decr	Incr/Decr	Blaisdell et al., 2004 Allabi et al., 2005 Liu et al., 2012
CYP2C9*9	CYP2C9.9	752A>G	10535A>G	H251R			Blaisdell et al., 2004
CYP2C9*10	CYP2C9.10	815A>G	10598A>G	E272G			Blaisdell et al., 2004

Abb. 4.16: Beispiel der Cytochrom P450 (CYP) Allel-Nomenklatur zu CYP2C9.

Nomenklatursysteme etabliert wurden, gilt diese Datenbank als offizielles Referenzsystem. Für jedes Enzym ist hier tabellarisch mit Literaturzitaten hinterlegt, welche Nukleotid-Austausche bei den verschiedenen *-Allelen auftauchen und welchen Effekt diese Austausche auf die Aminosäuresequenz und die Aktivität des entsprechenden Enzyms haben (Abb. 4.16).

Andere Nomenklatur-Datenbanken sind in Tab. 4.1 zusammengefasst.

Tab. 4.1: Wichtige Nomenklatur-Datenbanken

Datenbank	URL-Adresse	Kommentar
HLA – Nomenclature for Factors of the HLA System	http://hla.alleles.org	Haplotypen und Polymorphismen von Histokompatibilitätsantigenen
The UDP-Glucuronosyltransferase (UGT) Nomenclature Page	https://www.pharmacogenomics.pha.ulaval.ca/ugt-alleles-nomenclature/	Haplotypen und Polymorphismen von UGT1A und UGT2B Isoenzymen
The Arylamine N-Acetyltransferases (*NATs*) Database	http://nat.mbg.duth.gr	Informationen zu den NAT1- und NAT2-Genen, u. a. Allel-Nomenklatur
The Thiopurine methyltransferase (*TPMT*) Nomenclature Page	http://www.imh.liu.se/tpmtalleles?l=en	Nomenklatur von Thiopurin-methyltransferase-Allelen

4.3 Datenbanken zu Arzneimittelwechselwirkungen

Nicht nur genetische Variationen können einen Effekt auf die Arzneimittelwirksamkeit und -verträglichkeit haben. Arzneimittel, die durch gleiche Cytochrom-P450-Enzyme abgebaut werden, die die Enzymaktivität reduzieren, oder die Genexpression von diesen Enzymen induzieren, können sich gegenseitig beeinflussen. Die Seite »Flockhart DA: Drug Interactions: Cytochrome P450 Drug Interaction Table« (http://medicine.iupui.edu/clinpharm/ddis/) liefert Listen mit den wichtigsten Substraten, Inhibitoren und Aktivatoren der wirkstoffrelevanten Cytochrom-P450-Isoenzyme.

Neben den verschiedenen Enzymen, die die Arzneimittel in irgendeiner Form verändern, sei es, dass sie sie aktivieren, abbauen oder verstoffwechseln, beeinflussen Transportproteine ganz maßgeblich die Wirksamkeit und Verträglichkeit. Diese Proteine sind wichtig für die Verteilung der Wirkstoffe oder ihrer Produkte im menschlichen Körper. UCSF-FDA TransPortal ist ein Repositorium für Transporterproteine (z. B. ABCB1, SLOC1B1), das den Zugang zu Informationen über Expression, Lokalisation, Substrate, Inhibitoren und Wirkstoffwechselwirkungen ermöglicht (http://dbts.ucsf.edu/fdatransportal). Es ist Bestandteil von der FDA-geführten Initiative »Critical Path«.

Literatur

Caudle KE, Klein TE, Hoffman JM, Muller DJ, Whirl-Carrillo M (2014) Incorporation of pharmacogenomics into routine clinical practice: the Clinical Pharmacogenetics Implementation Consortium (CPIC) guideline development process. Curr Drug Metab 15: 209–217.

Hicks JK, Bishop JR, Sangkuhl K, Müller DJ, Ji Y (2015) Clinical Pharmacogenetics Implementation Consortium (CPIC) Guideline for CYP2D6 and CYP2C19 Genotypes and Dosing of Selective Serotonin Reuptake Inhibitors. Clin Pharmacol Ther 98: 127–134.

Morrissey KM, Wen CC, Johns SJ, Zhang L, Huang SM, Giacomini KM (2012) The UCSF-FDA TransPortal: A Public Drug Transporter Database. Clin Pharmacol Ther 92: 545–546.

Relling MV, Klein TE (2011) CPIC: Clinical Pharmacogenetics Implementation Consortium of the Pharmacogenomics Research Network. Clin Pharmacol Ther 89: 464–467.

Shuldiner AR, Relling MV, Peterson JF, Hicks JK, Freimuth RR (2013) The Pharmacogenomics Research Network Translational Pharmacogenetics Program: overcoming challenges of real-world implementation. Clin Pharmacol Ther 94: 207–210.

Swen JJ, Nijenhuis M, de Boer A, Grandia L, Maitland-van der Zee AH, Mulder H, Rongen GA, van Schaik RH, Schalekamp T, Touw DJ, van der Weide J, Wilffert B, Deneer VH, Guchelaar HJ (2011). Pharmacogenetics: from bench to byte – an update of guidelines. Clin Pharmacol Ther. 89: 662–673.

Whirl-Carrillo M, McDonagh EM, Hebert JM, Gong L, Sangkuhl K et al. (2012) Pharmacogenomics knowledge for personalized medicine. Clin Pharmacol Ther 92: 414–417.

5 Targetorientierte Stratifizierung auf der Basis erworbener somatischer Mutationen

In zwei Bereichen ist es dringend an der Zeit, »persönliche«, das heißt genetische Daten in Therapie-Entscheidungen mit einfließen zu lassen: bei erworbenen und bei ererbten arzneimittelrelevanten genetischen Besonderheiten.

In diesem Kapitel widmen wir uns dem ersten Fall, im nächsten Kapitel besprechen wir dann den zweiten Fall.

Die moderne Medizin hält heute Wirkstoffe für eine spezielle Zielstruktur bereit, die nicht zwingend bei jeder möglichen Form ein und derselben Krankheit vorhanden sein muss. Das ist zum Beispiel bei bestimmten Krebsleiden so, und darauf hat man tatsächlich auch konsequenterweise schon in mehreren Fällen reagiert.

Längst reicht beispielsweise die Diagnose »Brustkrebs« oder »Dickdarm-Krebs« nicht mehr aus, um eine Therapieentscheidung zu treffen. Heute fragen die Therapeuten nach dem Vorhandensein oder dem Fehlen eines Rezeptors, eines bestimmten Proteins auf der Oberfläche der Tumorzellen oder eines genetischen Fehlers in einer Zellkomponente, die für die Weitergabe von Informationen verantwortlich ist. Nur wenn das Ergebnis der entsprechenden Analyse mit »positiv« bestätigt wird, wird ein hochspezifischer Wirkstoff eingesetzt, der sich exakt gegen dieses Molekül richtet. Denn nur dann macht der Einsatz dieser oft sehr teuren Medikamente Sinn.

Nicht zuletzt wegen der politischen Forderung, nicht nur Wirksamkeit und Verträglichkeit zu belegen, sondern auch den Nachweis eines Zusatznutzens zu erbringen, hat in diesem Bereich die Translation von der theoretischen Überlegung in den klinischen Alltag sehr schnell stattgefunden. Fast alle neuen Wirkstoffe, die auf ein ganz bestimmtes Target hin entwickelt wurden, werden heute an Patientenpopulationen getestet, die mit Hilfe von relevanten Biomarkern genotypisiert und entsprechend vorstratifiziert wurden. Nicht selten reicht der Nachweis des Vorhandenseins der Targetstruktur für den Wirkstoff nicht aus. Um statistisch noch besser abschneiden zu können, müssen immer häufiger zusätzlich auch aktivierende Mutationen nachgewiesen werden. Beschränkt man dann den Einsatz des Wirkstoffs auf diese Subpopulation, kann man mit dem besten klinischen Ansprechen rechnen und so die hohen Hürden für die Anerkennung eines relevanten Zusatznutzens überwinden.

Dies soll an zwei Beispielen demonstriert werden, wobei jeweils vier fiktive klinische Studien untereinander verglichen werden.

Diese Beispiele stammen aus dem Problembereich Tumortherapie. Hier geht es darum, genetische Veränderungen im Tumor zu diagnostizieren, um mit dieser Zusatzinformation möglichst gezielt und damit möglichst erfolgreich den Patienten behandeln zu können. Die relevanten Mutationen, die als Biomarker nachgewiesen oder ausgeschlossen werden müssen, wurden von den Tumorzellen erworben und bilden einen Teil des Pathomechanismus der Erkrankung. In den meisten Fällen ist der Nachweis beziehungsweise der Ausschluss der Mutation im klinischen Alltag zwingend erforderlich, da die Wirkstoffe, die zur Therapie eingesetzt werden sollen, an stratifizierten Patienten-Kollektiven getestet wurden und die Zulassung ausdrücklich nur in Kombination mit dem Test erteilt wurde.

5.1 Bedeutung des Nachweises der Target-Expression

Beim ersten Beispiel handelt es sich um die beiden rekombinanten Antikörper Trastuzumab (Herceptin®) und Pertuzumab (Perjeta®). Diese beiden Antikörper werden zur Behandlung von metastasierendem Brustkrebs eingesetzt. Die Wirkung beruht auf der Bindung der Antikörper an HER2-Rezeptoren. Durch die Anlagerung der Antikörper wird die Dimerisierung der Rezeptoren verhindert, die Voraussetzung dafür ist, dass der Rezeptor aktiviert wird. Auf diese Weise wird das pathologisch unkontrollierte Wachstum der Tumorzellen blockiert. Ferner markieren die Antikörper die Tumorzellen und machen sie so für das patienteneigene Immunsystem »sichtbar«. Dieses greift nun über spezielle Mechanismen die Tumorzellen an und schickt sie in den kontrollierten Zelltod.

Voraussetzung für den Einsatz dieser Wirkstoffe ist der Nachweis einer Überexpression von HER2-Rezeptoren im Tumorgewebe. Nur bei dieser Gruppe der Mammakarzinome macht der Einsatz der Antikörper Sinn, da nur in diesem Fall die Antikörper eine ausreichend große Zahl von Zielmolekülen für die Bindung vorfinden.

Beim zweiten Beispiel geht es um die beiden rekombinanten Antikörper Cetuximab (Erbitux®) und Panitumumab (Vectibix®), die zur Behandlung des Kolonkarzinoms zugelassen sind. Beide Antikörper blockieren den Epidermalen Wachstumsfaktorrezeptor (EGFR) auf der Oberfläche der Tumorzellen. Indem sie den Rezeptor besetzen, verhindern die Antikörper, dass die Tumorzellen durch einen Wachstumsfaktor zur ständigen Teilung stimuliert werden (Abb. 5.1). Voraussetzung für den Einsatz dieser beiden Antikörper ist natürlich, dass die Tumorzellen tatsächlich den Wachstumsfaktorrezeptor exprimieren, was diagnostisch zu überprüfen ist, bevor die Therapieentscheidung getroffen wird (Nachweis der Target-Expression).

Wie wichtig eine Stratifizierung auf Basis des Nachweises der Expression des für die Intervention relevanten molekularen Targets ist, zeigt der Vergleich von vier fiktiven klinischen Studien, die sich jeweils im Anteil der Patienten unterscheiden, die tatsächlich die Zielstruktur exprimieren (Tab. 5.1).

Tab. 5.1: Stratifizierung auf der Basis eines molekularbiologisch ermittelten Biomarkers

Zahl Patienten	Target-Expression	Target Ansprechen	Beobachtetes, klinisches Ansprechen
100	100 %	60 %	60 %
100	50 %	60 %	30 %
100	25 %	60 %	15 %
100	10 %	60 %	6 %

Jeweils 100 Patienten werden fiktiv behandelt, wobei die Tumorzellen jeweils zu unterschiedlichen Prozentsätzen die Zielstruktur für den Wirkstoff exprimieren. Das Target-Ansprechen wurde mit 60 % angenommen. Das je nach Target-Expression zu erwartende klinische Ansprechen ist in der letzten Spalte ausgewiesen.

Aus diesem einfachen Beispiel lassen sich folgende Schlüsse ziehen:

1. Eine Target-Expression ist für manche therapeutische Interventionen mit zielgerichteten Wirkstoffen ein zwingender Prädiktor für das klinische Ansprechen.
2. Ein schlechtes klinisches Ansprechen bedeutet nicht zwingend, dass der Wirkstoff »schlecht« ist.

5.2 Bedeutung des Ausschlusses oder des Nachweises von aktivierenden Mutationen

Betrachten wir noch einmal den Einsatz der beiden rekombinanten Antikörper Cetuximab (Erbitux®) und Panitumumab (Vectibix®), die zur Behandlung des Dickdarm-Karzinoms zugelassen sind. Eine Therapie mit diesen Antikörpern macht, wie man heute weiß, nur Sinn, wenn nachgewiesen wurde, dass das Interventionskonzept nicht durch eine Mutation in einem Molekül der intrazellulären Signaltransduktionskette gestört wird. Bei einem dieser intrazellulären Moleküle handelt es sich um das RAS-Protein, dessen Gen derart mutiert sein kann, dass dieses »Schalterprotein« seine Funktion nicht mehr korrekt ausüben kann, da sich der molekulare Schalter nicht mehr abschalten lässt. Es nützt dann nichts, den Wachstumsfaktorrezeptor mit einem der beiden Antikörper zu blockieren, da diese Blockade durch die permanente Aktivierung einer Signaltransduktionskomponente im Inneren der Zelle funktionell ignoriert wird (Abb. 5.1).

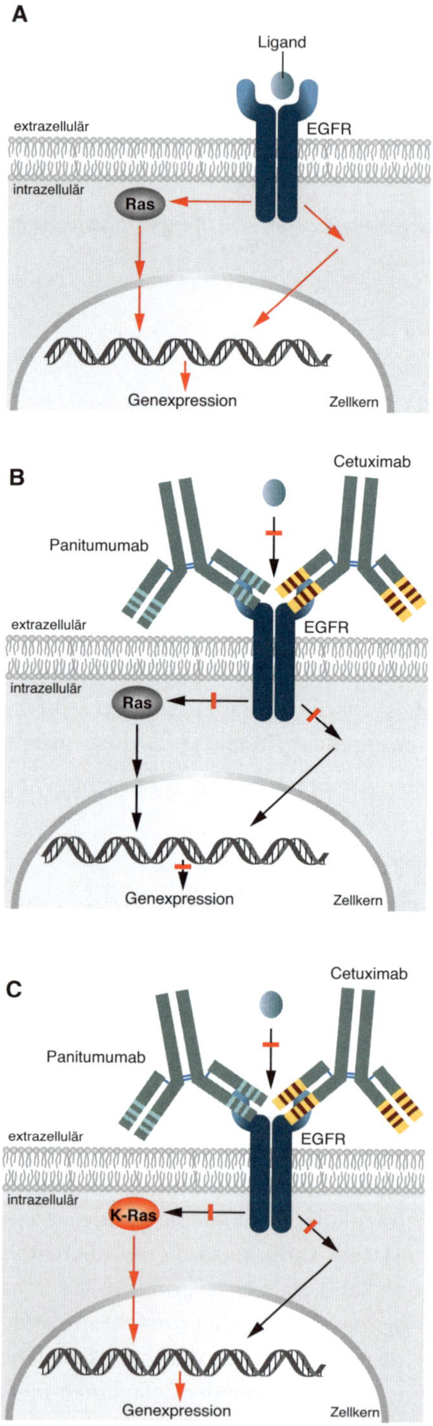
A
Ligand
extrazellulär
EGFR
intrazellulär
Ras
Genexpression
Zellkern
B
Cetuximab
Panitumumab
extrazellulär
EGFR
intrazellulär
Ras
Genexpression
Zellkern
C
Cetuximab
Panitumumab
extrazellulär
EGFR
intrazellulär
K-Ras
Genexpression
Zellkern

◀ **Abb. 5.1: Therapie mit Cetuximab oder Panitumumab**

A. Das ungebremste Wachstum einer Dickdarm-Tumorzelle wird unter anderem dadurch gesteuert, dass ein Wachstumsfaktor (Ligand) an einen Epidermalen Wachstumsfaktor-Rezeptor (EGFR) bindet, der in der Membran der Tumorzelle verankert ist. Dieser Komplex aus Ligand und EGFR aktiviert mehrere Signalkaskaden, die letztlich im Zellkern münden und durch Aktivierung der Genexpression die Zelle so programmieren, dass sie sich ungehemmt teilt.

B. Das unter **A** beschriebene fatale Geschehen kann unterbrochen werden, indem man Antikörper einsetzt, die den Wachstumsfaktor-Rezeptor (EGFR) blockieren, so dass der Ligand nicht mehr binden kann. Das ist nicht nur plausibel, sondern das funktioniert tatsächlich auch, so dass der Tumor sein Wachstum einstellt. Zwei solcher Antikörper sind heute als Medikamente zugelassen.

C. Werden die Tumoren zu spät erkannt, können auch Komponenten der Signaltransduktionskaskade sich genetisch so verändern (mutieren), dass sie die Kaskade unabhängig von dem Liganden/Rezeptor-Komplex aktivieren. In diesem Fall haben die Antikörper ihre Wirksamkeit verloren und können das Wachstum nicht mehr stoppen.

Aus diesem Grund erlauben die Zulassungsbehörden den Einsatz der beiden Antikörper Cetuximab (Erbitux®) und Panitumumab (Vectibix®) zur Behandlung eines EGF-Rezeptor positiven Kolonkarzinoms mittlerweile nur noch dann, wenn durch einen Gentest sichergestellt wurde, dass die Kolonkarzinomzellen kein mutiertes *RAS*-Gen tragen.

Ein weiteres Beispiel betrifft den Wirkstoff Afatinib (Giotrif®). Afatinib ist ein Tyrosinkinase-Inhibitor, der den Signalweg ausgehend von allen homo- und heterodimeren Formen der ErbB-Familie hemmt. Der Wirkstoff bindet irreversibel an die Rezeptoren ErbB1, HER2 (ErbB2), ErbB3, ErbB4 und ist zur Erstlinientherapie nur bei solchen Patienten indiziert, die an einem metastasierten nicht-kleinzelligen Bronchialkarzinom (NSCLC) leiden, dessen Tumorzellen eine Mutation in Exon 19 (del19) oder Exon 21

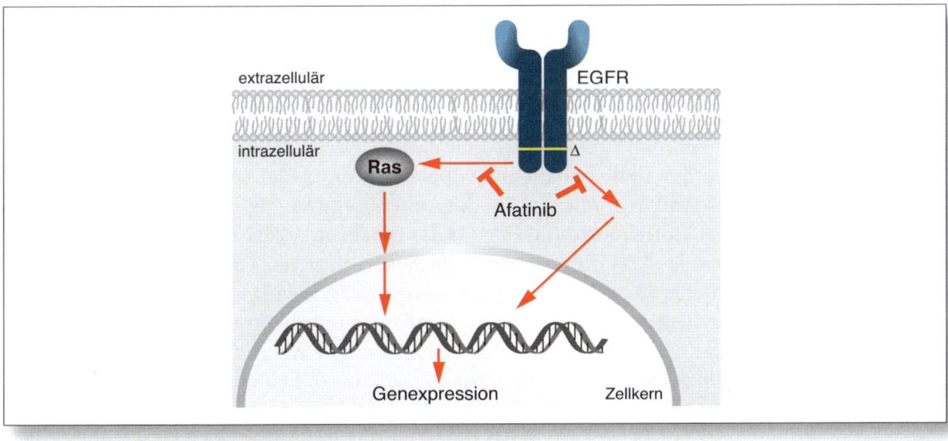

Abb. 5.2: Therapie mit Afatinib. Liegt im EGFR-Gen eine Deletion vor, ist der Rezeptor so mutiert, dass er permanent Wachstumssignale weitergibt (rote Pfeile). Afatinib bindet an den mutierten Rezeptor und blockiert die Signalweiterleitung.

(L858R) des EGF-Rezeptors aufweisen. Diese beiden Mutationen sind sogenannte aktivierende Mutationen, die ebenso, wie bei der oben beschriebenen Mutation im *RAS*-Gen, dazu führen, dass eine Schalterfunktion verloren geht und dass der Schalter somit permanent eingeschaltet bleibt. Afatinib bindet an diesen defekten Schalter und inaktiviert ihn irreversibel (Abb. 5.2).

Wie wichtig eine Stratifizierung auf Basis des Nachweises des Ausschlusses einer Aktivierung eines sekundären Targets (eine *RAS*-Mutation beim Einsatz der monoklonalen Antikörper Cetuximab und Panitumumab) oder durch Nachweis der Aktivierung eines primären Targets (eine Mutation in Exon 19 (del19) oder Exon 21 (L858R) beim Einsatz von Afatinib) für die Intervention ist, zeigt der Vergleich von vier fiktiven klinischen Studien, bei denen zwar alle Patienten die primäre und sekundäre Zielstruktur exprimieren, wo diese Targets jedoch zu unterschiedlichen Anteilen durch Mutationen aktiviert sind (Tab. 5.2).

Auch aus diesem einfachen Beispiel lassen sich folgende Schlüsse ziehen:

1. Eine Target-Expression ist nicht zwingend ein Prädiktor für klinisches Ansprechen.
2. Ein schlechtes klinisches Ansprechen bedeutet nicht, dass der Wirkstoff »schlecht« ist.

Tab. 5.2: Stratifizierung auf der Basis eines molekularbiologisch ermittelten Biomarkers

Zahl Patienten	Target-Expression	Ausschluss der Aktivierung des sekundären Targets bzw. Aktivierung des primären Targets	Target-Ansprechen	Beobachtetes, klinisches Ansprechen
100	100 %	90 %	80 %	72 %
100	100 %	50 %	80 %	40 %
100	100 %	25 %	80 %	20 %
100	100 %	10 %	80 %	8 %

Jeweils 100 Patienten werden fiktiv behandelt, wobei die Tumorzellen jeweils zu 100 % die Zielstruktur für den Wirkstoff exprimieren. Für die Antikörper im ersten Beispiel ist dies der Epidermale Wachstumsfaktorrezeptor (EGFR), für das niedermolekulare Afatinib sind es Rezeptoren der ErbB-Familie. Das durchschnittliche Ansprechen der Therapie unter optimalen Bedingungen wird hier jeweils mit 80 % angenommen. Die vier Studiengruppen unterscheiden sich in der Aktivierung des sekundären (im Falle der Antikörper) bzw. des primären Targets (im Falle des Afatinibs). Im Falle der Antikörpertherapie muss die Aktivierung eines sekundären Targets, dem *RAS*-Gen, ausgeschlossen sein, um mit einem klinischen Ansprechen rechnen zu können. Im Fall der Behandlung mit Afatinib muss hingegen das primäre Target (ein Mitglied der ErbB-Rezeptorfamilie) durch eine Mutation aktiviert sein, um mit einem guten klinischen Ansprechen rechnen zu können. Wie man unschwer erkennt, sind die beobachteten klinischen Ansprechraten in den vier Studienpopulationen dramatisch verschieden.

5.3 Informationsquelle für eine targetorientierte Stratifizierung

Auf der Homepage des Verbands der forschenden Arzneimittelhersteller wird eine Liste mit Wirkstoffen ständig aktualisiert, deren Einsatz zwingend oder aufgrund eindrücklicher Empfehlung einen Gentest voraussetzt (http://www.vfa.de/de/arzneimittel-forschung/datenbanken-zu-arzneimitteln/individualisierte-medizin.html). Zudem pflegt die FDA eine Liste von Wirkstoffen, für die Informationen zu pharmakogenomischen Biomarkern zur Verfügung stehen (http://www.fda.gov/drugs/scienceresearch/researchareas/pharmacogenetics/ucm083378.htm). Die Arzneimittel, die zum Zeitpunkt der Drucklegung dieses Buches auf der vfa-Homepage aufgelistet waren und nur bei Vorliegen bestimmter somatischer Mutationen eingesetzt werden können, sollen hier mit ihren diagnostischen Anforderungen knapp vorgestellt werden. Uns ist bewusst, dass dies tatsächlich eine Momentaufnahme ist, da gerade in diesem Feld mit enorm vielen Innovationen zu rechnen ist.

1. **Afatinib (Giotrif®)**: Afatinib ist ein Tyrosinkinase-Inhibitor, der den Signalweg aller homo- und heterodimeren Formen der ErbB-Familie (ErbB1), HER2 (ErbB2), ErbB3, ErbB4 hemmt (Abb. 5.2). Der Wirkstoff bindet irreversibel an die Rezeptoren und ist zur Erstlinientherapie bei Patienten mit metastasiertem nicht-kleinzelligen Bronchialkarzinom (NSCLC) indiziert, wenn deren Tumor aktivierende Mutationen im EGF-Rezeptor-Gen aufweisen. Besonders häufig vorkommende derartige Mutationen sind eine Deletion in Exon 19 (del19 = del L747 – S752) oder eine Punktmutation in Exon 21 (L858R). Dies ist bei 10–15 % der Patienten europäischer Herkunft und bei 40 % der Patienten asiatischer Herkunft der Fall.

   Seltener kann eine ungewöhnliche ErbB-Signalweiterleitung auch durch Rezeptor-Amplifikation und/oder durch eine Überexpression von Rezeptor-Liganden verursacht werden und dadurch relevant zum malignen Phänotyp eines nicht-kleinzelligen Bronchialkarzinoms beitragen. Jede dieser EGFR-Mutationen definiert einen unterschiedlichen molekularen Subtyp des Lungenkarzinoms.

   In nicht-klinischen Krankheitsmodellen, die derart dysregulierte ErbB-Signalwege aufweisen, blockiert Afatinib als Monotherapie deutlich die Signalweiterleitung der ErbB-Rezeptoren und hemmt auf diese Weise das Tumorwachstum oder bewirkt sogar eine Tumorrückbildung.

   So ist es nicht überraschend, dass NSCLC-Tumore mit häufigen, aktivierenden EGFR-Mutationen (del 19, L858R) und mit verschiedenen weniger häufigen EGFR-Mutationen, z. B. eine G719X-Mutation in Exon 18 oder eine L861Q-Mutation in Exon 21, im nicht-klinischen und klinischen Bereich besonders sensitiv auf eine Behandlung mit Afatinib ansprechen.

Ferner zeigt Afatinib *in vitro* bei mehreren NSCLC-Zelllinien und/oder *in vivo* bei Tumormodellen (Xenotransplantate oder transgene Modelle) auch noch bei mutierten EGFR-Isoformen mit bekannter Resistenz gegenüber den reversiblen EGFR-Inhibitoren Erlotinib und Gefitinib, wie zum Beispiel die T790M- oder T854A-Mutationen, eine signifikante Wirkung. Im klinischen Bereich konnte die Wirksamkeit bei Tumoren mit einer T790M-Mutation in Exon 20 bestätigt werden. Bei NSCLC-Tumoren mit Insertionsmutationen in Exon 20 wurde eine begrenzte nicht-klinische und/oder klinische Wirksamkeit beobachtet.[1]

2. **Anastrozol (Arimidex®)**: Die Wirkung der Arzneistoffe Anastrozol, Exemestan und Letrozol beruht auf der Hemmung des Enzyms Aromatase, das die Umwandlung von Androgenen in die Estrogene Estron und Estradiol katalysiert. Durch die Hemmung dieses Enzyms wird der Estrogenspiegel in der Zirkulation gesenkt, wodurch den Tumorzellen weniger Hormone als Taktgeber für die unkontrollierte Proliferation zur Verfügung stehen. Voraussetzung für den Einsatz von Aromatasehemmern im Rahmen einer Chemoprophylaxe nach Resektion eines Mammakarzinoms ist somit der Nachweis eines Estrogen- bzw. eines Progesteronrezeptors in den Tumorzellen (Rezeptorpositives Mamma-Karzinom).
3. **Arsentrioxid (Trisenox®)**: Arsentrioxid dient zur Induktion einer Remission und Konsolidierung bei erwachsenen Patienten mit rezidivierender oder refraktärer akuter Promyelozyten-Leukämie (APL). Die APL ist durch das Vorhandensein einer abnormalen Translokation von Chromosom 17 auf 15 und/oder des Promyelozyten-Leukämie/Retinsäurerezeptor-α-(PML/RAR-α)-Gens gekennzeichnet. Diese genetische Veränderung führt zur Bildung eines anormalen Proteins, das ein normales Zellwachstum verhindert und die Reifung von Leukozyten-Vorläuferzellen im Knochenmark unterdrückt. Arsentrioxid zeigt hier ein erstaunliches Wirkprofil. Es löst die Zellen aus dem Differenzierungsblock und unterbindet so auch die ungehemmte Teilung unreifer Promyelozyten.

   Der Nachweis der Translokation ist nachvollziehbar Voraussetzung für den Einsatz von Arsentrioxid (Trisenox®) zur Therapie einer rezidivierenden oder refraktären akuten Promyelozyten-Leukämie.
4. **Blinatumomab (Blincyto®)**: Blinatumomab ist ein bispezifischer Antikörper. Er bindet zum einen an CD19, das auf der Oberfläche von Zellen der B-Linie exprimiert wird. Ferner bindet er an CD3. Dieser Marker wird praktisch auf allen T-Zellen exprimiert (pan-T-Zell-Antigen). Dadurch werden T-Zellen in die unmittelbare Nachbarschaft von CD19-exprimierenden gutartigen und malignen B-Zellen gelockt. Auf diese Weise vermittelt Blinatumomab die Entstehung einer zytolytischen Synapse zwischen einer T-Zelle und der Tumorzelle. Dies führt zur Freisetzung von proteolytischen Enzymen, die sowohl proliferierende als auch ruhende $CD19^+$-Zellen zerstören.

1 http://www.ema.europa.eu/docs/en_GB/document_library/EPAR_-_Product_Information/human/002280/WC500152392.pdf

Blinatumomab ist zugelassen zur Behandlung von Erwachsenen mit Philadelphia-Chromosom-negativer, rezidivierter oder refraktärer B-Vorläufer akuter lymphatischer Leukämie (ALL). Vor Einsatz des Antikörpers ist durch einen geeigneten Test sicherzustellen, dass der Tumor kein Philadelphia-Chromosom enthält.

5. **Bosutinib (Bosulif®)**: Bosutinib bindet wie die Wirkstoffe Dasatinib, Imatinib, Nilotinib und Ponatinib bei der chronischen myeloischen Leukämie (CML) an die BCR-ABL-Kinase und hemmt damit die Zellproliferation. Die BCR-ABL-Kinase wird von einem Fusionsgen kodiert, das durch eine reziproke Translokation der Chromosomen 9 und 22 auf dem sogenannten Philadelphia-Chromosom entsteht. Der Nachweis des Philadelphia-Chromosoms ist Voraussetzung für den Einsatz dieses Wirkstoffs.
6. **Brentuximab vedotin (Adcetris®)**: Brentuximab vedotin ist ein Antikörper-Wirkstoff-Konjugat (ADC), das gegen humanes CD30-Antigen gerichtet ist. Drei bis fünf Moleküle des Zytostatikums Monomethylauristatin E sind kovalent mit dem Antikörper verbunden. Sobald der Antikörper an das Antigen gebunden hat, gelangt das Zytostatikum in die Tumorzelle und verhindert die weitere Zellteilung. Der Einsatz dieses Antikörper-Wirkstoff-Konjugats ist abhängig von einem positiven Test auf CD30-Überexpression auf den Tumorzellen.
7. **Carglumsäure (Carbalgu®)**: Carglumsäure wird als Orphan Drug zur Behandlung einer sehr seltenen Störung des Harnstoffzyklus eingesetzt. Das Medikament senkt den erhöhten Ammoniakspiegel im Plasma, der durch einen Mangel an N-Acetylglutamat-Synthase (NAGS) entsteht. Vor dem Einsatz des Wirkstoffs ist daher ein genetisch bedingter NAGS-Mangel nachzuweisen.
8. **Ceritinib (Zykadia®)**: Ceritinib ist seit Mai 2015 in Deutschland zur Behandlung einer bestimmten Form von fortgeschrittenem Lungenkrebs zugelassen. Der Wirkstoff hemmt die Anaplastische-Lymphom-Kinase (ALK). Diese wird für ein Tumorwachstum dann relevant, wenn das Gen durch Translokation rearrangiert wurde. Bei der Mehrzahl der NSCLC-Fälle ist EML4 der Translokationspartner für ALK; dabei entsteht ein EML4-ALK-Fusionsprotein, bei dem die Proteinkinase-Domäne von ALK mit dem N-terminalen Abschnitt von EML4 fusioniert ist. Diese Translokation muss vor dem Einsatz von Ceritinib im Tumorgewebe nachgewiesen werden.
9. **Cetuximab (Erbitux®)**: Cetuximab ist wie Panitumumab ein therapeutischer monoklonaler Antikörper gegen den Epidermalen Wachstumsfaktor-Rezeptor (EGFR). Er ist indiziert bei Chemotherapie-refraktärem, metastasiertem Kolorektalkarzinom vom RAS- bzw. KRAS-Wildtyp. Vor Einsatz der Antikörper muss nachgewiesen werden, dass der EGFR auch tatsächlich auf den Tumorzellen exprimiert wird. Zudem muss der Nachweis erbracht werden, dass das RAS-Protoonkogen nicht-mutiert in den Tumorzellen vorliegt, da die Antikörper bei Vorliegen eines durch eine Mutation aktivierten RAS-Gens ihre Wirkung nicht entfalten können.
10. **Cobimetinib (Cotellic®)**: Cobimetinib ist ein reversibler, selektiver, allosterischer, oral verfügbarer Inhibitor der Mitogen-aktivierten Signal regulierten Kinasen MEK1 und MEK2. Dadurch kommt es zur Hemmung der Phosphorylierung der nachgeschalte-

ten Kinasen ERK1 und ERK2. Durch die Inhibition der MEK1/2-Signalkette blockiert Cobimetinib die durch den MAPK-Stoffwechselweg induzierte Zellproliferation.

Cobimetinib ist in Kombination mit Vemurafenib zugelassen zur Behandlung eines nicht resezierbaren oder metastasierten Melanoms mit einer BRAF-V600-Mutation bei erwachsenen Patienten. Vor Behandlungsbeginn muss bei Patienten ein BRAF-V600-Mutation-positiver Tumorstatus durch einen validierten Test nachgewiesen worden sein.

11. **Crizotinib (Xalkori®)**: Crizotinib ist ein Tyrosinkinase-Inhibitor, der die ALK-Tyrosinkinase sowie die Tyrosinkinasen MET und ROS1 (c-ros oncogene 1) blockiert. Die Expression der Tyrosinkinase ALK (anaplastic lymphoma kinase) wurde besonders bei Lungenkrebs, bei anaplastischen Riesenzell-Lymphomen und kindlichen Neuroblastomen beschrieben. Bei Lungenkrebs zeigt sich bei etwa 5 % aller nicht-kleinzelligen Bronchialkarzinome (NSCLC) eine Translokation (Inversion) dieses Gens, die nachgewiesen werden muss, um den Wirkstoff einsetzen zu können. Als Fusionspartner kommen die Gene EML4 (EML4-ALK) oder NPM (NPM-ALK) in Frage. Crizotinib kann auch eingesetzt werden, wenn Amplifikationen des ALK- oder MET-Genlokus vorliegen.
12. **Dabrafenib (Tafinlar®)**: Dabrafenib ist wie Trametinib und Vemurafenib ein BRAF-Kinasehemmer zur Behandlung eines nicht-resezierbaren oder metastasierenden Melanoms. Die Wirkungen beruhen auf der Hemmung der mutierten Serin-Threonin-Kinase BRAF, bei der an Position 600 die Aminosäure Valin gegen Glutaminsäure (V600E) ausgetauscht ist. Diese aktivierende Mutation muss vor Einsatz des Wirkstoffs nachgewiesen werden.
13. **Dasatinib (Sprycel®)**: Dasatinib bindet wie die Wirkstoffe Bosutinib, Imatinib, Nilotinib und Ponatinib bei der chronischen myeloischen Leukämie (CML) an die BCR-ABL-Kinase und hemmt damit die Zellproliferation. Der Nachweis des Philadelphia-Chromosoms ist Voraussetzung für den Einsatz dieses Wirkstoffs.
14. **Erlotinib (Tarceva®)**: Ähnlich wie beim Afatinib binden die Wirkstoffe Erlotinib und Gefitinib an die intrazelluläre Domäne der EGF-Rezeptoren, wenn auch nicht irreversibel. Auch ihr Einsatz ist unter anderem bei therapienaiven Patienten mit einem metastasiertem nicht-kleinzelligen Bronchialkarzinom indiziert, aber nur, wenn der Rezeptor eine aktivierende Mutation im Exon 19 (del19 = del L747 – S752) oder im Exon 21 (L858R) trägt. Erlotinib beispielsweise bindet etwa 10- bis 100-mal stärker an mutierte Rezeptoren als an Wildtyp-Rezeptoren, so dass der hemmende Effekt hier besonders ausgeprägt sein sollte.
15. **Everolimus (Afinitor®)**: Zur Therapie des Hormonrezeptor-positiven, HER2/neu-negativen, fortgeschrittenen Mammakarzinoms bei postmenopausalen Frauen wird das Rapamycin-Derivat in Kombination mit dem Aromatasehemmer Exemestan angewendet. Vor Einsatz des Wirkstoffs muss das Vorliegen eines Hormonrezeptors nachgewiesen werden.

16. **Exemestan (Aromasin®)**: Die Wirkung der Arzneistoffe Anastrozol, Exemestan und Letrozol beruht auf der Hemmung des Enzyms Aromatase, das die Umwandlung von Androgenen in die Estrogene Estron und Estradiol katalysiert. Durch die Hemmung dieses Enzyms wird der Estrogenspiegel in der Zirkulation gesenkt, wodurch den Tumorzellen weniger Hormone als Taktgeber für die unkontrollierte Proliferation zur Verfügung stehen. Voraussetzung für den Einsatz von Aromatasehemmern im Rahmen einer Chemoprophylaxe nach Resektion eines Mamma-Karzinoms ist somit der Nachweis eines Estrogen- bzw. eines Progesteronrezeptors in den Tumorzellen (Rezeptorpositives Mammakarzinom).
17. **Fulvestrant (Faslodex®)**: Fulvestrant ist wie Tamoxifen und Toremifen ein Wirkstoff aus der Gruppe der Estrogen-Antagonisten (Antiestrogene). Sie verhindern die Bildung eines Komplexes aus Estrogenrezeptor und Estrogen und damit die Bildung eines Transkriptionsfaktors, den dieser Komplex nach Translokation vom Zytoplasma in den Zellkern darstellt. Somit wird die Programmierung der Tumorzelle auf Proliferation durch das Signal des Estrogenrezeptor/Estrogen-Komplexes unterbunden und die Zellen an einer ungehemmten Teilung gehindert. Voraussetzung für den Einsatz von Antiestrogenen im Rahmen einer Chemoprophylaxe nach Resektion eines Mamma-Karzinoms ist der Nachweis eines Estrogenrezeptors in den Tumorzellen.
18. **Gefitinib (Iressa®)**: Wie Erlotinib (siehe oben) ist Gefitinib unter anderem bei therapienaiven Patienten mit einem metastasiertem nicht-kleinzelligen Bronchialkarzinom indiziert, aber nur, wenn der Rezeptor eine aktivierende Mutation im Exon 19 (del19 = del L747 – S752) oder im Exon 21 (L858R) trägt. Für Gefitinib konnte gezeigt werden, dass eine Behandlung mutationsnegativer Tumore einer Behandlung mit Carboplatin/Paclitaxel sogar deutlich unterlegen ist.
19. **Ibrutinib (Imbruvica®)**: Ibrutinib, ein Hemmstoff der sogenannten Bruton-Tyrosinkinase (BTK), ist indiziert zur Behandlung eines rezidivierten oder refraktären Mantelzell-Lymphoms (MCL), einer chronischen lymphatischen Leukämie (CLL) bei Patienten mit einer 17p-Deletion oder einer TP53-Mutation und zur Behandlung erwachsener Patienten mit Morbus Waldenström (MW). Ibrutinib geht eine kovalente Bindung mit einem Cysteinrest (Cys-481) im aktiven Zentrum der BTK ein, was zu einer anhaltenden Hemmung der enzymatischen Aktivität der BTK führt. Die 17p-Deletion oder eine Mutation im TP53-Gen stehen mit einer aggressiven, behandlungsresistenten Erkrankung in Zusammenhang. Die Deletion führt zum Verlust eines zentralen Gens (TP53), das die Anwesenheit abnormaler DNA erkennt und entweder die Mechanismen zur Reparatur der DNA oder den Zelltod auslöst und eine wichtige Rolle bei der Tumor-Suppression spielt. Bei rund 7 bis 13 % der Patienten liegt bei der Diagnose eine 17p-Deletion oder Mutation von TP53 vor. Dieser Wert steigt bei Patienten, die einen Rückfall nach einer Therapie erlitten oder nicht darauf angesprochen haben, auf 29 bis 52 % an. Der Mittelwert des ge-

schätzten Überlebens beträgt bei Patienten mit 17p-Deletion oder einer Mutation von TP53 nur zwei bis drei Jahre.

20. **Imatinib (Glivec®)**: Imatinib bindet wie die Wirkstoffe Bosutinib, Dasatinib, Nilotinib und Ponatinib bei der chronischen myeloischen Leukämie (CML) an die BCR-ABL-Kinase und hemmt damit die Zellproliferation. Der Nachweis des Philadelphia-Chromosoms ist Voraussetzung für den Einsatz dieses Wirkstoffs.

    Beim Einsatz gegen Tumore, die durch das Proto-Onkogen kit getrieben werden, sollte überprüft werden, dass das Gen nicht eine D816V-Mutation trägt.

    Beim Einsatz von Imatinib bei BCR-ABL-negativen myeloproliferativen Erkrankungen, die durch aktivierte Plättchen-Wachstumsfaktorrezeptoren alpha und beta (PDGFRA und PDGFRB) kontrolliert werden, muss die Genfusion nachgewiesen werden, die zur aktivierten Form der Rezeptoren führt.

    Beim Einsatz von Imatinib zur Behandlung des idiopathischen Hypereosinophilen Syndroms und der chronischen Eosinophilen-Leukämie (CEL), die durch eine FIP1L1-PDGFRA-Fusion kontrolliert werden, muss diese Fusion vor der Therapie nachgewiesen werden.

21. **Lapatinib (Tyverb®)**: Lapatinib ist ein dualer Tyrosinkinase-Inhibitor. Er ist zur Behandlung von Patientinnen mit HER2/neu-positivem Brustkrebs zugelassen, wenn die Krebszellen vermehrt die Rezeptoren Erb1 (EGFR) und Erb2 (HER2/neu) auf ihrer Oberfläche exprimieren.

22. **Lenalidomid (Revlimid®)**: Lenalidomid ist unter anderem zugelassen zur Behandlung von Patienten mit transfusionsabhängiger Anämie infolge myelodysplastischer Syndrome (MDS) mit Niedrig- oder Intermediär-1-Risiko in Verbindung mit einer isolierten Deletion 5q als zytogenetischer Anomalie. In diesem Fall muss vor der Behandlung die Deletion des langen Arms von Chromosom 5 nachgewiesen werden. Die Rationale besteht darin, dass bei einem MDS del(5q) Lenalidomid eine selektive Hemmung des abnormalen Klons gezeigt hat, indem es die Apoptose der Del(5q)-Zellen verstärkt.

    Lenalidomid bindet direkt an Cereblon, eine Komponente eines Cullin-RING-E3-Ubiquitin-Ligase-Enzym-Komplexes, der Desoxyribonukleinsäure (DNA) Damage-Binding-Protein 1(DDB1), Cullin 4 (CUL4) und den Cullin-Regulator 1 (Roc1) umfasst. In Gegenwart von Lenalidomid bindet Cereblon die Substratproteine Aiolos und Ikaros, bei denen es sich um lymphoide Transkriptionsfaktoren handelt; dadurch kommt es zu deren Ubiquitinierung und nachfolgendem Abbau, was wiederum zu zytotoxischen und immunmodulierenden Effekten führt.

23. **Letrozol (Femara®)**: Voraussetzung für den Einsatz von Aromatasehemmern wie auch Letrozol im Rahmen einer Chemoprophylaxe nach Resektion eines Mammakarzinoms ist der Nachweis eines Estrogen- bzw. eines Progesteronrezeptors in den Tumorzellen (Rezeptorpositives Mammakarzinom).

24. **Lomitapid (Lojuxta®)**: Lomitapid wird zur Behandlung einer homozygoten familiären Hypercholesterinämie angewendet. Lomitapid ist ein selektiver Inhibitor des mikrosomalen Triglycerid-Transfer-Proteins (MTP), eines intrazellulären Lipid-Transfer-Proteins, das im Lumen des endoplasmatischen Retikulums vorkommt und für die Bindung und den Transport einzelner Lipidmoleküle zwischen Membranen verantwortlich ist. Die Hemmung des MTP senkt die Sekretion von Lipoproteinen und die zirkulierenden Konzentrationen von Lipiden, die von Lipoproteinen transportiert werden, einschließlich Cholesterin und Triglyzeriden. Vor Einsatz des Wirkstoffs muss ein homozygoter genetischer LDL-Rezeptordefekt bestätigt werden.
25. **Mipomersen (Kynamro®)**: Mipomersen, ein Antisense-Oligonukleotid zur Behandlung von Patienten mit bestimmten Formen von familiärer Hypercholesterinämie, ist in USA, nicht jedoch in Europa zugelassen. Das Oligonukleotid hemmt die Produktion von Apolipoprotein B und reduziert so die LDL-Konzentration. Sollte Mipomersen eingesetzt werden, muss zuvor ein homozygoter oder heterozygoter genetischer LDL-Rezeptordefekt bestätigt werden.
26. **Natalizumab (Tysabri®)**: Natalizumab ist ein monoklonaler Antikörper, der zur Therapie der Multiplen Sklerose eingesetzt wird. Vor der Behandlung mit Natalizumab sollte ein Test auf anti-JCV-Antikörper durchgeführt werden. Nach bisherigen Erkenntnissen bedeutet ein positiver anti-JCV-Antikörper-Befund ein leicht erhöhtes Risiko für eine Progressive Multifokale Leukenzephalopathie (PML), was aber nicht zwingend eine Therapie mit Natalizumab verbietet. Eine klare Empfehlung hinsichtlich der Bestimmung von anti-JCV-Antikörpern ergibt sich nur für MS-Patienten, die (i) vor Beginn der Natalizumab-Therapie mit einem Immunsuppressivum (z. B. Mitoxantron und Azathioprin; nicht jedoch Interferon-beta, Glatirameracetat oder Cortison) behandelt wurden oder die (ii) bereits über mehr als zwei Jahre mit Natalizumab behandelt wurden.
27. **Necitumumab (Portrazza®)**: Necitumumab ist ein rekombinanter, humaner, monoklonaler IgG1-Antikörper, der mit hoher Affinität und Spezifität an den humanen Epidermalen Wachstumsfaktor-Rezeptor 1 (EGFR) bindet. Der Antikörper blockiert die Ligandenbindungsstelle und verhindert damit die Aktivierung des Rezeptors durch alle bekannten Liganden.

    Necitumumab ist in Kombination mit einer Gemcitabin- und Cisplatin-Chemotherapie indiziert zur Therapie von erwachsenen Patienten mit lokal fortgeschrittenem oder metastasiertem, plattenepithelialen, nicht-kleinzelligen Lungenkarzinom, die den Epidermalen Wachstumsfaktor-Rezeptor (EGFR) exprimieren, wenn diese bislang keine Chemotherapie für dieses Stadium der Erkrankung erhalten haben. Vor Einsatz von Necitumumab muss eine EGFR-Proteinexpression nachgewiesen werden.
28. **Nilotinib (Tasigna®)**: Nilotinib bindet wie die Wirkstoffe Bosutinib, Dasatinib, Imatinib und Ponatinib bei der chronischen myeloischen Leukämie (CML) an die

BCR-ABL-Kinase und hemmt damit die Zellproliferation. Der Nachweis des Philadelphia-Chromosoms ist Voraussetzung für den Einsatz dieses Wirkstoffs.

29. **Obinutuzumab (Gazyvaro®)**: Obinutuzumab ist ein Anti-CD20-Antikörper, der in Kombination mit Chlorambucil zur Behandlung erwachsener Patienten mit nicht vorbehandelter chronischer lymphatischer Leukämie (CLL) zugelassen ist. Vor dem Einsatz des Antikörpers ist das CD20-Epitop, das von dem MS4A1-Gen kodiert wird, nachzuweisen.

30. **Olaparib (Lynparza®)**: Olaparid ist ein potenter Inhibitor der humanen Poly(ADP-ribose)-Polymerase-Enzyme (PARP-1, PARP-2 und PARP-3). PARP-Enzyme werden zur effizienten Reparatur von DNA-Einzelstrangbrüchen benötigt. Diese werden für eine Zelle dann besonders bedrohlich, wenn alternative Reparatursysteme nicht mehr zur Verfügung stehen.

    Ein derart alternatives Reparatursystem sind die BRCA-Proteine. Diese sind an der Reparatur von DNA-Doppelstrangbrüchen durch homologe Rekombinationsreparatur (HRR) beteiligt. Fehlen funktionelle BRCA1- oder -2-Gene, können DNA-Doppelstrangbrüche nicht durch HRR repariert werden. Stattdessen werden alternative, fehleranfällige Wege aktiviert, wie der non-homologous end joining (NHEJ) pathway, was zu erhöhter genomischer Instabilität führt. Nach mehreren Replikationsrunden kann die genomische Instabilität so groß werden, dass Krebszellen absterben, da diese im Verhältnis zu normalen Zellen ein höheres Vorkommen von DNA-Schäden aufweisen. Aus diesem Grund ist Olaparid als Erhaltungstherapie bei erwachsenen Patientinnen mit einem Platin-sensitiven Rezidiv eines BRCA-mutierten (Keimbahn und/oder somatisch) high-grade serösen epithelialen Ovarialkarzinoms, Eileiterkarzinoms oder primären Peritonealkarzinoms, die auf eine Platin-basierte Chemotherapie ansprechen (vollständiges oder partielles Ansprechen) zugelassen. Olaparid darf also nur bei Patientinnen eingesetzt werden, deren Tumor eine Mutation in einem der BRCA-Gene aufweist.

31. **Osimertinib (Tagrisso®)**: Osimertinib ist ein Tyrosinkinase-Inhibitor (TKI), der die Epidermalen Wachstumsfaktor-Rezeptoren (EGFR) mit aktivierenden Mutationen (z. B. L858R, L861Q) und mit der TKI-Resistenz-Mutation T790M irreversibel hemmt. Daher darf Osimertinib nur eingesetzt werden, wenn mit Hilfe eines geeigneten genetischen Tests das Vorliegen aktivierender Mutationen oder einer T790M-Mutation nachgewiesen wurde.

    Osimertinib ist angezeigt zur Behandlung von erwachsenen Patienten mit lokal fortgeschrittenem oder metastasiertem, nicht-kleinzelligem Lungenkarzinom (NSCLC) und einer positiven T790M-Mutation des Epidermalen Wachstumsfaktor-Rezeptors (EGFR).

32. **Panitumumab (Vectibix®)**: Panitumumab ist wie Cetuximab ein therapeutischer monoklonaler Antikörper gegen den Epidermalen Wachstumsfaktor-Rezeptor (EGFR). Er ist indiziert bei Chemotherapie-refraktärem, metastasiertem Kolorektalkarzinom vom RAS- bzw. KRAS-Wildtyp. Vor Einsatz des Antikörpers muss nachgewiesen

werden, dass der EGFR auch tatsächlich auf den Tumorzellen exprimiert wird. Zudem muss der Nachweis erbracht werden, dass das RAS-Protoonkogen nicht-mutiert in den Tumorzellen vorliegt, da der Antikörper bei Vorliegen eines durch eine Mutation aktivierten RAS-Gens ihre Wirkung nicht entfalten kann.

33. **Pertuzumab (Perjeta®)**: Pertuzumab ist wie Trastuzumab ein monoklonaler Antikörper, der zur Behandlung von metastasierendem Brustkrebs eingesetzt wird. Die Wirkung beruht auf der Bindung an HER2-Rezeptoren, was zur Hemmung der Rezeptor-Dimerisierung, damit zur Hemmung des Zellwachstums und schließlich zum Tod der Tumorzellen führt. Voraussetzung für den Einsatz dieses Wirkstoffs ist der Nachweis einer Überexpression der HER2-Rezeptoren im Tumorgewebe.
34. **Ponatinib (Iclusig®)**: Ponatinib bindet wie die Wirkstoffe Bosutinib, Dasatinib, Imatinib und Nilotinib bei der chronischen myeloischen Leukämie (CML) an die BCR-ABL-Kinase und hemmt damit die Zellproliferation. Der Nachweis des Philadelphia-Chromosoms ist Voraussetzung für den Einsatz dieses Wirkstoffs. Ponatinib ist zudem der erste Tyrosinkinase-Inhibitor der dritten Generation und der einzige Wirkstoff aus dieser Reihe, der auch bei Patienten mit ABL-T315I-Mutation wirksam ist.
35. **Rituximab (MabThera®)**: Rituximab ist ein Anti-CD20-Antikörper, der zur Behandlung verschiedener CD20-positiver Lymphome zugelassen ist. Vor dem Einsatz des Antikörpers ist das CD20-Epitop, das von dem MS4A1-Gen kodiert wird, nachzuweisen.
36. **Tamoxifen (Nolvadex®)**: Tamoxifen ist wie Fulvestrant (s. o.) und Toremifen ein Wirkstoff aus der Gruppe der Estrogen-Antagonisten (Antiestrogene). Voraussetzung für den Einsatz von Antiestrogenen im Rahmen einer Chemoprophylaxe nach Resektion eines Mamma-Karzinoms ist der Nachweis eines Estrogenrezeptors in den Tumorzellen.
37. **Telaprevir (Incivo®)**: Telaprevir hemmt die NS3.4A-Protease des Hepatitis-C-Virus (HCV) vom Genotyp 1, indem es reversibel an eine Seringruppe im aktiven Zentrum der Protease bindet. Ähnlich wie im Falle von Boceprevir und Sofosbuvir weist die FDA in der Zulassungsdokumentation darauf hin, dass ein SNP in der Nähe des IFNL3-Gens (IL28B, rs12979860) bekannt ist, bei dem die T-Allele starke Prädiktoren für die Wirksamkeit einer Behandlung mit Peginterferon alfa-2b plus Ribavirin sind. Aus diesem Grund sollte zur Behandlung einer Infektion mit HCV, Genotyp 1, Telaprevir bei Vorliegen eines T-Allels im SNP rs12979860 nicht als Monotherapie, sondern in Kombination mit Peginterferon alfa-2b plus Ribavirin gegeben werden.
38. **Toremifen (Fareston®)**: Toremifen ist wie Fulvestrant (s. o.) und Tamoxifen ein Wirkstoff aus der Gruppe der Estrogen-Antagonisten (Antiestrogene). Voraussetzung für den Einsatz von Antiestrogenen im Rahmen einer Chemoprophylaxe nach Resektion eines Mamma-Karzinoms ist der Nachweis eines Estrogenrezeptors in den Tumorzellen.

39. **Trametinib (Mekinist®)**: Trametinib ist wie Dabrafenib und Vemurafenib ein BRAF-Kinasehemmer zur Behandlung eines nicht-resezierbaren oder metastasierenden Melanoms. Die Wirkungen beruhen auf der Hemmung der mutierten Serin-Threonin-Kinase BRAF, bei der an Position 600 die Aminosäure Valin gegen Glutaminsäure (V600E) ausgetauscht ist. Die aktivierende Mutation muss vor Einsatz des Wirkstoffs nachgewiesen werden.
40. **Trastuzumab (Herceptin®)**: Trastuzumab ist wie Pertuzumab ein monoklonaler Antikörper, der zur Behandlung von metastasierendem Brustkrebs eingesetzt wird. Die Wirkung beruht auf der Bindung an HER2-Rezeptoren, was zur Hemmung der Rezeptor-Dimerisierung, damit zur Hemmung des Zellwachstums und schließlich zum Tod der Tumorzellen führt. Voraussetzung für den Einsatz dieses Wirkstoffs ist der Nachweis einer Überexpression der HER2-Rezeptoren im Tumorgewebe.
41. **Trastuzumab-Emtansin (Kadcyla®)**: Trastuzumab-Emtansin ist ein Antikörper-Wirkstoff-Konjugat (ADC) aus dem monoklonalen Antikörper Trastuzumab und dem Maytansin-Derivat DM1, einem Mitosehemmstoff. Die Wirkung beruht auf der Bindung an HER2-Rezeptoren und der Anreicherung des Mitosehemmstoffs in der Nähe der Tumorzellen. Die Antikörperbindung führt zur Hemmung der Rezeptor-Dimerisierung, was zusammen mit der Wirkung des Mitosehemmstoffs zur Hemmung des Zellwachstums und schließlich zum Tod der Tumorzellen führt. Voraussetzung für den Einsatz dieses Wirkstoffkonjugats ist der Nachweis einer Überexpression der HER2-Rezeptoren im Tumorgewebe.
42. **Tretinoin (Airol®, Cordes VAS®)**: Tretinoin ist zur Therapie der Akuten Promyelozytenleukämie (APL), einem Subtyp der akuten myeloischen Leukämie (AML) zugelassen. Durch eine Translokation entsteht in den Promyelozyten ein Hybridrezeptor für die Retinsäure, der in der Folge zu unkontrolliertem Wachstum führt. Bei der t(15;17)-Translokation fusionieren die beiden Gene *PML* und *RARalpha*. Tretinoin induziert die Differenzierung und Ausreifung der Leukämiezellen; es entstehen reife Granulozyten. Vor Einsatz von Tretinoin muss die t(15;17)-Translokation nachgewiesen werden.
43. **Vandetanib (Caprelsa®)**: Vandetanib ist ein Kinasehemmer mit antitumoralen und antiangiogenetischen Eigenschaften, der zur Behandlung des fortschreitenden medullären Schilddrüsenkarzinoms eingesetzt wird. Charakteristisch für diese Krebsart ist eine Mutation im RET-Protoonkogen, das für die Rezeptor-Tyrosinkinase RET kodiert.
44. **Vemurafenib (Zelboraf®)**: Vemurafenib ist wie Dabrafenib und Trametinib ein BRAF-Kinasehemmer zur Behandlung eines nicht-resezierbaren oder metastasierenden Melanoms. Die Wirkungen beruhen auf der Hemmung der mutierten Serin-Threonin-Kinase BRAF, bei der an Position 600 die Aminosäure Valin gegen Glutaminsäure (V600E) ausgetauscht ist. Die aktivierende Mutation muss vor Einsatz des Wirkstoffs nachgewiesen werden.

6 Grundlagen für die Stratifizierung auf der Basis ererbter Keimbahnmutationen

Neben Mutationen, die im menschlichen Organismus Krankheiten verursachen oder die Wahrscheinlichkeit erhöhen, dass Krankheiten entstehen, rücken besonders für die Apothekerschaft Mutationen in den Fokus des Interesses, die das Verhalten von Arzneimitteln im Organismus beeinflussen. Diese Mutationen werden nur dann phänotypisch erkennbar, wenn ein Arzneimittel eingenommen wird, dessen Verhalten sich durch eine Mutation in einem Gen ändert, dessen Produkt mit dem Arzneimittel interagiert.

Im Wesentlichen betreffen arzneimittelrelevante Mutationen die direkten Targetstrukturen der jeweiligen Wirkstoffe, aber auch Enzyme und Transporter, mit denen die Wirkstoffe in Kontakt treten, bevor sie die Targetstruktur erreichen, oder wenn sie zur chemischen Inaktivierung bzw. zur Vorbereitung für die Ausscheidung metabolisiert werden. Im ersten Fall wirkt sich die Mutation hinsichtlich der Pharmakodynamik (PD), im zweiten Fall hinsichtlich der Pharmakokinetik (PK) aus.

Beispiel Asthmabehandlung mit Salbutamol: Der beta-2-adrenerge Rezeptoragonist wird zur Behandlung von bronchospastischen und asthmatischen Patienten eingesetzt. Die Wirkung am einzelnen Patienten hängt jedoch davon ab, welche Aminosäuren sich an den Positionen 16 bzw. 27 des Rezeptorproteins befinden. An diesen beiden Positionen wurden nämlich relevante Polymorphismen [(Gly16Arg) bzw. (Gln27Glu)] gefunden. Glycin an Position 16 führt dazu, dass sich die Wirkung von Salbutamol schon nach kurzer Zeit abschwächt, weil der Rezeptor refraktär gegen das Arzneimittel wird. Bei Patienten, die an gleicher Stelle ein Arginin aufweisen, bleibt die Wirkung auf Salbutamol (=Albuterol) erhalten. Zusätzlich sind Träger von Gly16 in Kombination mit Gln27 noch stärker von einer Wirkungsabschwächung nach Medikamenteneinnahme betroffen.

Beim *Angiotensin Converting Enzyme* (ACE) sind Polymorphismen beschrieben, die durch eine Insertion/Deletion (I/D) charakterisiert sind. Diese Mutationen werden mit verschiedenen therapeutischen Effekten der ACE-Hemmer, wie beispielsweise Renoprotektion, Blutdrucksenkung, Abnahme der linksventrikulären Hypertrophie oder Verbesserung der Endothelfunktion assoziiert. Während für den DD-Genotyp in verschiedenen Untersuchungen konsistent eine erhöhte ACE-Aktivität gefunden wurde, ist das beste therapeutische Ansprechen auf ACE-Hemmer je nach Studiendesign sowohl für den II- als auch für den DD-Genotyp beschrieben (Cannella et al., 1998; Prasad et al., 2000; Stavroulakis et al., 2000).

Tab. 6.1: Polymorphe Gene mit Einfluss auf die Arzneimittelwirkung am Rezeptor oder an der Zielstruktur

Gen	Beispiel	Klinische Auswirkung	Referenz
Beta-2-Adrenozeptor (ADRB2)	Salbutamol (Albuterol), Isoproterenol (Isoprenalin)	Unterschiedliche Bronchodilatation bei bestimmten Allelen Tachyphylaxie, Agonist-vermittelte Desensibilisierung und Wirkung von Genotyp abhängig	(Drysdale et al. 2000; Israel et al. 2000; Dishy et al. 2001)
Dopamintransporter (DAT1)	L-Dopa	Auftreten von Psychosen oder Dyskinesien, möglicherweise verändertes Ansprechen auf eine antidepressive Arzneitherapie	(Kaiser et al. 2003; Kirchheiner et al. 2007)
Serotoninrezeptor (HTR2A)	Antipsychotika, Antidepressiva	Möglicherweise verändertes Ansprechen auf eine antidepressive Arzneitherapie	(Masellis et al. 1998)
5-Lipoxygenase (ALOX5)	Zileuton	Keine antiasthmatische Wirksamkeit bei Trägern der Tandem-Repeat-Promotor-Variante	(Drazen et al. 1999)
Apolipoprotein E (APOE)	Tacrin	Wirksam nur bei ApoE4-negativen Patienten mit Morbus Alzheimer	(Poirier et al. 1995)
O-6-Methylguanin-DNA-Methyltransferase (MGMT)	Alkylantien	Promotor-Methylierung und günstige Therapieergebnisse bei Patienten mit Gliomen	(Esteller et al. 2000)
Spannungsabhängiger Kaliumkanal Typ 2 (KCNE2)	Sulfamethoxazol, Procainamid, Oxatomid	Arzneimittel-induziertes Long-QT-Syndrom bei Trägern der Variante	(Sesti et al. 2000)
Glykoprotein IIIa (ITGB3)	Thrombozytenaggregationshemmer (Acetylsalicylsäure, Abciximab)	Geringere Wirksamkeit bei Trägern von PLA2	(Cooke et al. 1998; Michelson et al. 2000; Wheeler et al. 2002)
Cholesterylestertransferprotein (CETP)	Pravastatin	Verlangsamte Entwicklung einer koronaren Arteriosklerose nur bei Trägern von B1B1	(Kuivenhoven et al. 1998)

Gen	Beispiel	Klinische Auswirkung	Referenz
α-Adducin (ADD1)	Hydrochlorothiazid (HCT)	Bei Kochsalzreduktion und Therapie mit HCT stärkerer Blutdruckabfall bei Trägern von 460Gly/Trp	(Cusi et al. 1997)
Angiotensin konvertierendes Enzym (ACE)	Enalaprilat	Länger anhaltende und stärkere Wirksamkeit bei Trägern des Genotyps Ins/Ins	(Ueda et al. 1998)

Neben diesen Mutationen, die Arzneimittel-Targetstrukturen betreffen, sind Mutationen in Genen von Bedeutung, deren Produkte Wirkstoffe transportieren oder metabolisieren: die Gene für verschiedene Ein- und Auswärtstransporter (Phase 0 und Phase III) und die Gene für die Enzyme des Phase-I- und Phase-II-Metabolismus (Abb. 6.1).

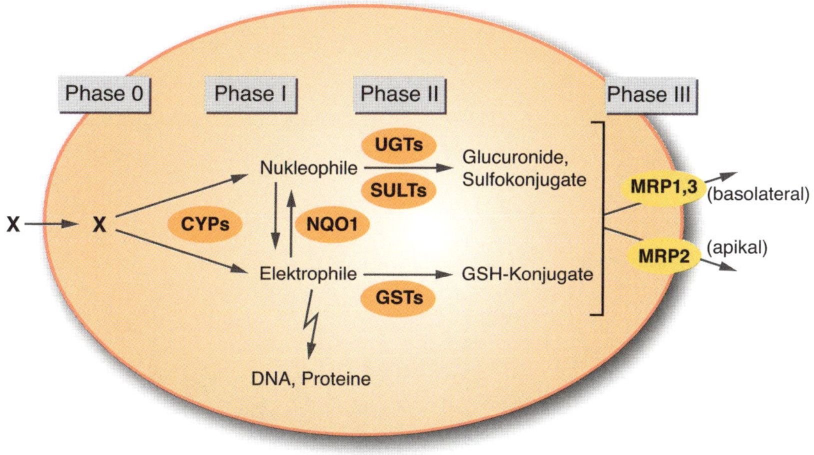

Abb. 6.1: Übersicht über Transport- und Metabolismusabläufe in der Zelle.

6.1 Transport-Proteine

Transporter können Wirkstoffe in die Zelle hineinholen oder sie aus einer Zelle ausschleusen. Im Laufe der Evolution haben sich Proteine entwickelt, die dafür sorgen, dass giftige Substanzen, die in eine Zelle gelangt sind, schnell wieder ausgeschleust werden. Es haben sich aber auch Proteine entwickelt, die bestimmte Stoffe förmlich in die Zellen hineinsaugen. Beide Transporter werden auch von Arzneimitteln benutzt, so dass es zu Unregelmäßigkeiten kommen kann, wenn ein Patient ein solches Protein in einer funktionsunfähigen Form synthetisiert, oder wenn es gar nicht synthetisiert wird.

Transporter, die Wirkstoffe aus einer Zelle ausschleusen

Der wohl bekannteste Vertreter der Gruppe von Transportern, die Fremdmoleküle aus einer Zelle ausschleusen, ist das »Multidrug-Resistenzprotein«, das auch als »p-Glykoprotein« bezeichnet wird. Dieses p-Glykoprotein ist ein Vertreter der sogenannten ABC-Protein-Familie (ATP-binding-cassette-proteins). Diese Proteine transportieren ihre Substrate unter ATP-Verbrauch (Abb. 6.1).

Die Funktion des p-Glykoproteins ist der Grund für die oft beobachtete Resistenz gegen Zytostatika bei der Tumortherapie. Daher stammt auch der Name Multidrug-Resistenzprotein (MDR). Jedoch wird dieses Protein keineswegs nur in der Membran von Tumorzellen gefunden. Es kommt in großer Anzahl in Membranen von Zellen vor, die eine exkretorische (ausscheidende) oder schützende Funktion haben, so in der Niere, in Darmepithelzellen, in der Gallenkapillarmembran von Leberzellen, in der Plazenta oder in den Zellen der Blut-Hirn-Schranke.

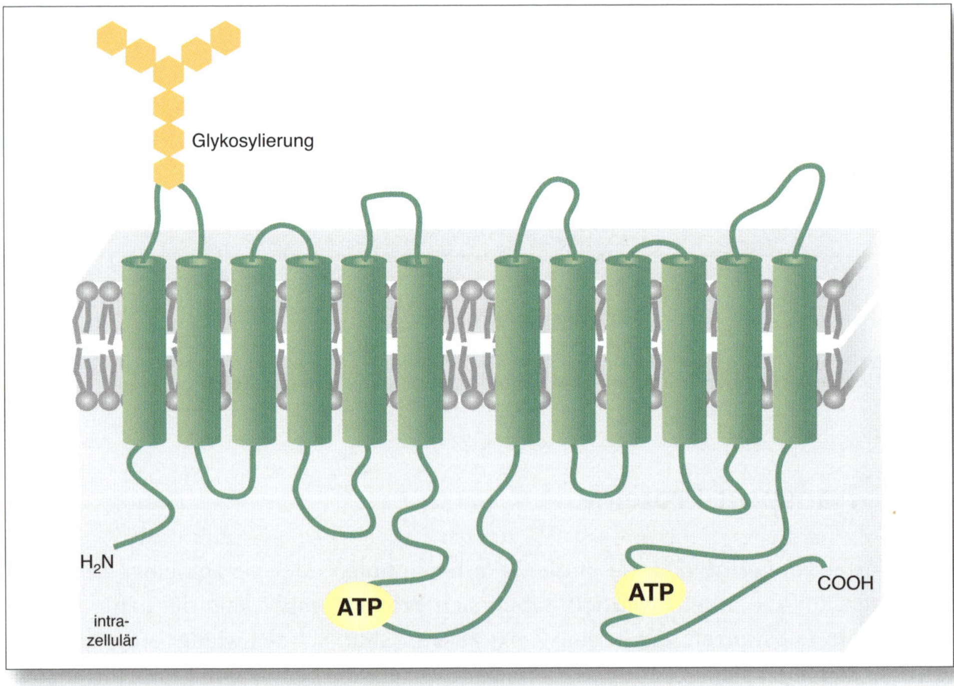

Abb. 6.2: Schematische Darstellung des p-Glykoproteins in der Membran. Die Glykosylierungsstelle und die beiden ATP-Bindungsstellen sind hervorgehoben.

Das p-Glykoprotein bildet damit einen wesentlichen Eliminationsfaktor in unserem Körper und ist somit auch für die Bioverfügbarkeit von Arzneimitteln außerordentlich relevant. Zu den Medikamenten, die von p-Glykoprotein eliminiert werden, gehören Opioide, Steroide, Antibiotika, Calciumkanal-Blocker, Zytostatika, Immunsystem hemmende Substanzen, Medikamente gegen das AIDS verursachende HI-Virus, Beta-Blocker und viele andere mehr (siehe Tab. 6.2).

Tab. 6.2: Substrate des p-Glykoproteins

Acenocoumarol	Agomelatin	Amlodipin	Anthracycline	Acetylsalicylsäure
Atazanavir	Atorvastatin	Axitinib	Bilirubin	Capecitabin
Carbamazepin	Carboplatin	Cisplatin	Citalopram	Clopidogrel
Clozapin	Codein	Cyclophosphamid	Ciclosporin	Cytarabin
Dactinomycin	Daptomycin	Daunorubicin	Dexamethason	Dexrazoxan
Dicloxacillin	Digoxin	Diphenhydramin	Docetaxel	Donepezil
Doxorubicin	Efavirenz	Epirubicin	Evirapin	Etoposid
Fentanyl	Fexofenadin	Fluorouracil	Fluoxetin	Folsäure
Galantamin	Gemcitabin	Idarubicin	Imatinib	Irinotecan
Isoniazid	Labetalol	Lamivudin	Lansoprazol	Leucovorin
Levofloxacin	Loperamid	Lopinavir	Methadon	Methylprednisolon
Methotrexat	Midazolam	Mitotan	Morphin	Mycophenolat Mofetil
Nelfinavir	Nevirapin	Nortriptylin	Olanzapin	Omeprazol
Ondansetron	Opioide	Oseltamivir	Oxaliplatin	Oxycodon
Paclitaxel	Pantoprazol	Paroxetin	Phenobarbital	Phenytoin
Pravastatin	Prednisolon	Prednison	Probenecid	Pyrazinamid
Quetiapin	Raltegravir	Ranitidin	Rhodamine 123	Rifampicin
Risperidon	Ritonavir	Silibinin	Simvastatin	Sirolimus
SSRIs	Sunitinib	Tacrolimus	Talinolol	Tamoxifen
Taxane	Tenofovir	Tipifarnib	Trabectedin	Tramadol
Valproinsäure	Venlafaxin	Verapamil	Vincristin	Voriconazol
Warfarin	Zidovudin			

Liegen Mutationen vor, die dieses Protein in seiner Aktivität herabsetzen, kann mit einer gesteigerten Bioverfügbarkeit gerechnet werden, da ja der Auswärtstransport aus der Zelle beeinträchtigt ist. Allerdings wird eine Beurteilung der Konsequenzen einer detektierten Mutation dadurch erschwert, dass es eine ganze Reihe weiterer ABC-Transporter gibt, die die Funktion des mutierten Proteins teilweise oder ganz übernehmen können. Detektierte Mutationen können daher bestenfalls auf ein mögliches Problem hinweisen (Tab. 6.3, 6.4). In einem solchen Fall sollte die Therapie hinsichtlich Wirksamkeit und Verträglichkeit eines p-Glykoprotein-Substrates aufmerksam beobachtet und bei Auffälligkeiten die Dosis angepasst werden (zusammenfassende Literatur: Hodges et al., 2011)

Tab. 6.3: Relevante ABCB1-SNPs (Hodges et al., 2011)

SNP	Charakteristik
rs1128503	NM_000927.4:c.1236T>C; NG_011513.1:g.167964T>C NP_000918.2:p.Gly412Gly
rs2032582	NM_000927.4:c.2677T>A/G NG_011513.1:g.186947T>A/G NP_000918.2:p.Ser893Ala/Thr
rs1045642	NM_000927.4:c.3435T>C NG_011513.1:g.208920T>C NP_000918.2:p.Ile1145Ile
c: Position und Nukleotidaustausch in der cDNA; g: Position und Nukleotidaustausch in der genomischen DNA: p: Position und Aminosäureaustausch im Protein	

Tab. 6.4: Annotierte ABCB1-Allele (Hodges et al., 2011)

Allel	Charakteristik
ABCB1*1 (Kim et al., 2001)	1236C, 2677G (893Ala), 3435C
ABCB1*2 (Kim et al., 2001)	1236T, 2677T (893Ser), 3435T
ABCB1*2 (Kroetz et al., 2003)	1236C, 2677G (893Ala), 3435T
ABCB1*13 (Kroetz et al., 2003)	1236T, 2677T (893Ser), 3435T

Transporter, die Wirkstoffe in eine Zelle hineintransportieren

Gegengerichtet zur Funktion der ABC-Transporter arbeiten beispielsweise sogenannte »Organische Anionen-Transporter«, die z. B. bei der Aufnahme von Statinen in die Leber eine Rolle spielen. Zwar wirken alle Statine pharmakodynamisch gleich, indem sie die HMGCoA-Reduktase, das Schlüsselenzym bei der Cholesterinbiosynthese, hemmen. Allerdings unterscheiden sie sich teilweise deutlich hinsichtlich ihrer Pharmakokinetik.

Am pharmakokinetischen Verhalten der verschiedenen Statine sind organische Anionen-Transporter maßgeblich beteiligt. Sie sind dafür verantwortlich, dass sich Statine selektiv in der Leber anreichern – zumindest dann, wenn die Transportproteine in einer funktionstüchtigen Form vorliegen. Ein gut untersuchter Vertreter dieser Transporter ist OATP2 (*organic anion transporter 2*), den man in der Literatur auch unter dem Namen SLCO1B1 (*solute carrier organic anion transporter family member 1B1)* findet. Zu diesem Transporter besitzt das Statin Simvastatin, das unter physiologischen Bedingungen vorwiegend als Carboxylat-Anion vorliegt, eine hohe Affinität. Auch für Pitavastatin wird ein solcher Mechanismus angenommen, da die gleichzeitige Applikation von Ciclosporin, einem OATP2-Inhibitor, zu einem mehr als 4-fachen Anstieg der Plasmakonzentration des Statins führt. Aus diesem Grund ist Pitavastatin bei Patienten kontraindiziert, die mit Ciclosporin behandelt werden (Hirano et al. 2004).

Ist das Gen für den SLCO1B1-Transporter nur in einer Kopie oder gar nicht in einer funktionsfähigen Form vorhanden, kommt es ebenfalls zu deutlich erhöhten peripheren Statin-Konzentrationen (Abb. 6.3). Daraus resultiert ein relevantes Risiko für Myopathien bis hin zu Rhabdomyolysen, die als lebensbedrohliche Komplikationen einzustufen sind.

Knapp 200 Allel-Varianten des SLCO1B1-Gens wurden bisher identifiziert, wobei einige mit einer Prävalenz von 5 % in der kaukasischen Bevölkerung vorhanden sind (Tab. 6.5, 6.6). Zwei dieser Allele sind besonders relevant (SLCO1B1: 388A>G; rs2306283 und SLCO1B1: 521T>C; rs4149056). Diese beiden Varianten überlappen teilweise, so dass sich daraus die vier Haplotypen SLCO1B1*1A (keine Mutation), SLCO1B1*1B (rs2306283), SLCO1B1*5 (rs4149056) und SLCO1B1*15 (beide Mutationen) ergeben (zusammenfassende Literatur: Oshiro et al., 2010).

Tab. 6.5: Relevante SLCO1B1-Allele

Allel	Genotyp	SLCO1B1-Phänotyp
*1A	Wildtyp	Normaler Einwärtstransport
*1B	rs2306283 G Allel (A Ursprungsnukleotid) (c.388A>G, p.N130D)	Normaler Einwärtstransport
*4	rs11045819 A-Allele (C Ursprungsnukleotid) (c.463C>A, p.P155T)	Eingeschränkter Einwärtstransport
*5	rs4149056 C-Allele (T Ursprungsnukleotid) (c.521T>C, p.V174A)	Eingeschränkter Einwärtstransport
*15	rs2306283 G-Allel (A Ursprungsnukleotid); rs4149056 C-Allel (T Ursprungsnukleotid)	Eingeschränkter Einwärtstransport
*17	rs4149015 A-Allel (G Ursprungsnukleotid; g. 4195G>A); rs2306283 G-Allel (A Ursprungsnukleotid); rs4149056 C-Allel (T Ursprungsnukleotid)	Eingeschränkter Einwärtstransport

Tab. 6.6: Häufigkeit relevanter SLCO1B1-Allele

Allel	Funktionsstatus	Kaukasier	Asiaten	Afrikaner
*1A	normal/Wildtyp	50 %	27 %	17 %
*1B	normal/Wildtyp	22 %	60 %	78 %
*5	Variante/reduzierte Funktion	1 %	0 %	0 %
*15	Variante/reduzierte Funktion	14 %	13 %	3 %

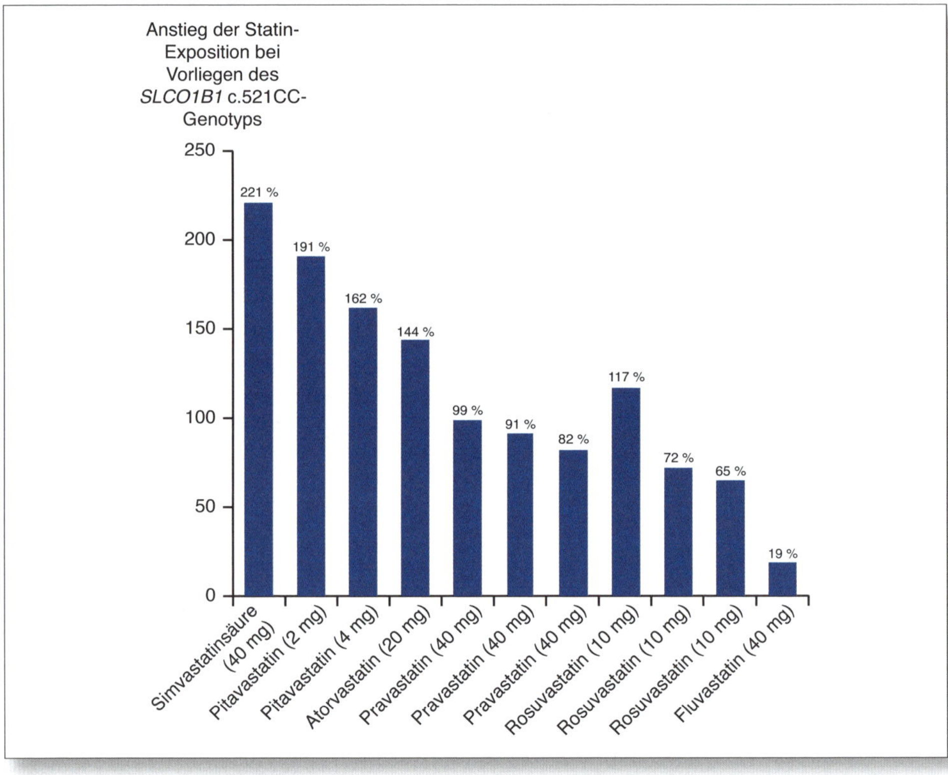

Abb. 6.3: Änderung der Plasmaspiegel verschiedener Statine bei Vorliegen einer *SLCO1B1*-Variante (modifiziert nach Ramsay et al, 2014).

Tab. 6.7: Substrate des SLCO1B1-Transporters

Atorvastatin	Ethambutol	Irinotecan	Methotrexat	Pyrazinamid
Axitinib	Fludarabin	Isoniazid	Mycophenolat Mofetil	Repaglinid
Capecitabin	Fluorouracil	Leucovorin	Nateglinid	Rifampicin
Cerivastatin	Fluvastatin	Lopinavir	Olmesartan	Rosuvastatin
Cytarabin	Gemtuzumab Ozogamicin	Lovastatin	Pitavastatin	Simvastatin
Erythromycin	Idarubicin	Mercaptopurin	Pravastatin	SN-38

6.2 Enzyme des Phase-I- und Phase-II-Metabolismus

Nach der Williams-Klassifikation lassen sich die Arzneistoff-modifizierenden Proteine in Phase-I- und Phase-II-Enyzme unterscheiden. Die Phase-I-Reaktionen werden überwiegend von den Cytochrom-P450-Monooxygenasen (CYPs) und anderen Oxidoreduktasen, z. B. die Dihydropyrimidin-Dehydrogenase (DPD) sowie von Hydrolasen, z. B. die Plasma-/Serumcholinesterase katalysiert. Unter den Phase-II-Reaktionen sind vor allem Konjugationen zu verstehen, die über verschiedene Transferasen wie z. B. die N-Acetyltransferase 2 (NAT-2), die Thiopurin-S-Methyltransferase und die Hypoxanthin-Guanin-Phosphoribosyl-Transferase katalysiert werden.

Da bei einigen dieser Enzyme genetische Polymorphismen auftreten, kann man unterschiedliche Phänotypen in einer Population ausmachen, die man in extensive Metabolisierer (EM), intermediäre Metabolisierer (IM) und langsame Metabolisierer (PM) unterteilt. Zusätzlich gibt es für einige Cytochrom-Isoenzyme noch ultraschnelle Metabolisierer (UM).

Langsame Metabolisierer (poor metabolizers; PM) besitzen keine Genkopie, die für ein aktives CYP-Isoenzym kodiert, das den Arzneistoff ab- oder umbaut. Intermediäre Metabolisierer (intermediate metabolizers; IM) besitzen entweder zwei Genkopien, die für ein Enzym mit reduzierter Aktivität kodieren (homozygot für diese defekte Variante), oder ein normales und ein mutiertes Allel (heterozygot für eine defekte Variante). Extensive Metabolisierer (extensive metabolizers; EM) sind homozygot für das Wildtyp-Allel (normale Allelform); es werden also voll funktionsfähige Proteine in physiologischer Menge gebildet. Ultraschnelle Metabolisierer (ultrarapid metabolizers; UM) besitzen mehr als zwei aktive Allele.

Phase-I-Enzyme

Cytochrom-P450-Monooxygenasen

Wichtige Enzyme des Phase-I-Metabolismus von Arzneistoffen sind die Cytochrom-P450-Enzyme, die überwiegend in den Membranen des endoplasmatischen Retikulums verankert in Leber- und Dünndarmzellen vorkommen. Ihre Aufgabe besteht vor allem darin, als Monooxygenasen Sauerstoff auf ein Substrat zu übertragen, wobei gleichzeitig Wasser entsteht. Die allgemeine Reaktionsgleichung dafür ist:

Kohlenwasserstoff (RH) + O_2 + NADPH + H^+ $\rightarrow$ Alkohol (ROH) + H_2O + $NADP^+$

Vermittelt wird die Reaktion über das Eisenatom innerhalb der prosthetischen Häm-Gruppe (Abb. 6.4).

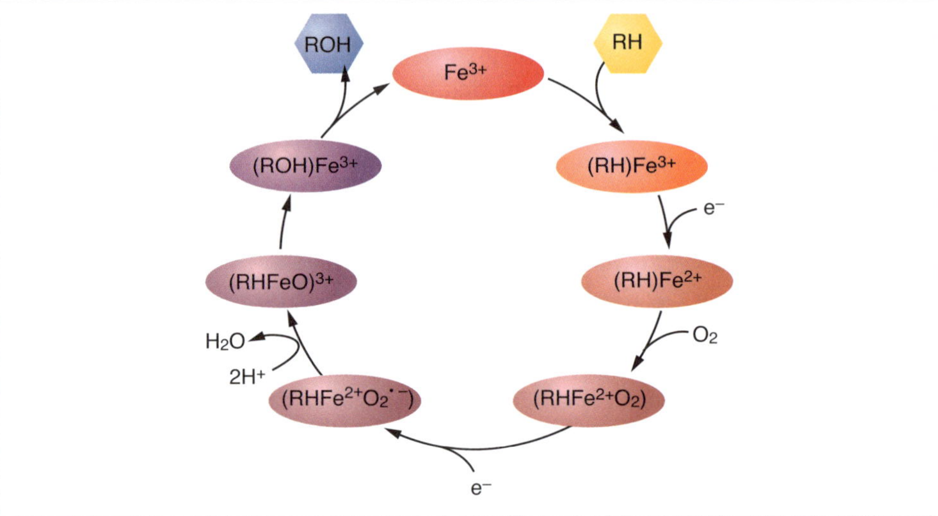

Abb. 6.4: Schematische Darstellung der durch die Cytochrom-P450-Enzyme vermittelten Oxidation von Substraten (RH). Das Eisenatom der Häm-Gruppe spielt dabei eine entscheidende Rolle.

Beim Menschen sind mittlerweile mehr als 50 verschiedene Cytochrom-P450-Enzyme identifiziert, die in Familien und Subfamilien eingeteilt werden, die mit Zahlen und Buchstaben gekennzeichnet werden. Für den Metabolismus von Medikamenten sind vor allem die Isoformen 1A1/2, 2A6, 2B6, 2C8, 2C9, 2C18, 2C19, 2E1, 2D6 und 3A4/5 relevant.

Am häufigsten kommt in der Leber das Enzym CYP3A4 vor. Es ist am Metabolismus von mehr Medikamenten beteiligt als die anderen Isoenzyme. Allerdings ist dieses Enzym relevanter im Kontext von Interaktionen als im Kontext von Mutationen, denn es wird eher durch Umweltfaktoren wie Ernährung und Begleitmedikation beeinflusst als durch erbliche Variationen.

Dagegen kommen vor allem bei den Enzymen CYP2C9, CYP2D6 und CYP2C19 genetisch variante Isoformen vor, die für die individuelle Verträglichkeit und Wirksamkeit vieler Arzneistoffe eine bedeutende Rolle spielen können. Hier stellen sich die Fragen: Ist die Person bezüglich CYP2C9 oder CYP2C19 ein langsamer, intermediärer oder ein extensiver Metabolisierer? Ist sie im Fall des CYP2D6 ein langsamer, intermediärer, extensiver oder gar ein ultraschneller Metabolisierer? Das Ergebnis eines entsprechenden Gentests beschreibt den sogenannten »prädiktiven Phänotyp«.

Nehmen langsame Metabolisierer (poor metabolizers; PM) einen aktiven Wirkstoff in einer Standarddosierung ein, werden die Patienten unerwünschte Arzneimittelwirkungen (UAW) verspüren, da eine individuell zu hohe Dosierung gewählt wurde. Werden jedoch Prodrugs in Standarddosierung verabreicht, bleiben Wirkungen aus, da das Prodrug nicht in den aktiven Wirkstoff umgewandelt wird.

Intermediäre Metabolisierer (intermediate metabolizers; IM) werden ähnliche, aber weniger stark ausgeprägte Effekte verspüren wie langsame Metabolisierer.

Extensive Metabolisierer (extensive metabolizers; EM) können die Effekte erwarten, die einer Standarddosis entsprechen.

Erhalten ultraschnelle Metabolisierer (ultrarapid metabolizers; UM) einen aktiven Wirkstoff, bleibt die erwartete Wirkung aus, da der Arzneistoff so schnell metabolisiert wird, dass keine wirksamen Plasmaspiegel erreicht werden. Wird hingegen ein Prodrug verabreicht, werden die Patienten UAWs verspüren, da pro Zeiteinheit zu viel Prodrug in den aktiven Wirkstoff überführt wird und toxische Konzentrationen an aktivem Wirkstoff erreicht werden.

Tab. 6.8: Cytochrom-P450-Phänotypen und mögliche Konsequenzen bei der Verabreichung einer aktiven Substanz oder eines Prodrugs

CYP-Phänotyp	**Definition**	**Mögl. Konsequenz bei Verabreichung einer aktiven Substanz**	**Mögl. Konsequenz bei Verabreichung eines Prodrugs**
Ultraschnelle Metabolisierer (UM)	Sehr hohe Enzymaktivität: Amplifizierte aktive Allele	Kein Ansprechen auf die Therapie! Wegen zu schneller Metabolisierung lassen sich therapeutische Plasmakonzentrationen mit der Standarddosis nicht erreichen.	Mehr Nebenwirkungen bei der normalen Dosis, da erhöhte Plasmakonzentration des aktiven Metaboliten
Extensive Metabolisierer (EM)	Normale Enzymaktivität: Zwei Wildtyp-Allele	Erwartetes Ansprechen auf die Standarddosis	Erwartetes Ansprechen auf die Standarddosis
Intermediäre Metabolisierer (IM)	Verminderte Enzymaktivität: Nur ein inaktives Allel oder zwei mutierte Allele	Ähnliche, aber abgeschwächte Konsequenzen wie bei PM	Ähnliche, aber abgeschwächte Konsequenzen wie bei PM
Langsame Metabolisierer (PM)	Keine Enzymaktivität: Zwei inaktive Allele	Mehr Nebenwirkungen bei der normalen Dosis, da reduzierter Metabolismus und erhöhte Plasmakonzentration	Kein Ansprechen auf die Therapie, da weniger aktiver Metabolit als erwartet

Je nach Phänotyp resultieren also der Norm entsprechende oder davon abweichende Wirkstoffspiegel im Serum, wenn die Patienten ein Medikament erhalten, das über CYP2C9, CYP2D6 oder CYP2C19 metabolisiert wird. Bei langsamen, intermediären und ultraschnellen Metabolisierern sollte zumindest bei Wirkstoffen mit einer geringen therapeutischen Breite die Dosis angepasst werden, oder es sollte auf ein anderes Medikament ausgewichen werden.

CYP1A1/2

Die Cytochrom-P450-Isoenzyme CYP1A1/2 sind im endoplasmatischen Retikulum der Hepatozyten und anderer Organe lokalisiert. Ihre Expression wird durch polyzyklische aromatische Kohlenwasserstoffe (PAK) induziert. Endogene Substrate der Enzyme sind nicht bekannt; jedoch können die Enzyme einige PAKs in kanzerogene Intermediate umwandeln. Darüber hinaus sind sie auch an der Metabolisierung verschiedener pharmazeutischer Wirkstoffe beteiligt.

CYP1A2 ist ein mengenmäßig verbreitetes Cytochrom-P450-Isoenzym. Sein Anteil an allen Isoenzymen beträgt ca. 13 %. Zum Vergleich: CYP2D6 repräsentiert nur ca. 2 % der CYP-Enzyme. Andererseits gehören die CYP1A1/2-Enzyme noch zu den weniger erforschten Cytochrom-P450-Isoenzymen hinsichtlich ihrer klinisch relevanten Bedeutung beim Wirkstoffmetabolismus (zusammenfassende Literatur: Thorn et al., 2012).

Tab. 6.9: Substrate des Cytochrom-P450-Isoenzyms CYP1A1

Coffein	Deferasirox	Docetaxel	Capecitabin	Carbamazepin
Clopidogrel	Ethambutol	Isoniazid	Olanzapin	Phenobarbital
Phenytoin	Pyrazinamid	Rifampicin	Streptomycin	Sunitinib
Valproinsäure	Warfarin			

Tab. 6.10: Substrate des Cytochrom-P450-Isoenzyms CYP1A2

Coffein	Deferasirox	Clopidogrel	Chlorpromazin	Clozapin
Deferasirox	Escitalopram	Flecainid	Fluphenazin	Leflunomid
Olanzapin	Paroxetin	Prasugrel	Theophyllin	Thioridazin
Trifluoperazin	Warfarin			

CYP2A6

Der Anteil von CYP2A6 am Cytochrom-P450-Isoenzym-Pool beträgt etwa 4 %. Etwa 3 % der pharmazeutischen Wirkstoffe wird durch dieses Enzym metabolisiert. CYP2A6 wird in der Leber, der Lunge, der Luftröhre, der Nasenschleimhaut und in etlichen anderen

Geweben exprimiert. Die Enzymaktivität wird durch die Umsetzung von Cumarin zu 7-Hydroxy-Cumarin bestimmt.

CYP2A6*1-gilt als das Wildtyp-Allel. Von den bisher 35 charakterisierten Varianten-Allelen dieses hoch-polymorphen Gens sind vier als besonders relevant zu benennen, da sie Enzyme mit deutlich reduzierter Aktivität kodieren. Diese Varianten sind somit für einen langsamen Metabolisierer-Phänotyp verantwortlich. Dies sind die Allele CYP2A6*2, CYP2A6*4, CYP2A6*9, und CYP2A6*12. Die Allele CYP2A6*5 und CYP2A6*20 kodieren nicht-funktionelle Enzyme (Tab. 6.11).

Tab. 6.11: Abschätzung der CYP2A6-Phänotypen in Abhängigkeit verschiedener Allel-Konstellationen (Benowitz et al. 2006)

CYP2A6-Phänotyp	**Genausstattung**
Extensive Metabolisierer (EM) = 100 % Aktivität	2 CYP2A6*1-Allele
Intermediäre Metabolisierer (IM) = 60–70 % Aktivität	1 CYP2A6*1-Allel und 1 CYP2A6*9- oder 1 CYP2A6*12-Allel
Intermediäre Metabolisierer (IM) = 40–50 % Aktivität	2 CYP2A6*9- oder CYP2A6*12-Allele (oder 1 von beiden), oder 1 CYP1A6*1- und 1 CYP2A6*2- oder CYP2A6*4-Allel
Langsame Metabolisierer (PM) = < 40 % Aktivität	2 CYP2A6*2- oder CYP2A6*4-Allele (oder 1 von beiden), oder 1 CYP2A6*2- oder *4-Allel plus 1 CYP2A6*9- oder *12-Allel

CYP2A6 spielte eine wichtige Rolle beim Coffein-Metabolismus, in dem Paraxanthin (1,7-Dimethylxanthin) durch 8-Hydroxylierung in 1,7-Dimethylharnsäure umgewandelt wird. Bei langsamen CYP2D6-Metabolisierern (CYP2A6-Genotypen *1/*4, *4/*9 oder *1/*9) ist die 8-Hydroxylase sehr schwach ausgeprägt. Bei CYP2D6*4/*4-Genotypen ist sie gar nicht nachweisbar.

Auch bei der Aktivierung von Tegafur zu 5-FU nimmt CYP2A6 eine Schlüsselrolle ein, indem es Tegafur zu 5-Hydroxy-Tegafur oxidiert. Daraus wird geschlossen, dass langsame CYP2A6-Metabolisierer u. U. mit einem schlechteren Ansprechen im Rahmen einer Therapie mit Tegafur rechnen müssen (Park et al., 2011; zusammenfassende Literatur: McDonagh et al., 2012).

Tab. 6.12: Substrate des Cytochrom-P450-Isoenzyms CYP2A6

Coffein	Cotinin	Coumarin	Dexmedetomidin	Docetaxel
Efavirenz	Irinotecan	Lamivudin	Letrozol	Methoxsalen
Nevirapin	Nicotin	Oxaliplatin	Pilocarpin	Tegafur
Valproinsäure	Warfarin	Zidovudin		

CYP2B6

Der Anteil von CYP2B6 am Cytochrom-P450-Isoenzym-Pool in der Leber liegt bei 2–10 %. Daneben wird CYP2B6 auch noch im Gehirn exprimiert. Dieser Enzympool scheint im Zusammenhang mit zentral wirksamen Arzneimitteln und mit neurologischen unerwünschten Arzneimittelwirkungen wichtig zu sein (Miksys & Tyndale, 2004).

CYP2B6 ist am Metabolismus von ca. 4 % der Top 200 Wirkstoffe beteiligt (Tab. 6.13). Zudem ist CYP2B6 ein durch bestimmte Wirkstoffe und durch Xenobiotika hochgradig induzierbares Isoenzym. Zu den Induktoren zählen die Wirkstoffe Artemisinin, Carbamazepin, Efavirenz, Nevirapin, Phenobarbital, Phenytoin und Rifampin. CYP2B6 wird u. a. gehemmt durch Clopidogrel, Thiotepa, Ticlopidin und Voriconazol. So können die Enzymlevel je nach Situation von Mensch zu Mensch um den Faktor 20–250 variieren.

Es ist eine große Zahl von Varianten-Allelen beschrieben, deren Verteilung in verschiedenen Ethnien deutlich unterschiedlich sein kann (Zanger et al., 2004). Wichtige Allele sind in Tabelle 6.14 zusammengefasst.

Tab. 6.13: Substrate des Cytochrom-P450-Isoenzyms CYP2B6

Aflatoxin b1	Artemisinin	Bupropion	Busulfan	Chlorambucil
Clopidogrel	Cyclophosphamid	Diazepam	Doxorubicin	Efavirenz
Fludarabin	Ifosfamid	Matinib	MDMA (»Ecstasy«)	Ketamin
Lamivudin	Meperidin	Mephenytoin	Methadon	Midazolam
Mirtazapin	Mitotan	Nevirapin	Nicotin	Prasugrel
Propofol	Rifampicin	Selegilin	Sibutramin	Stavudin
Tamoxifen	Vareniclin	Zidovudin		

Tab. 6.14: Relevante CYP3B6-Allele

CYP3B6-Allel	Genotyp	CYP3B6-Phänotyp
*1	Wildtyp	normale Aktivität
*4	CYP2B6:785A>G (rs2279343; Lys262Arg)	erhöhte Expression
*6	CYP2B6:516G>T (rs3745274; Gln172His) CYP2B6:785A>G (rs2279343; Lys262Arg)	reduzierte Aktivität
*18	CYP2B6:983T>C (rs28399499, Ile328Thr)	reduzierte Expression
*5	CYP2B6:1459C>T (rs3211371, Arg487Cys)	reduzierte Expression
SV1	Spleiß-Variante, der Exons 4,5 und 6 fehlen	reduzierte Aktivität

Zulassungsbehörden geben im Zusammenhang mit CYP2B6 folgende Hinweise:

- Die Food and Drug Administration (FDA) gibt Entwarnung hinsichtlich des Einsatzes von Prasugrel[1]. CYP2B6-Varianten scheinen kein klinisch relevantes Problem zu verursachen.
- Die European Medicines Agency (EMA) weist in der EPARs für die Fixkombination Atripla (Efavirenz[2], Emtricitabin und Tenofovirdisoproxil) darauf hin, dass erhöhte Efavirenz-Konzentrationen bei Patienten auftreten können, die homozygote Träger der CYP2B6:G516T-Variante (rs3745274, Genotyp TT) sind, und dass daraus vermehrt unerwünschte Arzneimittelwirkungen resultieren können.
- Die kanadische Zulassungsbehörde Health Canada Santé Canada (HCSC)[3] gibt einen ähnlichen Hinweis wie die EMA.

Neben der CYP2B6:G516T-Variante sind auch die *CYP2B6*:983T>C-Variante und die Haplotypen *CYP2B6**4 und *CYP2B6**6 im Rahmen einer HIV-Therapie mit Efavirenz und Nevirapin ins Zentrum verstärkter Beobachtung geraten. Dies gilt auch für eine Tumortherapie mit Cyclophosphamid und einer Nikotin-Entwöhnungstherapie mit Bupropion. Noch jedoch sind die Ergebnisse nicht so schlüssig, dass strenge Warnhinweise angezeigt wären (zusammenfassende Literatur: Thorn et al., 2010).

CYP2C8

Der Anteil von CYP2C8 am Cytochrom-P450-Isoenzym-Pool in der Leber beträgt ca. 7 %. Darüber hinaus wird CYP2C8 in den Nieren, den Nebennieren, der Brustdrüse, im Gehirn, in den Ovarien, im Uterus und im Duodenum exprimiert.

CYP2C8 ist am Metabolismus von ungefähr 4 % aller Wirkstoffe beteiligt, darunter NSAIDs, Statine, Calcium-Kanal-Blocker, Opioide, Tyrosinkinasehemmer, Retinoide und andere. Gehemmt wird CYP2C8 u. a. durch Gemfibrozil, Trimethoprim, Glitazone, Montelukast und Quercetin (Tab. 6.15).

Als relevante Haplotypen wurden bisher CYP2C8*1B, CYP2C8*2, CYP2C8*4, CYP2C8*1C und CYP2C8*3 definiert (Tab. 6.16).

1 https://www.pharmgkb.org/label/PA166104917
2 https://www.pharmgkb.org/label/PA166123422
3 https://www.pharmgkb.org/label/PA166127667

Tab. 6.15: Substrate des Cytochrom-P450-Isoenzyms CYP2C8

Amodiaquin	Artesunat	Bisphosphonate	Calcineurin-Inhibitoren	Carboplatin
Celecoxib	Cerivastatin	Cyclophosphamid	Ciclosporin	Dexamethason
Diclofenac	Diphenhydramin	Doxorubicin	Everolimus	Gemfibrozil
Ibuprofen	Mycophenolat Mofetil	Paclitaxel	Pamidronat	Pioglitazon
Ranitidin	Repaglinid	Tacrolimus	Zoledronat	

Zusammenfassend kann man sagen, dass CYP2C8 sicherlich eine bedeutende Rolle beim Metabolismus gängiger Wirkstoffe spielt und somit ein wichtiges Pharmakogen darstellt. Mittelfristig wird daher der individuelle CYP2C8-Genotyp stark genutzt werden, um eine geeignete Wirkstoffauswahl bzw. eine optimierte Wirkstoff-Dosierung für den einzelnen Patienten festzulegen. Allerdings besteht noch erheblicher Forschungsbedarf, um diese Ziele routinemäßig zu erreichen (zusammenfassende Literatur: Aquilante et al., 2013).

Tab. 6.16: Abschätzung der CYP2C8-Haplotypen und deren Charakteristika (Aquilante et al., 2013)

CYP2C8-Haplotypen	**SNP**	**Prävalenz und Charakteristika**
*1B	rs7909236; -271C>A	23 % Kaukasier, 10 % Asiaten, 0 % Afrikaner; wahrscheinlich verminderte Enzymaktivität
*1C	rs17110453; -370T>G	12 % Kaukasier, 28–34 % Asiaten, selten bei Afrikanern; Einfluss auf Enzymaktivität unklar
*2	rs11572103: 805A>T; I269F	selten bei Kaukasiern und Asiaten, 19 % Afrikaner; verminderte Enzymaktivität
*4	rs1058930: 792C>G; I264M	7 % Kaukasier, selten bei Asiaten und Afrikanern; verminderte Enzymaktivität
*3	rs11572080; 416G>A; R139K rs10509681; 1196A>G; K399R	11–14 % Kaukasier, selten bei Asiaten und Afrikanern; abhängig vom Substrat entweder verminderte oder erhöhte Enzymaktivität

CYP2C9

CYP2C9 wird hauptsächlich in der Leber exprimiert. Nach CYP3A4 ist CYP2C9 das mengenmäßig bedeutendste Isoenzym. Ca. 15–20 % der Wirkstoffe werden von CYP2C9 metabolisiert (Tab. 6.17).

Ein sehr starker Induktor von CYP2C9 ist Rifampicin. So verdoppeln sich die Eliminationsgeschwindigkeiten für Losartan, Phenytoin, Tolbutamid und S-Warfarin, wenn gleichzeitig Rifampicin eingenommen wird. Weitere Induktoren für CYP2C9 sind Carbamazepin, Enzalutamid, Nevirapin, Phenobarbital, Secobarbital und Johanniskraut.

Inhibiert wird CYP2C9 vor allem von Fluconazol und Amiodaron, darüber hinaus aber auch von Efavirenz, Fenofibrat, Fluvastatin, Fluvoxamin, Isoniazid, Lovastatin, Metronidazol, Paroxetin, Phenylbutazon, Probenecid, Sertralin, Sulfamethoxazol, Sulfaphenazol, Teniposid, Voriconazol und Zafirlukast. Gefährliche, klinisch hoch signifikante Interaktionen resultieren vor allem bei einer Co-Medikation von Fluconazol und Amiodaron mit Wirkstoffen, die eine geringe therapeutische Breite haben, darunter S-Warfarin, Tolbutamid und Phenytoin.

Das CYP2C9-Gen ist hoch-polymorph (Tab. 6.18, 6.19). Träger von Genvarianten, die inaktive oder in ihrer Aktivität stark eingeschränkte Enzyme kodieren, müssen bei der Einnahme bestimmter Medikamente mit unerwünschten Arzneimittelwirkungen rechnen.

Tab. 6.17: Substrate des Cytochrom-P450-Isoenzyms CYP2C9

Acetylsalicylsäure	Acenocoumarol	Benzbromaron	Bosentan	Busulfan
Carvedilol	Celecoxib	Clopidogrel	Diazepam	Diclofenac
Doxepin	Endoxifen	Ethambutol	Fluindion	Fluoxetin
Flurbiprofen	Fluvastatin	Glibenclamid	Gliclazid	Glimepirid
Glipizid	Gliquidon	4-Hydroxytamoxifen	Ibuprofen	Indomethacin
Isoniazid	Lornoxicam	Losartan	Meloxicam	N-Desmethyltamoxifen
Naproxen	Nateglinid	Olanzapin	Phenprocoumon	Phenytoin
Piroxicam	Prasugrel	Propofol	Pyrazinamid	Rifampicin
Risperidon	Rosuvastatin	Sertralin	Simvastatin	Sulfamethoxazol
Sulfonamide	Tamoxifen	Tenoxicam	Tolbutamid	Trimipramin
Valproinsäure	Warfarin			

Knapp 60 annotierte Haplotyp-Allele sind beschrieben (Tab. 6.18). Die wichtigsten Varianten-Allele sind CYP2C9*2 (R144C, rs1799853) und CYP2C9*3 I359L, rs1057910). Träger dieser beiden Allele besitzen einen langsamen (PM) Metabolisierer-Phänotyp (zusammenfassende Literatur: Van Booven et al., 2010). Neben CYP2C9*1 kodiert auch das CYP2C9*9-Allel (H251R, rs2256871) ein aktives Enzym.

Das CYP2C9*6-Allel (818delA, rs933231) ist ein seltenes Allel, das kein aktives Enzym exprimiert, da es eine Mutation an einer Spleißstelle trägt. Derartige Mutationen führen quasi immer zu Defektmutanten. Bei Kaukasiern wurde dieses Allel bisher noch nicht gefunden.

CYP2C*4 (I359T) ist ebenfalls ein seltenes Allel, das aber immerhin bei 6 % der Kaukasier vorkommt. Die Aktivität des durch dieses Allel kodierten Enzyms ist deutlich verringert.

Die Allele CYP2C9*5 (D360E, rs28371683), *6, *8 (R150H, rs7900194) und *11 (R335W, rs28371685) sind nur für Schwarz-Afrikaner relevant. Für alle diese Allele wurde ein eingeschränkter Metabolismus von Phenytoin beobachtet, so dass Träger dieser Allele mit unerwünschten Arzneimittelwirkungen rechnen müssen, wenn sie mit Phenytoin therapiert werden.

Tab. 6.18: Auswahl wichtiger CYP2C9-Allele und ihr Funktionsstatus (Caudle et al. 2014).

Funktionsstatus	Allel	SNP
Normale Aktivität	*1	
	*9	rs2256871; A>G; H251R
Reduzierte Aktivität	*2	rs1799853; C>T; R144C
	*3	rs1057910; A>C; I359L
Keine Aktivität	*6	rs9332131; del A; 273frameshift
	*15	rs72558190; C>A; S162X
	*23	226G>A; V76M
Wahrscheinlich reduzierte Aktivität	*4	rs56165452; T>C; I359T
	*5	rs28371686; C>G; D360E
	*8	rs7900194; G>A; R150H
	*11	rs28371685; C>T; R335W

Tab. 6.19: Frequenzen der relevantesten CYP2C9-Allele mit verminderter Aktivität (Klein et al., 2009).

Allel	Kaukasier	Asiaten	Afrikaner
CYP2C9*2	0,13	0	0,03
CYP2C9*3	0.07	0,04	0,02

Die klinische Bedeutung der CYP2C9*2- und CYP2C9*3-Varianten-Allele wird dadurch bekräftigt, dass die beiden anerkannten Expertengruppen **Clinical Pharmacogenetics Implementation Consortium** CPIC und **Dutch Pharmacogenetics Working Group** DPWG etliche Richtlinien aus der vorhandenen Literatur abgeleitet haben. Das CPIC gibt Empfehlungen beim Einsatz von Phenytoin und Warfarin. Die DPWG gibt Empfehlungen beim Einsatz von Acenocoumarol, Glibenclamid, Gliclazid, Glimepirid, Phenprocoumon, Phenytoin und Tolbutamid.

CYP2C19

CYP2C19 metabolisiert eine sehr große Zahl wichtiger Wirkstoffe, darunter viele Antidepressiva, Benzodiazepine, Protonenpumpeninhibitoren (PPIs) und Clopidogrel (Tab. 6.20).

Wie andere Cytochrom-P450-Isoenzyme kann auch CYP2C19 durch andere Wirkstoffe induziert oder inhibiert werden. Induktoren sind u. a. Artemisinin, Carbamazepin, Dexamethason, Efavirenz, Enzalutamid, Johanniskraut (Hyperforin), Nelfinavir, Norethindron, Prednison, Rifampicin und Ritonavir. Inhibitoren von CYP2C19 sind u. a. die PPIs Esomeprazol, Lansoprazol, Omeprazol und Pantoprazol sowie Chloramphenicol, Cimetidin, Felbamat, Fluoxetin, Fluvoxamin, Indomethacin, Isoniazid, Ketoconazol, Modafinil, orale Kontrazeptiva, Oxcarbazepin, Probenecid, Ticlopidin, Topiramat und Voriconazol.

Auch das CYP2C19-Gen ist relevant polymorph. Ca. 30 Varianten-Allele wurden bisher charakterisiert, wobei derzeit drei dieser Allele als die weitaus wichtigsten angesehen werden: CYP2C19*2 und CYP2C19*3 und CYP2C19*17. Ein IM-Genotyp ergibt sich aus einer Kopie Wildtyp-Allel (CYP2C19*1) und einer der beiden Varianten-Allele, die ein Enzym mit eingeschränkter Aktivität oder ohne Aktivität kodieren (z. B. *1/*2, *1/*3). Ein PM-Genotyp liegt dann vor, wenn zwei *loss-of-function*-Allele vorliegen (z. B. *2/*2, *2/*3, *3/*3). Die Häufigkeit dieser *loss-of-function*-Allele wird für Kaukasier mit 12,7 % (CYP2C19*2) bzw. 0,9 % (CYP2C19*3) angegeben (Luo et al., 2006). Neben den Allelen CYP2C19*2 und CYP2C19*3 sind auch die Allele *4, *5, *6, *7 und *8 *loss-of-function*-Allele. Anders als diese Allele wird das CYP2C19*17-Allel als *gain-of-function*-Allel eingestuft. Dieses Allel trägt eine Mutation im Promotorbereich, so dass das Gen effektiver transkribiert wird, woraus wiederum eine höhere metabolische Aktivität resultiert. Homozygote *17-Träger oder Träger einer *1/*17-Kombination können als ultraschnelle Metabolisierer (UM) charakterisiert werden. CYP2C19*2/*17-Träger bzw. CYP2C19*3/*17-Träger werden hingegen phänotypisch zwischen einen EM- und einem IM-Phänotyp eingestuft, wobei dies durchaus von Substrat zu Substrat in die eine oder andere Richtung ausgeprägt sein kann (zusammenfassende Literatur: Scott et al., 2012).

Tab. 6.20: Substrate des Cytochrom-P450-Isoenzyms CYP2C19

Acetylsalicylsäure	Acenocoumarol	Amitriptylin	Atorvastatin	Axitinib
Bupropion	Busulfan	Carisoprodol	Carvedilol	Celecoxib
Cilostazol	Citalopram	Clobazam	Clomipramin	Clopidogrel
Cyclophosphamid	Desipramin	N-Desmethyl-tamoxifen	Diazepam	Doxepin
Duloxetin	Efavirenz	Endoxifen	Escitalopram	Esomeprazol
Ethambutol	Famotidin	Fluconazol	Fluoxetin	Fluvoxamin
Hexobarbital	4-Hydroxy-tamoxifen	Icotinib	Imipramin	Indomethacin
Isoniazid	Ketoconazol	Labetalol	Lafutidin	Lansoprazol
Mephenytoin	Methylpheno-barbital	Methadon	Mirtazapin	Moclobemid
Nelfinavir	Nilutamid	Nortriptylin	Omeprazol	Pantoprazol
Paroxetin	Phenobarbital	Phenytoin	Prasugrel	Primidon
Progesteron	Proguanil	Pyrazinamid	Propranolol	Rabeprazol
Rifampicin	Risperidon	Rosuvastatin	Sertralin	Tacrolimus
Tamoxifen	Teniposid	Ticlopidin	Tolbutamid	Tranylcypromin
Trimipramin	Troglitazon	Valproinsäure	Venlafaxin	Voriconazol
Warfarin				

Tab. 6.21: Funktionsstatus der wichtigsten CYP2C19-Allele (Hicks et al., 2013).

Funktionsstatus	**Allele**
Wildtyp Normale Enzymaktivität des durch das Allel kodierten Enzyms	*1
Loss-of-function-Allele Keine oder stark reduzierte Aktivität der durch die Allele kodierten Enzyme	*2, *3, *4, *5, *6, *7, *8
Gain-of-function-Allel Erhöhte Aktivität des durch das Allel kodierten Enzyms	*17

Die klinische Bedeutung dieser Varianten-Allele wird dadurch bekräftigt, dass die beiden anerkannten Expertengruppen CPIC und DPWG etliche Richtlinien aus der vorhandenen Literatur abgeleitet haben. Das CPIC gibt Empfehlungen beim Einsatz von Amitriptylin, Clomipramin, Clopidogrel, Doxepin, Imipramin, Sertralin, Timipramin, Citalopram und Escitalopram. Die DPWG gibt Empfehlungen beim Einsatz von Citalopram, Escitalopram, Clopidogrel, Esomeprazol, Imipramin, Lansoprazol, Moclobemid, Omeprazol, Pantoprazol, Rabeprazol, Sertralin und Voriconazol.

Tab. 6.22: Metabolisierungs-Phänotypen (und mittlere Häufigkeit) für CYP2D19-Diplotypen (Hicks et al., 2013; Scott et al., 2013).

Allel	*1	*2	*3	*4	*5	*6	*7	*8	*17
*1	EM (35–50 %)	IM (17–35 %)	IM (1–11 %)	IM (<1 %)	IM (<1 %)	IM (<1 %)	IM (<1 %)	IM (<1 %)	UM (3–27 %)
*2		PM (2–8 %)	PM (0.5 %)	PM (<1 %)	PM (<1 %)	PM (<1 %)	PM (<1 %)	PM (<1 %)	IM (1–6 %)
*3			PM (<1 %)	PM (<1 %)	PM (<1 %)	PM	PM (<1 %)	PM (<1 %)	IM (<1 %)
*4				PM (<1 %)	PM (<1 %)	PM (<1 %)	PM (<1 %)	PM (<1 %)	IM (<1 %)
*5					PM (<1 %)	PM (<1 %)	PM (<1 %)	PM (<1 %)	IM (<1 %)
*6						PM (<1 %)	PM (<1 %)	PM (<1 %)	IM (<1 %)
*7							PM (<1 %)	PM (<1 %)	IM (<1 %)
*8								PM (<1 %)	IM (<1 %)
*17									UM (1–5 %)

Tab. 6.23: Prävalenz der CYP2C19-Phänotypen unter Kaukasiern

CYP2D6-Phänotyp	Prävalenz unter Kaukasiern
Ultraschnelle Metabolisierer (UM)	~5–30 %
Extensive Metabolisierer (EM)	~35–50 %
Intermediäre Metabolisierer (IM)	~18–45 %
Langsame Metabolisierer (PM);	~2–15 %

CYP2D6

CYP2D6 metabolisiert bis zu 25 % der wichtigsten Wirkstoffe (Tab. 6.24). Entdeckt wurde das Enzym durch sein auffälliges Metabolisierungsmuster der Modellsubstanzen Debrisoquin und Spartein. In Populationsstudien ergab sich ein bimodales Muster, wobei die Mehrzahl der Probanden die Substanzen »normal« abbauten, wohingegen ein relevanter Teil die Substanzen verzögert verstoffwechselte. Der Grund sind inaktive Formen des Enzyms, die von mutierten Allelen kodiert werden. Wie man heute weiß, ist das CYP2D6-Gen äußerst polymorph. Mehr als 90 Allele wurden bisher charakterisiert. Andererseits ist CYP2D6 das einzige Cytochrom-P450-Isoenzym, das nicht klinisch relevant induzierbar ist. Hingegen sind Arzneimittelinteraktionen durch CYP2D6-inhibierende Wirkstoffe unbedingt zu beachten. Klinisch teils hochsignifikante Hemmstoffe für CYP2D6 sind Bupropion, Cinacalcet, Fluoxetin, Paroxetin, Chinidin, Duloxetin, Sertralin und Terbinafin.

CYP2D6 entfaltet wegen der erheblichen Strukturvariationen in der Bevölkerung signifikante klinische Effekte bei der Therapie mit Vertretern verschiedenster Wirkstoffgruppen, darunter Antidepressiva (Amitriptylin, Citalopram, Clomipramin, Desipramin, Doxepin, Fluvoxamin, Imipramin, Maprotilin, Mianserin, Nortriptylin, Fluoxetin, Paroxetin), Antipsychotika (Chlorpromazin, Clozapin, Haloperidol, Perphenazin, Risperidon, Thioridazin, Zuclopenthixol), Antiarrhythmika (Fecainid, Mexiletin, Propafenon),

Tab. 6.24: Substrate des Cytochrom-P450-Isoenzyms CYP2D6

Acebutolol	Acetylsalicyl-säure	Amitriptylin	Anthracycline	Aripiprazol
Atenolol	Atomoxetin	Bevantolol	Bisoprolol	Bufuralol
Buspiron	Carvedilol	Celiprolol	Citalopram	Clomipramin
Clozapin	Codein	Debrisoquin	N-Desmethyl-tamoxifen	Desipramin
Dextromethorphan	Donepezil	Doxepin	Duloxetin	Endoxifen
Escitalopram	Flecainid	Fluoxetin	Fluvastatin	Fluvoxamin
Galantamin	Haloperidol	Hydrocodon	Hydromorphon	4-Hydroxy-tamoxifen
Iloperidon	Imipramin	Ketorolac	Labetalol	Leuprolid
Levomepromazin	Lovastatin	Maprotilin	Methylphenidat	Metoclopramid
Metoprolol	Mianserin	Mirtazapin	Morphin	Nortriptylin
Olanzapin	Ondansetron	Opipramol	Oxprenolol	Oxycodon
Paracetamol	Paroxetin	Penbutolol	Phenytoin	Pioglitazon
Pimozid	Pindolol	Promethazin	Propafenon	Propranolol
Pyrazinamid	Quetiapin	Raloxifen	Risperidon	Sertralin
Simvastatin	Sotalol	Spartein	Tamoxifen	Tetrabenazin
Thioridazin	Timolol	Tolterodin	Tramadol	Trimipramin
Tropisetron	Venlafaxin	Vortioxetin	Zuclopenthixol	

Betablocker (Carvedilol, Metoprolol, Yohimbin, Timolol), Opioid-Analgetika (Codein, Dihydrocodein, Morphin, Tramadol), Tumortherapetika (Debrisoquin, Gefitinib, Spartein, Tamoxifen) und andere wichtige Wirkstoffe (Atomoxetin, Dextromethorphan, Perhexillin, Tolterodin).

Tab. 6.25: Polymorphismen, die gängige CYP2D6-Allel-Varianten definieren, und deren Auswirkungen auf die Enzymaktivität (Crews et al., 2014)

Allel	Haupt-Nukleotid-Variationen	dnSNP-Nummer	Auswirkung auf die Enzymaktivität
*1	–	–	–
*1xN	Gen-Duplikation oder -Multiplikation	–	Gesteigerte Protein-Expression
*2	2850C>T 4180G>C	rs16947 rs1135840	R296C S486T
*2N	Gen-Duplikation oder -Multiplikation	–	Gesteigerte Protein-Expression
*3	2549delA	rs35742686	Rasterverschiebung
*4	100C>T 1846G>A [4180G>C]	rs1065852 rs3892097 rs1135840	P34S Spleiß-Defekt [S486T]
*4xN	Gen-Duplikation oder -Multiplikation	–	P34S Spleiß-Defekt
*5	Gen-Deletion	N/A	Kein Protein
*6	1707detT	rs5030655	Rasterverschiebung
*10	100C>T 4180G>C	rs1065852 rs1135840	P34S S486T
*17	1023C>T 2850C>T 4180G>C	rs28371706 rs16947 rs1135840	T107I R296C S486T
*41	2850C>T 2988G>A 4180G>C	rs16947 rs28371725 rs1135840	R296C Spleiß-Defekt S486T

Erwähnt werden sollte auch, dass mit gegenläufigen Effekten zu rechnen ist, je nachdem ob CYP2D6 erforderlich ist, um einen Wirkstoff zu metabolisieren (inaktivieren) oder ob das Enzym erforderlich ist, um ein Prodrug in die Wirkform zu überführen (siehe Tab. 6.8). Und schließlich sind bestimmte Patienten auch Träger von CYP2D6-Genamplifikationen, wo das Gen auf einem Chromosom bis zu 13-mal vorkommen kann. Derartige Genamplifikationen wurden für die Allele CYP2D6*1, CYP2D6*2, CYP2D6*4, CYP2D6*10 und CYP2D6*41 gefunden. Sind die aktiven Allele

Tab. 6.26: Metabolisierungs-Phänotypen (und Aktivitätswert) für CYP2D6-Diplotypen (Hicks et al., 2013)

Allel	***1**	***2**	***1xN oder *2xN**	***3**	***4 oder *4xN**	***5**	***6**	***9**	***10**	***17**	***41**
***1**	EM (2)	EM (2)	UM (>3)	EM (1)	EM (1)	EM (1)	EM (1)	EM (1,5)	EM (1,5)	EM (1,5)	EM (1,5)
***2**		EM (2)	UM (>3)	EM (1)	EM (1)	EM (1)	EM (1)	EM (1,5)	EM (1,5)	EM (1,5)	EM (1,5)
***1xN oder *2xN**			UM (>3)	EM oder UM (>2)	EM oder UM (>2)	EM oder UM (>2)	EM oder UM (>2)	UM (>2,5)	UM >2,5)	UM (>2,5)	UM (>2,5)
***3**			UM (>2)	PM (0)	PM (0)	PM (0)	PM (0)	IM (0,5)	IM (0,5)	IM (0,5)	IM (0,5)
***4**					PM (0)	PM (0)	PM (0)	IM (0,5)	IM (0,5)	IM (0,5)	IM (0,5)
***5**						PM (0)	PM (0)	IM (0,5)	IM (0,5)	IM (0,5)	IM (0,5)
***6**							PM (0)	IM (0,5)	IM (0,5)	IM (0,5)	IM (0,5)
***9**								EM (1)	EM (1)	EM (1)	EM (1)
***10**									EM (1)	EM (1)	EM (1)
***17**										EM (1)	EM (1)
***41**											EM (1)

Das Allel-Spektrum von CYP2D6 ist komplex (Tab. 6.25). Mehr als 100 Allel-Varianten und -Subvarianten wurden bisher charakterisiert. Als wichtige aktive Allele werden CYP2D6*1 (Wildtyp), *2, *33 und *35 eingestuft. Allele mit reduzierter Aktivität sind z. B. CYP2D6*9, *10, *17, *18, *29, *35, *41 und *59. Inaktive Allele sind u. a. CYP2D6*3, *4, *5, *6, *7, *8, *11, *12, *13, *14, *15, *16, *19, *20, *21, *38, *40 und *42. Und als Allele mit erhöhter Aktivität gelten CYP2D6*1XN und *2XN, wobei N die Zahl der amplifizierten Genkopien beschreibt (zusammenfassende Literatur: Owen et al., 2009).

CYP2D6*1 und CYP2D6*2 betroffen, resultiert daraus ein ultraschneller Phänotyp (UM). Dies kann dazu führen, dass ein Wirkstoff so schnell metabolisiert wird, dass sich keine ausreichenden Wirkkonzentrationen aufbauen können und der Patient als Non-Responder auffällt. Andererseits kann es beim Einsatz eines Prodrugs durch die Genamplifikation und die daraus resultierende erhöhte Enzymaktivität zu einem sehr schnellen Anfluten einer Wirksubstanz kommen, was dann toxische Effekte auslösen kann (siehe Tab. 6.8).

Zwischenzeitlich existiert ein Scoring-System, um den Funktionsstatus eines bestimmten Diplotyps einfacher vorhersagen zu können. Danach bekommt ein aktives Allel den Aktivitätswert 1, ein funktionsloses Allel den Aktivitätswert 0. Der Wert für den jeweiligen Diplotyp ergibt sich aus der Summe der Aktivitätswerte der beiden Haplotypen. Liegt eine CYP2D6-Gen-Duplikation oder -Multiplikation vor, errechnet sich der Aktivitätswert für den Haplotyp durch Multiplikation des Aktivitätswertes des Einzelgens mit der Zahl der Einzelgene. Danach ergibt sich für langsame Metabolisierer (PM) ein Aktivitätswert von 0, für intermediäre Metabolisierer ein Aktivitätswert von 0,5, für extensive Metabolisierer (EM) ein Aktivitätswert von 1,0 bis 2,0 und für ultraschnelle Metabolisierer ein Aktivitätswert von > 2 (siehe Tab. 6.26; Werte in Klammern).

Die klinische Bedeutung der CYP2D6-Varianten-Allele wird dadurch bekräftigt, dass die beiden anerkannten Expertengruppen CPIC und DPWG etliche Richtlinien aus der vorhandenen Literatur abgeleitet haben. Das CPIC gibt Empfehlungen beim Einsatz von Amitriptylin, Clomipramin, Codein, Desipramin, Doxepin, Fluvoxamin, Imipramin, Nortriptylin, Paroxetin und Trimipramin. Die DPWG gibt Empfehlungen beim Einsatz von Amitriptylin, Aripiprazol, Atomoxetin, Carvedilol, Clomipramin, Clozapin, Codein, Doxepin, Duloxetin, Flecainid, Fluphentixol, Haloperidol, Imipramin, Metoprolol, Mirtazapin, Nortriptylin, Olanzapin, Oxycodon, Paroxetin, Propafenon, Risperidon, Tamoxifen, Tramadol, Venlafaxin und Zuclopenthixol.

Tab. 6.27: Prävalenz der CYP2D6-Phänotypen unter Kaukasiern

CYP2D6-Phänotyp	Prävalenz unter Kaukasiern
Ultraschnelle Metabolisierer (UM)	~1–2 %
Extensive Metabolisierer (EM)	~77–92 %
Intermediäre Metabolisierer (IM)	~2–11 %
Langsame Metabolisierer (PM)	~5–10 %

CYP3A4

Das durch das CYP3A4-Gen kodierte Enzym ist für die Metabolisierung von über 50 % der klinisch relevanten Arzneimittel verantwortlich (Tab. 6.28) und das quantitativ am meisten exprimierte Cytochrom-P450-Isoenzym. Mittlerweile sind zwar einige Varianten des Gens mit eingeschränkter Enzymaktivität bekannt, jedoch haben anscheinend diese Varianten auf die meisten der von CYP3A4 metabolisierten Wirkstoffe keinen Einfluss.

Eines der Varianten-Allele, CYP3A4*20, kodiert durch Einführen eines Stoppkodons ein verkürztes und damit inaktives Enzym. Allerdings ist diese Variante extrem selten und daher für den Versorgungsalltag nicht relevant. Dagegen könnte sich die Variante CYP3A4*1B als relevanter erweisen. Es scheint so, dass es sich bei dieser Variante aufgrund einer erhöhten Transkriptionsrate um eine *gain-of-function*-Mutation handelt. So gibt es Hinweise, dass Träger dieses Allels Docetaxel schneller metabolisieren und dass bei ihnen somit geringere Wirkkonzentrationen vorhanden sind. Allerdings sind diese Beobachtungen nicht unwidersprochen. Außerdem könnten Trägerinnen dieses Allels ein größeres Risiko besitzen, im Rahmen einer Tamoxifen-Prophylaxe ein Endometrium-Karzinom zu entwickeln.

Klinisch hochgradig bedeutsam ist CYP3A4 unter dem Aspekt der Arzneimittelinteraktionen. Die Metabolisierung einer extrem großen Zahl von Substraten kann durch eine ebenfalls große Zahl von Inhibitoren zum Teil klinisch hoch signifikant gestört werden. Die wichtigsten Inhibitoren sind Aprepitant, Cimetidin, Clarithromycin, Diltiazem, Erythromycin, Fluconazol, Grapefruitsaft, Indinavir, Itraconazol, Ketoconazol, Nefazodon, Nelfinavir, Ritonavir, Saquinavir, Suboxon, Telithromycin, Verapamil.

Tab. 6.28: Substrate des Cytochrom-P450-Isoenzyms CYP3A4

Alfentanil	Alfuzosin	Almotriptan	Alprazolam	Amiodaron
Amlodipin	Apixaban	Aprepitant	Astemizol	Atazanavir
Atorvastatin	Bepridil	Bexaroten	Bosentan	Brexpiprazol
Carbamazepin	Cevimelin	Chinin	Chinidin	Cilostazol
Cisaprid	Clarithromycin	Clonazepam	Clopidogrel	Colchicin
Cyclophosphamid	Ciclosporin	Dabrafenib	Daclatasvir	Dapson
Darunavir	Dasatinib	Delavirdin	Dexamethason	Dihydroergotamin
Diltiazem	Disopyramid	Docetaxel	Donepezil	Doxorubicin
Droperidol	Dutasterid	Ebastin	Efavirenz	Eletriptan
Elvitegravir	Eplerenon	Ergotamin	Erlotinib	Erythromycin
Estazolam	Eszopiclon	Ethinylestradiol	Ethosuximid	Etoposid
Etravirin	Everolimus	Exemestan	Felodipin	Fentanyl

Finasterid	Flurazepam	Fluticason	Fosamprenavir	Galantamin
Gefitinib	Granisetron	Halofantrin	Ifosfamid	Imatinib
Indinavir	Irinotecan	Isradipin	Itraconazol	Ixabepilon
Ketoconazol	Lapatinib	Levomethadon	Loperamid	Lopinavir
Loratadin	Lovastatin	Maraviroc	Mefloquin	Methylprednisolon
Midazolam	Mifepriston	Modafinil	Nefazodon	Nevirapin
Nicardipin	Nifedipin	Nimodipin	Nisoldipin	Nitrendipin
Oxybutynin	Oxycodon	Paclitaxel	Paricalcitol	Paritaprevir
Pimozid	Pioglitazon	Praziquantel	Prednisolon	Prednison
Propoxyphen	Quazepam	Quetiapin	Quinacrin	Ranolazin
Regorafenib	Repaglinid	Rifabutin	Riociguat	Ritonavir
Rivaroxaban	Saquinavir	Sibutramin	Sildenafil	Simvastatin
Sirolimus	Solifenacin	Sorafenib	Sufentanil	Sunitinib
Suvorexant	Tacrolimus	Tadalafil	Tamoxifen	Tamsulosin
Teniposid	Terfenadin	Testosteron	Tiagabin	Tinidazol
Tipranavir	Tofacitinib	Topiramat	Triazolam	Vardenafil
Vemurafenib	Verapamil	Vilazodon	Vinblastin	Vincristin
Ziprasidon	Zolpidem	Zonisamid	Zopiclon	

Eine Übersicht über alle bisher identifizierten Allele der Cytochrom-P450-Enzyme findet man unter http://www.cypalleles.ki.se/.

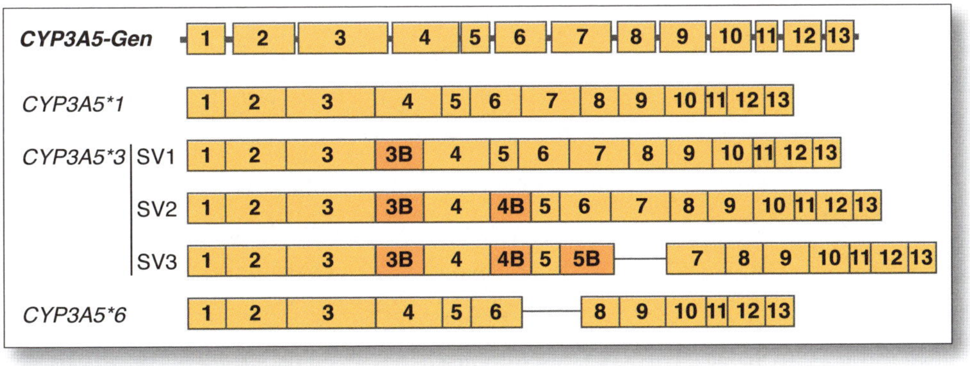

Abb. 6.5: **Spleißvarianten von CYP3A5** (Kuehl et al. 2001). Das CYP3A5-Gen ist hoch-polymorph und besteht aus 13 Exons. Bei den Allelen *3 und *6 kommt es zu Spleißvarianten, bei denen einzelne Exons fehlen oder aber ursprüngliche Intronsequenzen als zusätzliche Exons 3B, 4B bzw. 5B dazu kommen.

CYP3A5

CYP3A5 ist ein hoch-polymorphes Gen (Abb. 6.5; Kuehl et al., 2001). 25 Allele (*1–*9) sind beschrieben (Tab. 6.29) und auf der Web-Seite http://www.cypalleles.ki.se/cyp3a5.htm genauer charakterisiert (Lamba et al., 2012).

Tab. 6.29: Polymorphismen, die gängige CYP3A5-Allel-Varianten definieren, und deren Auswirkungen auf die Enzymaktivität (Birdwell et al., 2015)

Allel	Haupt-Nukleotid-Variationen	dnSNP-Nummer	Auswirkung auf die Enzymaktivität	Enzymaktivität
*1	–	–	–	normale Aktivität
*2	27289G>T	rs28365083	T398N	unbekannt
*3	6986T>C	rs776746	Spleiß-Defekt	keine Aktivität
*4	14665T>C	rs56411402	Q200R	unbekannt
*5	12952A>G		Spleiß-Defekt	unbekannt
*6	14690C>T	rs10264272	Spleiß-Defekt	keine Aktivität
*7	27131_27132insA	rs41303343	346Rasterverschiebung	keine Aktivität
*8	3699G>A	rs55817950	R28C	unbekannt
*9	19386C>T 6986T>C	rs28383479 rs776746	A337T Spleiß-Defekt	unbekannt

Tab. 6.30: Substrate des Cytochrom-P450-Isoenzyms CYP3A5

Alfentanil	Alprazolam	Amlodipin	Aripiprazol	Astemizol
Atorvastatin	Buspiron	Coffein	Cerivastatin	Chinin
Cilostazol	Cisaprid	Clarithromycin	Cocain	Codein
Ciclosporin	Dapson	Dextromethorphan	Diltiazem	Docetaxel
Domperidon	Eplerenon	Estradiol	Felodipin	Fentanyl
Finasterid	Haloperidol	Hydrocortison	Imatinib	Indinavir
Irinotecan	Lercanidipin	Levomethadon	Lidocain	Lovastatin
Methadon	Midazolam	Nateglinid	Nevirapin	Nelfinavir
Nifedipin	Nisoldipin	Nitrendipin	Ondansetron	Paclitaxel
Pimozid	Progesteron	Propranolol	Ritonavir	Salmeterol
Saquinavir	Sildenafil	Simvastatin	Sirolimus	Tacrolimus
Tamoxifen	Telithromycin	Terfenadin	Testosteron	Trazodon
Triazolam	Verapamil	Vincristin	Zaleplon	Zolpidem

Sowohl vom **Clinical Pharmacogenetics Implementation Consortium** CPIC als auch von der **Dutch Pharmacogenetics Working Group** DPWG wurden Dosierungsrichtlinien erarbeitet für den Wirkstoffe Tacrolimus.

Dihydropyrimidin-Dehydrogenase (DPD)

Die therapeutische Wirksamkeit von 5-Fluorouracil (5-FU) wird hauptsächlich durch sein pharmakokinetisches Profil bestimmt. Die Verfügbarkeit von 5-FU ist abhängig vom geschwindigkeitsbestimmenden Enzym des Pyrimidinkatabolismus, der Dihydropyrimidin-Dehydrogenase (DPD). Dieses Enzym wandelt sehr effizient 85 % des Antimetaboliten in das inaktive Dihydro-5-FU um (Abb. 6.6). Ein weiterer Teil des 5-FUs wird direkt über die Nieren ausgeschieden, so dass lediglich ein geringer Prozentsatz von annähernd 3 % der applizierten Dosis für therapeutische Zwecke nutzbar ist. Dies macht deutlich, dass es beim Fehlen dieser enzymatischen Aktivität zu erheblichen toxikologischen Problemen kommen kann, wenn die Dosis nicht entsprechend angepasst wird.

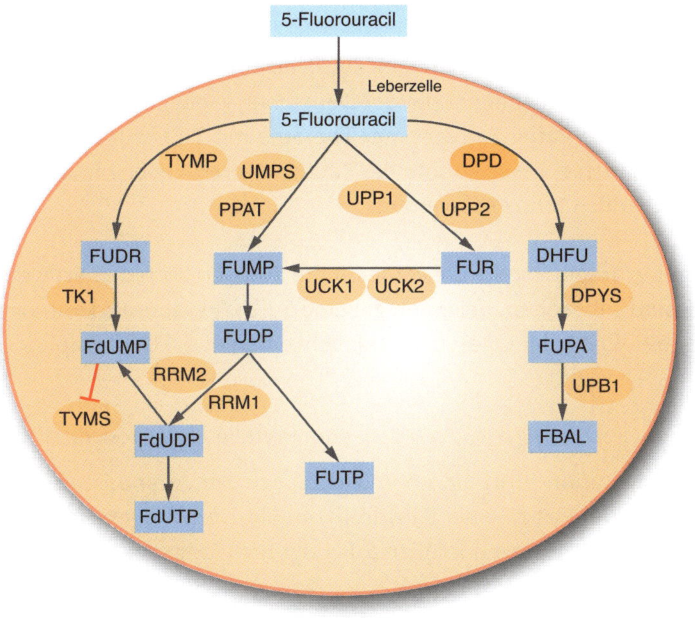

Abb. 6.6: Metabolismus von 5-Fluorouracil (5-FU). Die Dihydropyrimidin-Dehydrogenase (DPD) wandelt 5-Fluorouracil (5-FU) in das inaktive 5,6-Dihydro-5-FU (DHFU) um (modifiziert nach Thorn, Marsh et al., 2010).

Das Enzym DPD wird durch das Gen DPYD kodiert. Dieses ist auf dem kurzen Arm des Chromosoms 1p22 lokalisiert und besteht aus 23 Exons und den dazugehörigen Intronabschnitten, die sich über 150 kb auf der genomischen DNA verteilen. Das native DPD-Protein enthält 1025 Aminosäuren. Patienten, die weniger als 70 % einer »normalen« DPD exprimieren können, sind durch eine akute 5-FU-Vergiftung gesundheitlich gefährdet. Ca. 3–5 % der Kaukasier haben eine partielle und 0,2 % eine totale DPD-Defizienz. Es scheint zudem ein Gender-Problem dahingehend zu geben, dass Frauen von einer 5-FU-Toxizität stärker betroffen sind als Männer.

Nicht funktionelle Allele sind die Varianten DPYD*2A (rs3918290) und DPYD*13 (rs55886062) und eine Variante, die an der SNP-Position rs67376798 ein A trägt. Schließlich ist noch das Allel DPYD*9A zu erwähnen.

*DPYD*2A ist die häufigste genetische Ursache für einen DPD-Mangel*

Etwa 2 % der Bevölkerung sind Träger eines DPYD*2A-Allels. Bei dieser Variante führt ein G→A-Austausch im Intron 14 zur Bildung eines verkürzten und funktionslosen Proteins.

Bereits heterozygote Träger haben ein stark erhöhtes Toxizitätsrisiko unter einer 5-FU-Therapie. In einer Stellungnahme der Deutschen Krebsgesellschaft vom 10.9.2001 wurde empfohlen, alle Patienten vor einer Therapie mit 5-FU auf die DPYD*2A-Mutation zu testen. Auf diese Weise könnte die Zahl schwerer Nebenwirkungen unter einer 5-FU-Therapie deutlich reduziert werden.

Bei heterozygoten Trägern sollte die verabreichte 5-FU-Dosis reduziert werden. Homozygote Träger sind sehr selten, bei ihnen gilt eine 5-FU-Therapie als kontraindiziert. Dies führt zu einer deutlich schlechteren Verträglichkeit einer 5-FU-Therapie.

*DPYD*5 führt zu einer weniger aktiven Dihydropyrimidin-Dehydrogenase*

Eine A- nach G-Mutation führt zu einem Austausch der Aminosäure Isoleucin durch Valin. Dies wiederum führt zu einer Dihydropyrimidin-Dehydrogenase, die eine deutlich geringere Aktivität aufweist und folglich 5-FU deutlich langsamer inaktiviert.

*DPYD*9A führt zu einer schlechteren Verträglichkeit einer 5-FU-Therapie*

Eine T- nach C-Mutation führt zu einem Austausch der Aminosäure Cystein durch Arginin. Heterozygote Träger dieses Allels (T/C) vertragen eine 5-FU-Therapie deutlich schlechter als Träger des Wildtyp-Allels (T/T).

Sowohl vom **Clinical Pharmacogenetics Implementation Consortium** CPIC als auch von der **Dutch Pharmacogenetics Working Group** DPWG wurden Dosierungsrichtlinien erarbeitet für die Wirkstoffe Capecitabin, Fluorouracil und Tegafur.

Tab. 6.31: DPYD-Allele

DPD-Phänotyp	Genausstattung	Allelfrequenz bei Kaukasiern [%]
Wildtyp-Enzymaktivität	DPYD*1	
Wahrscheinlich (leicht) reduzierte Enzymaktivität oder »normale« Enzymaktivität**	DPYD*4 (rs1801158) DPYD*5 (rs1801159) DPYD*6 (rs1801160) DPYD*9A (rs1801265)	0,0194 0,147 0,0412 0,182
Reduzierte Aktivität	DPYD*9B (rs1801265 und rs1801267) DPYD*10 (rs1801268)	? ?
Keine Enzymaktivität	DPYD*2A (rs3918290) DPYD*13 (rs55886062) rs67376798 A-Allel	0,00862 0,001 0,0111

** Die **Dutch Pharmacogenetics Working Group** DPWG klassifiziert diese Allele als voll funktionsfähig.

Tab. 6.32: Wirkstoffe, die bei einem Dihydropyrimidin-Dehydrogenase-Mangel vorsichtig eingesetzt werden sollen

Capecitabin	Cisplatin	Cyanocobalamin	Cyclophosphamid	Fluorouracil
Irinotecan	Leucovorin	Methotrexat	Mitomycin	Oxaliplatin
Raltitrexed	Tegafur			

Glukose-6-Phosphat-Dehydrogenase (G6PD)

Der Glukose-6-Phosphat-Dehydrogenase (G6PD)-Mangel, auch bekannt als Favismus oder Favabohnen-Krankheit, ist der häufigste erbliche Enzymdefekt der Erythrozyten und betrifft ungefähr 4,9 % der Weltbevölkerung. Zwar tritt dieser Enzymmangel vor allem bei Personen auf, die den Malariaregionen entstammen (Mittelmeerraum, Sub-Sahara Region Afrikas und Südostasien); dort liegt die Allelfrequenz für den G6PD-Mangel bei 10–20 %. Aber auch in unseren Breiten ist der G6PD-Mangel durchaus relevant vertreten.

G6PD ist das erste Enzym des Pentosephosphat-Wegs, wandelt Glukose-6-phosphat zu 6-Phosphogluconolacton um und reduziert dabei NADP zu NADPH (Abb. 6.7). NADPH

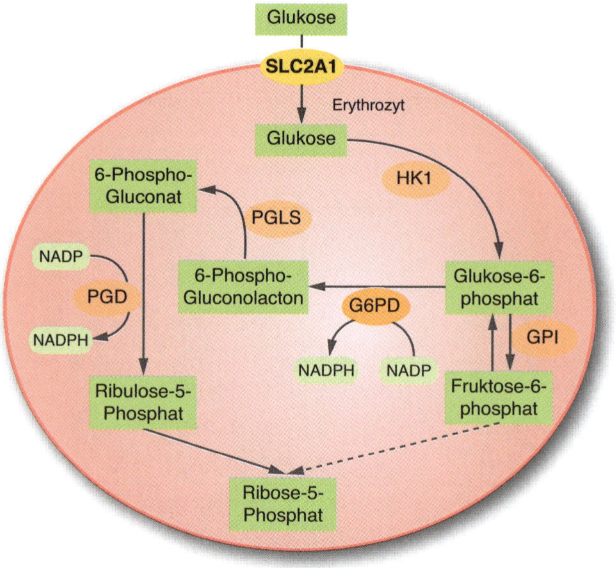

Abb. 6.7: Reaktion der Glukose-6-Phosphat-Dehydrogenase (G6PD) (modifiziert nach McDonagh et al., 2012).

ist extrem wichtig, um Proteinartefakte, die sich durch oxidativen Stress bilden, durch Reduktion zu eliminieren. Zudem ist es wichtig, um das durch den oxidativen Stress gebildete Methämoglobin wieder zu Hämoglobin zu reduzieren (Abb. 6.8). Ist das wegen des Fehlens von Reduktionsäquivalenten nicht möglich, besteht die Gefahr der Ausprägung einer Methämoglobinämie bis hin zu einer hämolytischen Anämie. Eine Methämoglobinämie ist definiert als ein Zustand, bei dem der Methämoglobinspiegel Werte von >1 % im zirkulierenden Blut annimmt, was sich dann auch klinisch durch Hautblässe zeigt. Schwere Fälle sind begleitet von Zyanose, Arrhythmien, Krämpfen und Tod.

Durch den Verzehr bestimmter Nahrungsmittel wie Favabohnen und etliche Medikamente entsteht übermäßig Wasserstoffperoxid, das allerdings bei Vorliegen normaler G6PD-Aktivitäten leicht unschädlich gemacht werden kann. Besitzen Patienten allerdings verminderte Enzymkonzentrationen (Tab. 6.31), die durch spezielle Mutationen im G6PD-Gen verursacht werden, kommt es zu Problemen, die sich klinisch im schlimmsten Fall als eine hämolytische Anämie manifestieren. Typischerweise entwickeln sich ein bis drei Tage nach dem Verzehr der Favabohnen bzw. nach Einnahme der Medikamente klinische Symptome (Fieber, Gelbfärbung der Haut, Übelkeit, Erbrechen, Erschöpfung).

Da das G6PD-Gen auf dem X-Chromosom kodiert ist, ist ein G6PD-Mangel bei männlichen Patienten immer, bei weiblichen Patientinnen jedoch nur bei einem homozygoten

Defekt vollständig ausgeprägt. Bei heterozygoten Frauen zeigt sich der Mangel meist nur moderat oder gar nicht.

Mehr als 400 Varianten des G6PD-Gens sind inzwischen bekannt, die hier nicht im Einzelnen beschrieben werden sollen. Diese können unterschiedliche Formen einer Anämie auslösen. In aller Regel kennen zumindest die Patienten, die an den schweren Formen eines G6PD-Mangels leiden, ihr Problem. Während arzneimittelinduzierte Probleme, die durch Unkenntnis verursacht wurden, meist wenig dramatisch verlaufen, gibt es einen Fall für eine strikte Kontraindikation, der dringend zu beachten ist. So darf Rasburicase bei Vorliegen eines G6PD-Mangels nicht verordnet werden (siehe hierzu Kapitel 11.4).

Tab 6.33: Assoziation verschiedener G6PD-Allele mit der Ausprägung einer hämolytischen Anämie

Funktionsstatus	**WHO-Klassifizierung**
Schwere Enzymdefizienz. <10 % der normalen Enzymaktivität, assoziiert mit chronischer nicht-sphärocytischer hämolytischer Anämie (CNSHA)	WHO Klasse I
Schwere Enzymdefizienz. <10 % der normalen Enzymaktivität, nicht assoziiert mit chronischer nicht-sphärocytischer hämolytischer Anämie (CNSHA)	WHO Klasse II
Moderate bis milde Enzymdefizienz. 10–60 % der normalen Enzymaktivität	WHO Klasse III
Normale Enzymaktivität. 60–150 % der normalen Enzymaktivität	WHO Klasse IV
Erhöhte Enzymaktivität. >150 % der normalen Enzymaktivität	WHO Klasse V

Tab. 6.34: Wirkstoffe, die bei einem G6PD-Mangel vorsichtig eingesetzt werden sollten

Acetylsalicylsäure	Amodiaquin	Atazanavir	Artemisinin	Artesunat
Chinin	Chloramphenicol	Chloroguanin	Chloroquin	Chlorpropamid
Colchicin	Dabrafenib	Dapson	Daunorubicin	Doxycyclin
Dimercaprol	Erythromycin	Glibenclamid	Glimepirid	Glipizid
Mafenid	Mefloquin	Menadion	Methylenblau	Metoclopramid
Nalidixinsäure	Nitrofurantoin	Norfloxacin	Pamaquin	Paracetamol
Pegloticase	Phenazopyridin	Phenylbutazon	Primaquin	Probenecid
Proguanil	Pyrimethamin	Rasburicase	Sitamaquin	Succimer
Sulfadiazin	Sulfadoxin	Sulfamethoxazol	Sulfamethopyrazin	Sulfasalazin
Tafenoquin	Trihexyphenidyl	Trimethoprim	Vitamin C	

Cytochrom-b5-Reduktase 1–4 (CYB5R1, CYB5R2, CYB5R3, CYB5R4)

Methämoglobin kann Sauerstoff zwar binden und transportieren, ihn aber nicht mehr an das Gewebe abgeben. Daraus resultiert eine Unterversorgung des Gewebes mit Sauerstoff. Die Unterversorgung wird dann relevant, wenn der Methämoglobin-Anteil einen Wert von etwa 15–20 % übersteigt. Dies äußert sich klinisch durch Kopfschmerzen, Zyanose und schließlich Bewusstlosigkeit. Methämoglobin-Werte über 60–70 % können zum Tod führen.

Dieses Problem wird natürlicherweise von den Cytochrom-b5-Reduktase-Isoenzymen 1–4 (CYB5R1, CYB5R2, CYB5R3, CYB5R4) behoben. Die CYB5R3 wurde früher als Methämoglobin-Reduktase bezeichnet. Diese Enzyme reduzieren das Fe^{3+}-Zentralatom des Methämoglobins wieder zu Fe^{2+} des Hämoglobins, wodurch die Versorgung des Gewebes mit Sauerstoff wieder möglich wird (Abb. 6.8).

Eine gesteigerte Methämoglobinbildung findet man unter anderem bei angeborenen Defekten der Cytochrom-b5-Reduktase. Darüber hinaus gibt es zahlreiche Medikamente (z. B. Sulfonamide) und Giftstoffe (Chlorate, Perchlorate, Nitrite, Nitrate, aromati-

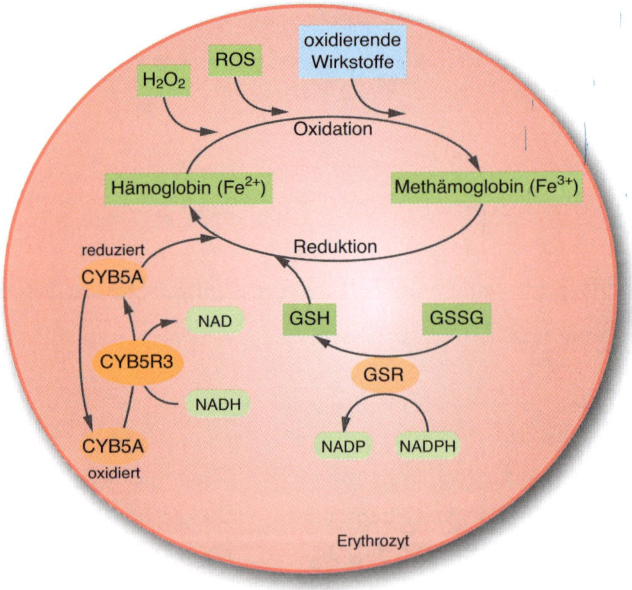

Abb. 6.8: Schematische Darstellung der Reaktion der Cytochrom-b5-Reduktase 3 (CYB5R3). CYB5R3 reduziert in Erythrozyten mithilfe von NADH + H^+ oxidiertes Cytochrom B5 Typ A (CYB5A), das dann dazu dient, Methämoglobin zu reduzieren. Eine vergleichbare Wirkung hat reduziertes Glutathion (GSH) (modifiziert nach McDonagh et al. 2013).

sche Amine, Nitrobenzol, Anilin), die eine erhöhte Methämoglobinbildung auslösen können. Diese arzneimittelinduzierte Methämoglobinbildung wird noch relevanter, wenn ein angeborener Defekt der Cytochrom-b5-Reduktase 3 vorliegt.

Tab. 6.35: Wirkstoffe, die bei einem CYB5R1-4-Mangel vorsichtig eingesetzt werden sollten

Metoclopramid	Methylenblau	Primaquin	Rasburicase	Sulfamethoxazol
Trimethoprim				

Phase-II-Enzyme

Neben den Cytochrom-P450-Isoenzymen verdienen auch die Phase-II-Enzyme Beachtung. Dies gilt vor allem für verschiedene Methyltransferasen, und hier besonders für die Thiopurin-S-methyltransferase (TPMT) (Schaeffeler et al., 2004) und die UDP-Glucuronosyltransferasen (UGT) (Burchell, 2003; Guillemette 2003).

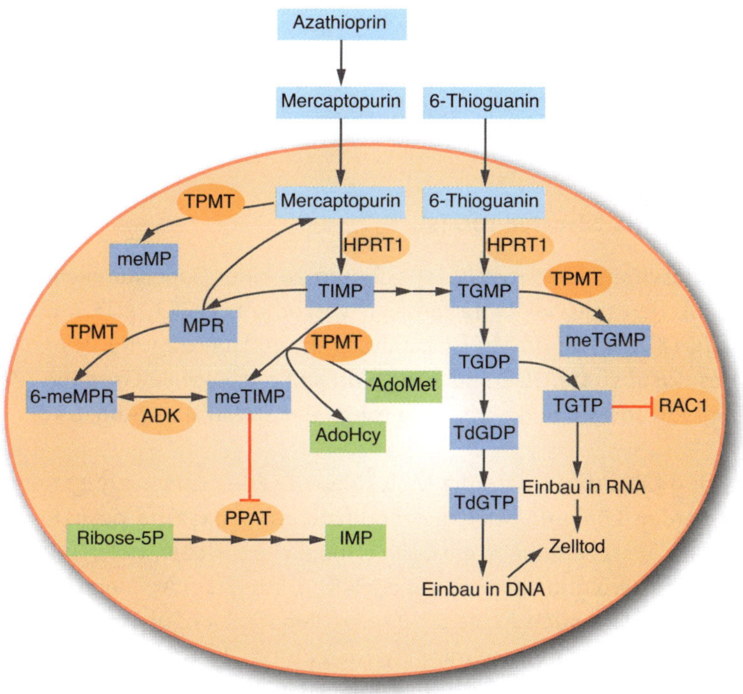

Abb. 6.9: Schematische Darstellung der Metabolisierung von Azathioprin, Mercaptopurin und 6-Thioguanin. Die Thiopurin-S-Methyltransferase (TPMT) greift an verschiedenen Stellen in den Metabolismus der Thiopurine ein (modifiziert nach Zaza et al., 2010).

Thiopurin-S-Methyltransferase (TPMT)

Die hochgiftigen Thiopurinwirkstoffe wie 6-Mercaptopurin (6-MP), Azathioprin und 6-Thioguanin werden durch das Enzym Thiopurin-S-Methyltransferase (TPMT) metabolisiert und dadurch entgiftet (Abb. 6.9). TPMT katalysiert mit S-Adenosyl-L-Methionin als Kosubstrat die S-Methylierung von Thiopurinen. Die Thiopurin-S-Methyltransferase kommt in der Bevölkerung in unterschiedlichen Konzentrationen vor. Trägt man zwei aktive Allele, exprimiert man das Enzym mit hoher Aktivität. Heterozygote weisen eine mittlere Enzymaktivität auf, und bei homozygoten Trägern einer Defektmutante ist praktisch keine Enzymaktivität nachzuweisen. Die Häufigkeit einer homozygoten TPMT-Defizienz wird bei Kaukasiern mit etwa 1:300 angegeben. Die heterozygote TPMT-Defizienz findet man bei 10 % der Bevölkerung. Eine Thiopurin-S-Methyltransferase-Defizienz führt zur hämatopoetischen Toxizität mit Myelosuppression nach Gabe von Azathioprin, 6-Mercaptopurin oder 6-Thioguanin. Auch bei heterozygoten Trägern besteht ein deutlich größeres Risiko für Nebenwirkungen im Rahmen einer Arzneimitteltherapie mit Thiopurinen.

Tab. 6.36: Substrate der Thiopurin-S-methyltransferase

Azathioprin	Cyclophosphamid	Mercaptopurin	Olanzapin	S-Adenosylmethionin
Cisplatin	Ciclosporin	Methotrexat	Prednison	Thioguanin

UDP-Glucuronosyltransferasen (UGTs)

UDP-Glucuronosyltransferasen (UGTs) gehören zu einer Superfamilie von Enzymen, die beim Menschen mit vier Unterfamilien vorkommt: UGT1, UTG2 (-2A und -2B), UGT3 und UGT8. UGT1 und UGT2 katalysieren die Übertragung des Glucuronsäure-Anteils des Kosubstrats UDP-Glucuronsäure auf nucleophile Gruppen (-OH, -NH_2, -SH, -COOH) von sowohl endo- als auch exogenen Substraten (Abb. 6.10).

Die Konjugation führt dazu, dass die Moleküle wasserlöslicher werden und renal ausgeschieden werden können. Oder die modifizierten Wirkstoffe besitzen molekulare Massen, die eine Ausscheidung in die Galle ermöglichen. Neben vielen endogenen Stoffen, wie Bilirubin, Steroidhormonen, Gallensäuren, biogenen Aminen und fettlöslichen Aminen, sind vor allem auch Arzneistoffe und Xenobiotika Substrate für UGTs. Circa 40–70 % aller zugelassenen Arzneimittel werden durch Glucuronidierung metabolisiert. Die Leber ist dabei das Hauptorgan für Glucuronidierungsreaktionen, jedoch weisen auch andere Organe, wie die Niere und der Darm, mitunter hohe UGT-Expressionslevel auf, die auf signifikante, extrahepatische Glucuronidierungsaktivitäten schließen lassen.

Etliche der UDP-Glucuronosyltransferasen weisen genetische Polymorphismen auf. Derzeit sind über 100 verschiedene UGT1A1-Gen-Varianten beschrieben. Darunter

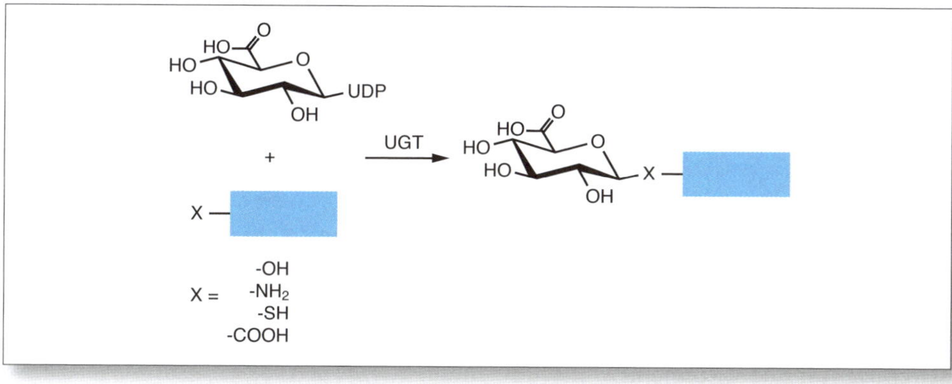

Abb. 6.10: Schematische Darstellung der von UDP-Glucuronosyltransferasen katalysierten Reaktion. UGTs übertragen Glucuronsäure vom Kosubstrat UDP-Glucuronsäure auf verschiedene nucleophile Gruppen von Substraten.

befinden sich sowohl *loss-of function-* als auch *gain-of-function*-Varianten. Bei einem kompletten Fehlen der UGT1A1-Aktivität kommt es zu schweren Komplikationen (Crigler-Najjar Typ I (CN1)-Erkrankung), da Bilirubin nicht mehr effizient ausgeschieden werden kann. Ein Allel der UDP-Glucuronosyltransferase (UTG1A1*28) ist ursächlich verantwortlich für das Gilbert-Syndrom, das eine autosomal rezessive Transport- und Stoffwechselstörung von Bilirubin darstellt, die jedoch keinen eigenen Krankheitswert besitzt (Strassburg, 2008). Dieses Allel, und wahrscheinlich auch noch die Allele *60 und *93, spielen eine wichtige Rolle bei Unverträglichkeitsreaktionen beim Einsatz von Irinotecan und Etoposid.

Tab. 6.37: Ausgewählte Genotypen für UGT1A1-Allele

Allel	SNP und Charakteristika	Enzymaktivität
*1	Wildtyp	normale Aktivität
*6	rs4148323 (c.211G>A; G71R)	reduzierte Aktivität
*27	rs35350960 (c.686C>A; P229Q	reduzierte Aktivität
*28	rs8175347 (c.-53-52TA[6]>TA[7])	reduzierte Aktivität
*36	rs8175347 (c.-53-52TA[6]>TA[5])	gesteigerte Aktivität
*37	rs8175347 (c.-53-52TA[6]>TA[8])	reduzierte Aktivität
*60	rs4124874 (c.862-10021T>G)	unbekannt
*80	rs887829 (c.-364C>T)	reduzierte Aktivität

Die am meisten verbreiteten Varianten des UGT1A1-Gens sind Allele, die verschiedene Blöcke des Dinukleotids TA ins TATAA-Consensus-Promotorelement inseriert enthalten, das 53 Nukleotide *upstream* von der Translationsstartstelle liegt. Der SNP trägt die Annotation rs8175347. Die Zahl der Dinukleotid-Blöcke reicht von 5 bis 8. $(TA)_6$ (UGT1A1*1) und $(TA)_7$ (UGT1A1*28) sind die häufigsten Varianten, wohingegen $(TA)_5$ (UGT1A1*36) und $(TA)_8$ (UGT1A1*37) deutlich seltener sind (Hall et al., 1999).

Ähnlich wichtig wie UDP-Glucuronosyltransferase-Substrate sind auch UDP-Glucuronosyltransferase-Inhibitoren (Tab. 6.38). Diese werden dann relevant, wenn ein Patient, der Träger eines Allels mit reduzierter Aktivität ist, einen solchen Wirkstoff, darunter Atazanavir, Indinavir oder Tranilast, einnimmt. Dann kann das bereits unterrepräsentierte Enzym soweit gehemmt werden, dass Bilirubin nicht mehr ausreichend glucuronidiert werden kann. Dies kann zu Symptomen einer Gelbsucht führen, die die Patienten extrem verunsichern können.

Tab. 6.38: Wirkstoffe, die bei einem UDP-Glucuronosyltransferase-Mangel vorsichtig eingesetzt werden sollten

Amitriptylin	Atazanavir	Bilirubin	Carvedilol	Clofibrat
Codein	Cyclobenzaprin	Diclofenac	Etoposid	Fenofibrat
Flavopiridol	Flavopiridol	Furosemid	Gemfibrozil	Glipizid
Irbesartan	Lamotrigin	Levothyroxin	Metoclopramid	Metronidazol
Morphin	Naloxon	Naproxen	Olanzapin	Oxazepam
Paracetamol	Propofol	Raloxifen	Ritonavir	Tramadol
Valdecoxib	Valproinsäure	Zidovudin		

N-Acetyltransferasen (NAT1 und NAT2)

Auch die N-Acetyltransferasen NAT1 und NAT2 sind am Arzneistoffstoffwechsel maßgeblich beteiligt. Sie modifizieren etliche pharmazeutische Wirkstoffe und Xenobiotika durch Acetylierung (Abb. 6.11).

Die kodierenden Gene sind hochgradig polymorph: Derzeit sind 28 *NAT1*- und 88 *NAT2*-Allele bekannt. Sowohl für *NAT1* als auch für *NAT2* sind die *4-Allele die Wildtyp-Allele. Obwohl für *Nat1* Allele mit reduzierter oder komplett fehlender Aktivität bekannt sind (Tab. 6.39), sind bisher keine klinisch relevanten Phänotypen zu beobachten.

Etwas anders sieht es demgegenüber bei der NAT2 aus. Ursprünglich wurden Unterschiede im Metabolismus beim Einsatz des Tuberkulostatikums Isoniazid beobachtet, wobei sich »schnelle« (zwei schnelle Allele), »langsame« (zwei langsame Allele) und »intermediäre« (ein langsames und ein schnelles Allel) Acetylierertypen unterscheiden ließen. Für das *NAT2*-Gen sind vor allem die vier Varianten-Allele NAT2*5B, *6A, *7B und *14A bedeutsam (Tab. 6.40).

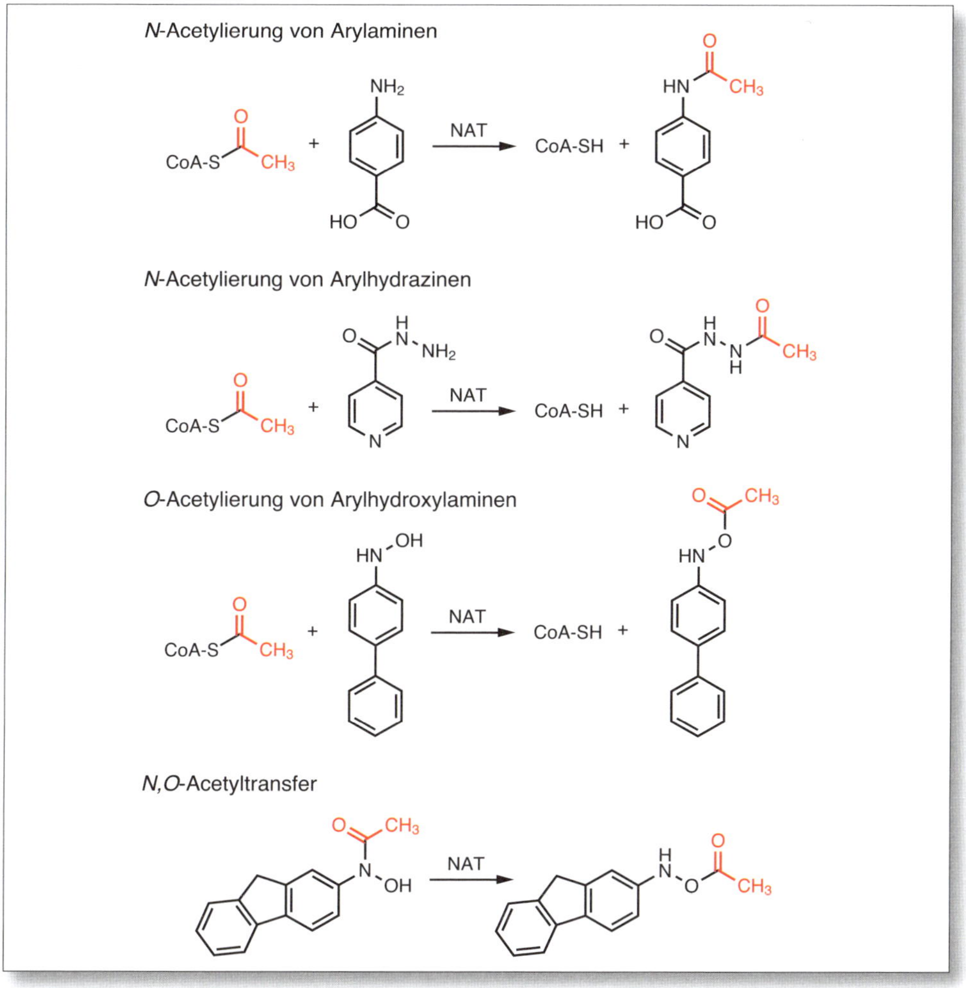

Abb. 6.11: N-Acetyltransferasen können auf verschiedene Arten Substrate acetylieren (Sim et al., 2008).

Tab. 6.39: Ausgewählte Genotypen für *NAT1*-Allele

Allel	SNP und Charakteristika	Enzymaktivität
*4	Wildtyp	normale Aktivität
*14A	rs4986782 (560G>A), rs1057126 (1088T>A), rs15561 (1095C>A)	reduzierte Aktivität
*17	rs56379106 (190C>T)	reduzierte Aktivität
*22	rs56172717 (752A>T)	reduzierte Aktivität
*15	rs5030839 (559C>T), R187Stopp	keine Aktivität
*19B	rs56318881 (97C>T), R33Stopp; rs56379106 (190C>T)	keine Aktivität

Tab. 6.40: Ausgewählte Genotypen für *NAT2*-Allele

Allel	**SNP und Charakteristika**	**Enzymaktivität**
*4	Wildtyp	normale Aktivität
*5B	rs1801280 (341T>C); rs1799929 (481C>T); rs1208 (803A>G)	reduzierte Aktivität
*6A	rs1041983 (282C>T); rs1799930 (590G>A)	reduzierte Aktivität
*7B	rs1041983 (282C>T); rs1799931 (857G>A)	reduzierte Aktivität
*14A	rs1801279 (191G>A)	reduzierte Aktivität

NAT2-bedingte unerwünschte Arzneimittelwirkungen äußern sich bei »langsamen Acetylierern« z. B. als periphere Neuropathie unter einer Isoniazid-Therapie oder Hypersensitivität gegenüber Sulfonamiden, sowie bei »schnellen Acetylierern« durch Leukopenie unter der Einnahme von Amonafid, einem chemotherapeutischen Prodrug. Die Prävalenz der varianten *NAT2*-Allele zeigt starke ethnische Unterschiede: In Europa zählen ca. 40–70 % der Bevölkerung zu den »langsamen Acetylierern«. Bei Afrikanern liegt die Quote der »langsamen Acetylierer« bei ca. 90 %, und in der orientalischen Bevölkerung sind nur etwa 10 % Träger einer inaktiven Genkopie.

Neben Isoniazid sind vor allem Hydralazin, Coffein, Metamizol und Sulfonamide wichtige Substrate für eine N-Acetyltransferase (Tab. 6.41).

Tab. 6.41: Wirkstoffe, die bei einem N-Acetyltransferase-Mangel vorsichtig eingesetzt werden sollten

Acetylsalicylsäure	Coffein	Ethambutol	Hydralazin	Isoniazid
Metamizol	Paraxanthin	Pyrazinamid	Pyridoxal-phosphat	Rifampicin
Streptomycin	Sulfamethazin	Sulfamethoxazol	Sulfapyridin	Sulfasalazin
Trimethoprim				

Literatur

Aquilante CL, Niemi M, Gong L, Altman RB, Klein TE (2013). PharmGKB summary: very important pharmacogene information for cytochrome P450, family 2, subfamily C, polypeptide 8. Pharmacogenet Genomics 23: 721–728.

Benowitz NL, Swan GE, Jacob P 3rd, Lessov-Schlaggar CN, Tyndale RF (2006) CYP2A6 genotype and the metabolism and disposition kinetics of nicotine. Clin Pharmacol Ther 80: 457–467.

Birdwell KA, Decker B, Barbarino JM, Peterson JF, Stein CM, Sadee W, Wang D, Vinks AA, He Y, Swen JJ, Leeder JS, van Schaik R, Thummel KE, Klein TE, Caudle KE, MacPhee IA (2015) Clinical

Pharmacogenetics Implementation Consortium (CPIC) Guidelines for CYP3A5 genotype and tacrolimus dosing. Clin Pharmacol Ther 98: 19–24.

Cannella G, Paoletti E, Barocci S, Massarino F, Delfino R, Ravera G et al. (1998) Angiotensin-converting enzyme gene polymorphism and reversibility of uremic left ventricular hypertrophy following long-term antihypertensive therapy. Kidney Int 54: 618–626.

Caudle KE, Rettie AE, Whirl-Carrillo M, Smith LH, Mintzer S, Lee MT, Klein TE, Callaghan JT (2014) Clinical pharmacogenetics implementation consortium guidelines for CYP2C9 and HLA-B genotypes and phenytoin dosing. Clin Pharmacol Ther 96: 542–548.

Cooke GE, Bray PF et al. (1998) PlA2 polymorphism and efficacy of aspirin. Lancet 351(9111): 1253.

Crews KR, Gaedigk A, Dunnenberger HM, Leeder JS, Klein TE, Caudle KE, Haidar CE, Shen DD, Callaghan JT, Sadhasivam S, Prows CA, Kharasch ED, Skaar TC (2014). Clinical Pharmacogenetics Implementation Consortium guidelines for cytochrome P450 2D6 genotype and codeine therapy: 2014 update. Clin Pharmacol Ther 95: 376–382.

Cusi D, Barlassina C et al. (1997) Polymorphisms of alpha-adducin and salt sensitivity in patients with essential hypertension. Lancet 349(9062): 1353–1357.

Dishy V, Sofowora GG et al. (2001) The effect of common polymorphisms of the beta2-adrenergic receptor on agonist-mediated vascular desensitization. N Engl J Med 345: 1030–1035.

Drazen JM, Yandava CN et al. (1999) Pharmacogenetic association between ALOX5 promoter genotype and the response to anti-asthma treatment. Nat Genet 22: 168–170.

Drysdale CM, McGraw DW et al. (2000) Complex promoter and coding region beta 2-adrenergic receptor haplotypes alter receptor expression and predict in vivo responsiveness. Proc Natl Acad Sci U S A 97: 10483–10488.

Esteller M, Garcia-Foncillas J et al. (2000) Inactivation of the DNA-repair gene MGMT and the clinical response of gliomas to alkylating agents. N Engl J Med 343: 1350–1354.

Hall D, Ybazeta G, Destro-Bisol G, Petzl-Erler ML, Di Rienzo A (1999) Variability at the uridine diphosphate glucuronosyltransferase 1A1 promoter in human populations and primates. Pharmacogenetics 9: 591–599.

Hicks JK, Swen JJ, Thorn CF, Sangkuhl K, Kharasch ED, Ellingrod VL, Skaar TC, Müller DJ, Gaedigk A, Stingl JC (2013) Clinical Pharmacogenetics Implementation Consortium guideline for CYP2D6 and CYP2C19 genotypes and dosing of tricyclic antidepressants. Clin Pharmacol Ther 93: 402–408.

Hirano M, Maeda K, Shitara Y, Sugiyama Y (2004) Contribution of OATP2 (OATP1B1) and OATP8 (OATP1B3) to the hepatic uptake of pitavastatin in humans. J Pharmacol Exp Ther 311: 139–146.

Hodges LM, Markova SM, Chinn LW, Gow JM, Kroetz DL, Klein TE, Altman RB (2011) Very important pharmacogene summary: ABCB1 (MDR1, P-glycoprotein). Pharmacogenet Genomics 21: 152–161.

Israel E, Drazen JM et al. (2000) The effect of polymorphisms of the beta(2)-adrenergic receptor on the response to regular use of albuterol in asthma. Am J Respir Crit Care Med 162: 75–80.

Kaiser R, Hofer A et al. (2003) L-Dopa-induced adverse effects in PD and dopamine transporter gene polymorphism. Neurology 60: 1750–1755.

Kim RB, Leake BF, Choo EF, Dresser GK, Kubba SV, Schwarz UI, Taylor A, Xie HG, McKinsey J, Zhou S, Lan LB, Schuetz JD, Schuetz EG, Wilkinson GR (2001) Identification of functionally variant MDR1 alleles among European Americans and African Americans. Clin Pharmacol Ther 70: 189–199.

Kirchheiner J, Nickchen K, Sasse J, Bauer M, Roots I, Brockmöller J (2007). A 40-basepair VNTR polymorphism in the dopamine transporter (DAT1) gene and the rapid response to antidepressant treatment. Pharmacogenomics J 7: 48–55

Klein TE, Altman RB, Eriksson N, Gage BF, Kimmel SE, Lee MT et al. (2009) Estimation of the warfarin dose with clinical and pharmacogenetic data. New Engl J Med 360: 753–764.

Kroetz DL, Pauli-Magnus C, Hodges LM, Huang CC, Kawamoto M, Johns SJ, Stryke D, Ferrin TE, DeYoung J, Taylor T, Carlson EJ, Herskowitz I, Giacomini KM, Clark AG (2003) Sequence diversity and haplotype structure in the human ABCB1 (MDR1, multidrug resistance transporter) gene. Pharmacogenetics 13: 481–494.

Kuehl P, Zhang J, Lin Y, Lamba J, Assem M, Schuetz J, Watkins PB, Daly A, Wrighton SA, Hall SD, Maurel P, Relling M, Brimer C, Yasuda K, Venkataramanan R, Strom S, Thummel K, Boguski MS, Schuetz E (2001) Sequence diversity in CYP3A promoters and characterization of the genetic basis of polymorphic CYP3A5 expression. Nat Genet 27: 383–391.

Kuivenhoven JA, Jukema JW et al. (1998). The role of a common variant of the cholesteryl ester transfer protein gene in the progression of coronary atherosclerosis. The Regression Growth Evaluation Statin Study Group. N Engl J Med 338: 86–93.

Lamba J, Hebert JM, Schuetz EG, Klein TE, Altman RB (2012) PharmGKB summary: very important pharmacogene information for CYP3A5. Pharmacogenet Genomics 22: 555–558.

Luo HR, Poland RE, Lin KM, Wan YJ (2006) Genetic polymorphism of cytochrome P450 2C19 in Mexican Americans: a cross-ethnic comparative study. Clin Pharmacol Ther 80: 33–40.

Masellis M, Basile V, Meltzer HY, Lieberman JA, Sevy S, Macciardi FM, Cola P, Howard A, Badri F, Nöthen MM, Kalow W, Kennedy JL (1998) Serotonin subtype 2 receptor genes and clinical response to clozapine in schizophrenia patients. Neuropsychopharmacology 19: 123–132.

McDonagh EM, Bautista JM, Youngster I, Altman RB, Klein TE (2013) PharmGKB summary: methylene blue pathway. Pharmacogenetics Genomics 23: 498–508.

McDonagh EM, Thorn CF, Bautista JM, Youngster I, Altman RB, Klein TE (2012) PharmGKB summary: very important pharmacogene information for G6PD. Pharmacogenet. Genomics 22: 219–228.

McDonagh EM, Wassenaar C, David SP, Tyndale RF, Altman RB, Whirl-Carrillo M, Klein TE (2012) PharmGKB summary: very important pharmacogene information for cytochrome P-450, family 2, subfamily A, polypeptide 6. Pharmacogenet Genomics 22: 695–708.

Michelson AD, Furman MI et al. (2000) Platelet GP IIIa Pl(A) polymorphisms display different sensitivities to agonists. Circulation 101: 1013–1018.

Miksys S, Tyndale RF (2004) The unique regulation of brain cytochrome P450 2 (CYP2) family enzymes by drugs and genetics. Drug Metab Rev 36: 313–333.

Oshiro C, Mangravite L, Klein T, Altman R (2010) PharmGKB very important pharmacogene: SLCO1B1. Pharmacogenet Genomics 20: 211–216.

Owen RP, Sangkuhl K, Klein TE, Altman RB (2009) Cytochrome P450 2D6. Pharmacogenet Genomics19: 559–562.

Park SR, Kong SY, Nam BH, Choi IJ, Kim CG, Lee JY, Cho SJ, Kim YW, Ryu KW, Lee JH, Rhee J, Park YI, Kim NK (2011) CYP2A6 and ERCC1 polymorphisms correlate with efficacy of S-1 plus cisplatin in metastatic gastric cancer patients. Br J Cancer 104: 1126–1134.

Poirier J, Delisle MC et al. (1995) Apolipoprotein E4 allele as a predictor of cholinergic deficits and treatment outcome in Alzheimer disease. Proc Natl Acad Sci U S A 92: 12260–12264.

Prasad A, Narayanan S, Husain S, Padder F, Waclawiw M, Epstein N et al. (2000) Insertion-deletion polymorphism of the ACE gene modulates reversibility of endothelial dysfunction with ACE inhibition. Circulation102: 35–41.

Scott SA, Sangkuhl K, Shuldiner AR, Hulot JS, Thorn CF, Altman RB, Klein TE (2012) PharmGKB summary: very important pharmacogene information for cytochrome P450, family 2, subfamily C, polypeptide 19. Pharmacogenet Genomics 22: 159–165.

Scott SA, Sangkuhl K, Stein CM, Hulot JS, Mega JL, Roden DM, Klein TE, Sabatine MS, Johnson JA, Shuldiner AR (2013) Clinical Pharmacogenetics Implementation Consortium guidelines for CYP2C19 genotype and clopidogrel therapy: 2013 update. Clin Pharmacol Ther 94: 317–323

Sesti F, Abbott GW et al. (2000) A common polymorphism associated with antibiotic-induced cardiac arrhythmia. Proc Natl Acad Sci U S A 97(19): 10613–10618.

Sim E, Lack N, Wang C-J, Long H (2008) Arylamine N-acetyltransferases: Structural and functional implications of polymorphisms. Toxicol 254: 170–183.

Stavroulakis GA, Makris TK, Krespi PG, Hatzizacharias AN, Gialeraki AE, Anastasiadis G et al. (2000) Predicting response to chronic antihypertensive treatment with fosinopril: the role of angiotensin-converting enzyme gene polymorphism. Cardiovasc Drugs Ther 14: 427–432.

Strassburg CP (2008) Pharmacogenetics of Gilbert's syndrome. Pharmacogenomics 9: 703–715.

Thorn CF, Aklillu E, Klein TE, Altman RB (2012) PharmGKB summary: very important pharmacogene information for CYP1A2. Pharmacogenet Genomics 22: 73–77.

Thorn CF, Lamba JK, Lamba V, Klein TE, Altman RB (2010) PharmGKB summary: very important pharmacogene information for CYP2B6. Pharmacogenet Genomics 20: 520–523.

Thorn CF, Marsh S, Carrillo MW, McLeod HL, Klein TE, Altman RB (2010) PharmGKB summary: fluoropyrimidine pathways. Pharmacogenetics Genomics 21: 237–242.

Ueda S, Meredith PA et al. (1998) ACE (I/D) genotype as a predictor of the magnitude and duration of the response to an ACE inhibitor drug (enalaprilat) in humans. Circulation 98: 2148–2153.

Van Booven D, Marsh S, McLeod H, Carrillo MW, Sangkuhl K, Klein TE, Altman RB (2010) Cytochrome P450 2C9-CYP2C9. Pharmacogenet Genomics 20: 277–281.

Wheeler GL, Braden GA et al. (2002) Reduced inhibition by abciximab in platelets with the PlA2 polymorphism. Am Heart J 143: 76–82.

Zanger UM, Klein K, Saussele T, Blievernicht J, Hofmann MH, Schwab M (2004) Polymorphic CYP2B6: molecular mechanisms and emerging clinical significance. Pharmacogenomics 8: 743–759.

Zaza G, Cheok M, Krynetskaia N, Thorn C, Stocco G, Hebert JM, McLeod H, Weinshilboum RM, Relling MV, Evans WE, Klein TE, Altman RB (2010) Thiopurine pathway. Pharmacogenetics Genomics 20: 573–574.

7 Wirkstoff-Unverträglichkeiten bei Vorliegen bestimmter HLA-Haplotypen und die klinischen Konsequenzen

Wirkstoffe:
Allopurinol, Abacavir, Carbamazepin, (Oxcarbazepin), Flucloxacillin, Lapatinib, Phenytoin, (Fosphenytoin), Ribavirin

Die Wirkstoffe Allopurinol, Abacavir, Carbamazepin, Lapatinib und Phenytoin sind bei bestimmten Patienten mit schweren, unerwünschten Hautreaktionen (*severe cutaneous adverse reactions* = SCAR), dem Stevens-Johnson-Syndrom und der toxischen epidermalen Nekrolyse (Allopurinol, Abacavir, Carbamazepin) oder mit vermehrt auftretenden Leberschäden (Lapatinib) assoziiert. Man weiß, dass hierfür bestimmte Allelvarianten des Haupthistokompatibilitätskomplexes verantwortlich sind.

Der menschliche Haupthistokompatibilitätskomplex (MHC) umfasst die Gene für Human-Leukozyten-Antigen (HLA) Klasse I und Klasse II. Der HLA-Klasse-I-Komplex besteht aus den drei Genen HLA-A, HLA-B und HLA-C; zum HLA-Klasse-II-Komplex zählen die Gene HLA-DR, HLA-DP und HLA-DQ. Die HLA-Gene, insbesondere das HLA-B, gehören zu den variabelsten Genen im menschlichen Genom mit derzeit über 14.000 HLA-I-und HLA-II-Allelen (Robinson et al., 2015).

Die HLA-Moleküle spielen eine entscheidende Rolle im Immunsystem. Sie binden endogene und exogene Peptide, die aus eigenen oder fremden Proteinen stammen, und präsentieren diese den T-Zellen, die dann eine Antigen-spezifische Antwort initiieren. HLA-Klasse-I-Moleküle präsentieren Peptide von Proteinen, die von einer Zelle synthetisiert wurden, während HLA-Klasse-II-Moleküle Antigene präsentieren die von außen stammen, von besonderen Zellen aufgenommen wurden und von diesen zu Peptiden prozessiert wurden.

Eine Übersicht über die Wirkstoffe, für die das **Clinical Pharmacogenetics Implementation Consortium** CPIC und die **Dutch Pharmacogenetics Working Group** DPWG Guidelines erarbeitet haben und für die in den Zulassungsunterlagen relevante Informationen vorliegen, zeigt Tabelle 7.1.

Tab. 7.1: Übersicht über die Wirkstoffe, für im Zusammenhang mit kritischen HLA-Allelen Guidelines und relevante Informationen in den Zulassungsunterlagen vorliegen

Wirkstoff	HLA-B*58:01	HLA-B*57:01	HLA-B*15:02	HLA-A*31:01	DQA1*02:01 DRB1*07:01	HLA-B*44
Allopurinol	● CPIC, ● Fachgesellschaft					
Abacavir		● CPIC, ● DPWG, ● FDA, ● EMA, ● HCSC, ● PMDA				
Carbamazepin			● CPIC, ● Fachgesellschaft, ● FDA, ● HCSC, ● PMDA	● Fachgesellschaft, ● FDA, ● HCSC		
Oxcarbazepin			● FDA			
Flucloxacillin		○				
Lapatinib					○, ● FDA, ● EMA, ● HCSC	
Phenytoin			● CPIC, ● FDA, ● HCSC			
Fosphenytoin			● CPIC, ● FDA, ● HCSC			
Ribavirin						● DPWG

○: Keine Guideline oder Empfehlung einer Fachgesellschaft
●: Guideline des **Clinical Pharmacogenetics Implementation Consortiums** CPIC
●: Guideline der **Dutch Pharmacogenetics Working Group** DPWG
●: Guideline einer Fachgesellschaft
●: Informationen in Zulassungsunterlagen der **Food and Drug Administration** FDA
●: Informationen in Zulassungsunterlagen der **European Medicines Agency** EMA
●: Informationen in Zulassungsunterlagen von **Health Canada Santé Canada** HCSC
●: Informationen in Zulassungsunterlagen der **Pharmaceuticals and Medical Devices Agency, Japan** PMDA

7.1 Allopurinol und das HLA-B*58:01-Allel

Wirkstoff: Allopurinol

Tab. 7.2: Übersicht über die Guidelines, die für den Wirkstoff vorliegen

Wirkstoff	HLA-B*58:01
Allopurinol	● CPIC, ● Fachgesellschaft

●: Guideline des **Clinical Pharmacogenetics Implementation Consortiums** CPIC
●: Guideline einer Fachgesellschaft

Allopurinol und sein aktiver Metabolit Oxypurinol hemmen das Enzym Xanthinoxidase. Dadurch wird die Produktion von Harnsäure reduziert und in der Folge die Konzentration von Harnsäure im Serum und im Harn verringert. Zusätzlich führt der Einsatz von Allopurinol dazu, dass Hypoxanthin und Xanthin vermehrt in Nukleinsäuren eingebaut werden. Und beim Einsatz von Allopurinol wird durch Rückkopplungsinhibition die Purin-*de-novo*-Synthese verlangsamt.

All dies sind Gründe dafür, dass Allopurinol das am häufigsten verwendete Arzneimittel zur Behandlung der Hyperurikämie und Gicht ist. Zugelassen ist Allopurinol bei Hyperurikämie mit Serum-Harnsäurewerten ≥ 8,5 mg/dl, sofern eine Diät nicht ausreicht bzw. klinische Komplikationen der Hyperurikämie aufgetreten sind (manifeste Gicht, Uratnephropathie, Uratnephrolithiasis).

Allerdings ist die Einnahme von Allopurinol auch häufig mit schweren, unerwünschten Hautreaktionen (*severe cutaneous adverse reactions* = SCAR), dem Stevens-Johnson-Syndrom und der Toxischen epidermalen Nekrolyse (*toxic epidermal necrolysis* = TEN) assoziiert. Eine Allel-Variante des Human-Leukozyten-Antigens (HLA)-B, HLA-B*58:01, korreliert stark mit Allopurinol-induzierter SCAR.

Das HLA-B*58:01-Allel

Das HLA-B*58:01-Allel ist eine ganz bestimmte Variante, von der man weiß, dass sie an der Entstehung Allopurinol-induzierter, schwerer Hautreaktionen (SCAR) beteiligt ist. Dieses HLA-B-Molekül aktiviert T-Zellen wahrscheinlich über einen Wirkstoff-Peptid-Komplex, den die HLA-B-Moleküle den wirkstoffspezifischen T-Zellen präsentieren, die so aktiviert werden und Immunmediatoren freisetzen, die die schweren Nebenwirkungen verursachen. Alternativ ist auch denkbar, dass der Wirkstoff direkt mit dem HLA-B-Molekül reagiert und seine Spezifität dahingehend ändert, dass es T-Zellen aktiviert.

Da der SNP rs9263726 signifikant mit dem HLA-B*58:01-Allel assoziiert ist, kann dieser Marker auch verwendet werden, um gefährdete Patienten zu identifizieren (Tohkin et al., 2013). Zwei Guidelines sind auf PharmGKB publiziert, was deutlich macht, dass es sich hier um ein klinisch relevantes, aber auch vermeidbares Problem handelt.

Das CPIC gibt für den Einsatz von Allopurinol im Zusammenhang mit Risiko-HLA-B-Haplotypen folgende Empfehlung (Saito et al., 2016):

Tab. 7.3: Anwendungsempfehlungen für Allopurinol im Zusammenhang mit Risiko-HLA-B-Haplotypen

Genotyp	Beispiele für Diplotypen	Empfehlung
*X/*X	Niedriges oder deutlich reduziertes Risiko für das Auftreten einer Allopurinol-induzierten SCAR	Allopurinol in der Standard-dosierung einsetzen
HLA-B*58:01/*X	Signifikant erhöhtes Risiko für das Auftreten einer Allo-purinol-induzierten SCAR	Allopurinol ist kontraindiziert
HLA-B*58:01/HLA-B*58:01	Signifikant erhöhtes Risiko für das Auftreten einer Allopuri-nol-induzierten SCAR	Allopurinol ist kontraindiziert

*X: irgend ein HLA-B-Haplotyp außer HLA-B*58:01

Auch ***The American College of Rheumatology*** gibt in ihrer Gicht-Leitlinie dringende Handlungsempfehlungen für Risikopatienten (Khanna D et al., 2012). Dort heißt es:

Patienten koreanischer Abstammung mit einem HLA-B*58:01 und einer chronischen Nierenerkrankung im Stadium 3 oder schlechter (HLA-B*58:01 Allele-Frequenz ~12 %), der Han Chinesen oder Thai unabhängig vom Stadium der Nierenerkrankung (HLA-B*58:01 Allele-Frequenz ~6–8 %), sind Risikopatienten für ein HLA-B*58:01-assoziiertes Allopurinol-Hypersensitivitätssyndrom (AHS). Diesen Patienten sollte daher ein anderes Medikament als Allopurinol verordnet werden.

7.2 Abacavir und das HLA-B*57:01-Allel

Wirkstoff: Abacavir

Tab. 7.4: Übersicht über Guidelines und Zulassungsinformationen, die für den Wirkstoff vorliegen

Wirkstoff	HLA-B*57:01
Abacavir	●●●●●●

●: Guideline des **Clinical Pharmacogenetics Implementation Consortiums** CPIC
●: Guideline der **Dutch Pharmacogenetics Working Group** DPWG
●: Informationen in Zulassungsunterlagen der **Food and Drug Administration** FDA
●: Informationen in Zulassungsunterlagen der **European Medicines Agency** EMA

●: Informationen in Zulassungsunterlagen von **Health Canada Santé Canada** HCSC
●: Informationen in Zulassungsunterlagen der **Pharmaceuticals and Medical Devices Agency, Japan** PMDA

Abacavir gehört zur Gruppe der nukleosidischen Reverse-Transkriptase-Inhibitoren (NRTI). In der Zelle wird Abacavir durch zelluläre Enzyme in den aktiven Metaboliten Carbovir-Triphosphat, einem dGTP-Analogon, umgewandelt. Carbovir-Triphosphat inhibiert die Aktivität der HIV-Reversen-Transkriptase (RT), indem es zum einen das natürliche Substrat dGTP verdrängt und zum anderen nur sehr ineffizient in die virale DNA eingebaut wird. Wenn Carbovir-Triphosphat eingebaut wird, fungiert das eingebaute Carbovir-Monophosphat wegen des Fehlens der 3'-OH-Gruppe am Ribose-Analogteil des Moleküls als Kettenabbruchgruppe.

Das HLA-B*57:01-Allel

Für einige Patienten ist die Einnahme dieses Wirkstoffs so gefährlich, dass zwischenzeitlich Tests vorgeschrieben sind, um diese Patienten zu identifizieren. Diese Patienten sind Träger des HLA-B*57:01-Allels. Bei ihnen kommt es zu teilweise lebensbedrohlichen Überempfindlichkeitsreaktionen. 5–8 % der HIV-infizierten Patienten entwickeln unter einer Abacavir-Therapie Nebenwirkungen mit Multiorganbeteiligung. Die unspezifischen Frühsymptome dieser Reaktion wie Fieber, Exantheme, respiratorische und gastrointestinale Beschwerden, Muskel- und Gelenkschmerzen sowie allgemeine Abgeschlagenheit können leicht mit respiratorischen Erkrankungen oder Gastroenteritiden verwechselt werden.

Im Rahmen einer randomisierten Doppelblindstudie (PREDICT-1) konnte gezeigt werden, dass das prospektive Screening für HLA-B*57:01 bei Kaukasiern zu einer signifikanten Reduktion des Risikos einer klinisch vermuteten Hypersensibilitätsreaktion (HSR) führte. Der negative prädiktive Wert des HLA-B*57:01-Nachweises für eine Abacavir-HSR lag bei 100 %. Angesichts dieser Ergebnisse wird empfohlen, dass alle Abacavir-naiven Patienten auf HLA-B*57:01 untersucht werden.

Das Bundesinstitut für Arzneimittel und Medizinprodukte (BfArM) ebenso wie die aktuellen europäischen Richtlinien (EACS) weisen ausdrücklich auf die Notwendigkeit eines pharmakogenetischen Tests auf das HLA-B*57:01-Allel unabhängig von der ethnischen Zugehörigkeit im Rahmen einer Erstuntersuchung hin. Die DHHS-Richtlinien (Department of Health and Human Services) fordern eine HLA-B*57:01-Bestimmung, bevor eine Umstellung auf eine Therapie mit Abacavir erfolgt. Und die Food and Drug Administration (FDA) empfiehlt sogar ein HLA-B*57:01-Screening auch bei Patienten, die bereits Abacavir bekommen und bisher keine HSR entwickelt haben, wenn eine Wiederaufnahme der Abacavir-Therapie geplant ist. Zwei Guidelines sind zudem auf PharmGKB publiziert.

Das CPIC gibt für den Einsatz von Abacavir im Zusammenhang mit Risiko-HLA-B-Haplotypen folgende Empfehlung (Martin et al., 2014):

Tab. 7.5: Anwendungsempfehlungen für Abacavir im Zusammenhang mit Risiko-HLA-B*57:01-Haplotypen

Genotyp	Beispiele für Diplotypen	Empfehlung
*X/*X	Niedriges oder deutlich reduziertes Risiko für eine Abacavir-Hypersensibilitätsreaktion (HSR)	Abacavir in der Standarddosierung einsetzen
HLA-B*57:01/*X	Signifikant erhöhtes Risiko für eine Abacavir-Hypersensibilitätsreaktion (HSR)	Der Einsatz von Abacavir wird nicht empfohlen
HLA-B*57:01/ HLA-B*57:01	Signifikant erhöhtes Risiko für eine Abacavir-Hypersensibilitätsreaktion (HSR)	Der Einsatz von Abacavir wird nicht empfohlen

*X: irgend ein HLA-B-Haplotyp außer HLA-B*57:01

Die DPWG gibt für den Einsatz von Abacavir im Zusammenhang mit Risiko-HLA-B-Haplotypen folgende Empfehlung:

»Ein alternativer Wirkstoff zu Abacavir sollte bei den Patienten gewählt werden, die Träger eines HLA-B*57:01-Allels sind (Patienten, die »HLA-B*57:01-positiv« sind)«.

In den Zulassungsunterlagen der FDA[1], der EMA[2], von HCSC[3] und der PMDA[4] wird ebenfalls auf die HLA-B-Haplotypen-Problematik für Abacavir hingewiesen.

1 https://www.pharmgkb.org/label/PA166104833
2 https://www.pharmgkb.org/label/PA166104896
3 https://www.pharmgkb.org/label/PA166127627
4 https://www.pharmgkb.org/label/PA166123553

7.3 Carbamazepin und die Allele HLA-B*15:02 und HLA-A*31:01

Wirkstoffe:
Carbamazepin, (Oxcarbazepin)

Tab. 7.6: Übersicht über die Wirkstoffe, für im Zusammenhang mit kritischen HLA-Allelen Guidelines und relevante Informationen in den Zulassungsunterlagen vorliegen

Wirkstoff	HLA-B*15:02	HLA-A*31:01
Carbamazepin	● CPIC ● Fachgesellschaft ● FDA ● HCSC ● PMDA	● Fachgesellschaft ● FDA ● HCSC
Oxcarbazepin	● FDA	

● (orange): Guideline des **Clinical Pharmacogenetics Implementation Consortiums** CPIC
● (blau): Guideline einer Fachgesellschaft
● (rot): Informationen in Zulassungsunterlagen der **Food and Drug Administration** FDA
● (hellgrau): Informationen in Zulassungsunterlagen von **Health Canada Santé Canada** HCSC
● (dunkelgrau): Informationen in Zulassungsunterlagen der **Pharmaceuticals and Medical Devices Agency, Japan** PMDA

Carbamazepin ist ein Antiepileptikum aus der Gruppe der Dibenzazepine, das vorwiegend gegen fokale Epilepsien eingesetzt wird. Darüber hinaus wird es auch als Phasenprophylaktikum bei verschiedenen psychiatrischen Erkrankungen eingesetzt. Zudem besitzt Carbamazepin anticholinerge, zentral antidiuretische, antiarrhythmische, muskelrelaxierende, antidepressive, sedative und neuromuskulär-blockierende Eigenschaften.

Die HLA-Allele HLA-B*15:02 und HLA-A*31:01

Die Einnahme von Carbamazepin kann mit schweren, unerwünschten Hautreaktionen (*severe cutaneous adverse reactions* = SCAR), dem Stevens-Johnson-Syndrom und der toxischen epidermalen Nekrolyse (*toxic epidermal necrolysis* = TEN) assoziiert sein. Eine Allel-Variante des Human-Leukozyten-Antigens (HLA)-B, HLA-B*15:02, korreliert stark mit Carbamazepin-induzierter SCAR. Diese Allel-Variante findet man vornehmlich bei Menschen asiatischen Ursprungs (Häufigkeit 2/1000). Bei der mittel- und nordeuropäischen Bevölkerung kommt dieser Genotyp noch seltener vor. 2011 wurde zusätzlich der Genotyp HLA-A*31:01 (Indikator-SNP rs1061235) als Auslöser dieser unerwünschten Arzneimittelwirkung identifiziert. Dieser Genotyp ist bei 2–5 % der Nord- und Mittel-Europäern nachweisbar. Bei Vorliegen dieses HLA-Allels steigt die Wahrscheinlichkeit des Auftretens einer Unverträglichkeitsreaktion von 5 auf 26 %. Das

Nichtvorhandensein dieses Allels senkt das Risiko von 5 auf 3,8 %. Die Genotypisierung vor der Verordnung kann sinnvoll sein, die FDA schreibt sie bereits vor.

Eine Guideline des CPIC und zwei Empfehlungen der **Clinical Recommendation Group des Canadian Pharmacogenomics Network for Drug Safety** CPNDS sind zudem auf PharmGKB publiziert.

Das CPIC gibt für den Einsatz von Carbamazepin im Zusammenhang mit Risiko-HLA-B-Haplotypen folgende Empfehlung (Leckband et al., 2013):

Tab. 7.7: Anwendungsempfehlungen für Carbamazepin im Zusammenhang mit Risiko-HLA-A*15:02-Haplotypen

Genotyp	Beispiele für Diplotypen	Empfehlung
*X/*X	Niedriges oder deutlich reduziertes Risiko für eine Carbamazepin-assoziierte kutane Unverträglichkeitsreaktion	Carbamazepin kann in der Standarddosierung einsetzt werden.
HLA-B*15:02/*X	Signifikant erhöhtes Risiko für eine Carbamazepin-assoziierte kutane Unverträglichkeitsreaktion	A. Carbamazepin-naive Patienten sollten nicht mit Carbamazepin behandelt werden. B. (Optional) Wurde ein Patient zuvor bereits länger als drei Monate mit Carbamazepin behandelt ohne dass kutane Unverträglichkeitsreaktionen aufgetreten sind, kann ein vorsichtiger Einsatz von Carbamazepin in Erwägung gezogen werden.
HLA-B*15:02/ HLA-B*15:02	Signifikant erhöhtes Risiko für eine Carbamazepin-assoziierte kutane Unverträglichkeitsreaktion	A. Carbamazepin-naive Patienten sollten nicht mit Carbamazepin behandelt werden. B. (Optional) Wurde ein Patient zuvor bereits länger als drei Monate mit Carbamazepin behandelt ohne dass kutane Unverträglichkeitsreaktionen aufgetreten sind, kann ein vorsichtiger Einsatz von Carbamazepin in Erwägung gezogen werden.

*X: irgend ein HLA-B Haplotyp außer HLA-B*15:02

Die CPNDS hat je eine Richtlinie für den Einsatz von Carbamazepin (CBZ) bei Trägern eines HLA-B*15:02-Allels und eines HLA-A*31:01-Allels publiziert (Amstutz et al., 2014). Danach wird empfohlen, Carbamazepin nicht CBZ-naive Patienten zu verordnen, wenn sie Träger mindestens eines HLA-B*15:02-Allels oder eines HLA-A*31:01-Allels sind.

In der HLA-A*31:01-Richtlinie heißt es: »Die Veranlassung eines genetischen Tests auf HLA-A*31:01 wird für alle CBZ-naiven Patienten empfohlen, bevor ihnen Carbamazepin verordnet wird. Wurde ein Patient zuvor bereits länger als drei Monate mit Carbamazepin behandelt ohne dass kutane Unverträglichkeitsreaktionen aufgetreten sind, wird ein genetischer Test auf HLA-A*31:01 nicht empfohlen (Evidenzlevel B). Für Patienten die zuvor Carbamazepin über eine kürzere Periode als drei Monate eingenommen haben, sollte ein genetischer Test auf HLA-A*31:01 in Erwägung gezogen werden (Evidenzlevel B) [...] Für Patienten, die positiv auf HLA-B*15:02 oder HLA-A*31:01 getestet wurden, sollte eine alternative Therapie als Erstlinientherapie gewählt werden (Evidenzlevel A). Dabei sollte an die Möglichkeit einer Kreuzreaktivität mit strukturähnlichen Antiepileptika (Oxcarbazepin, Lamotrigin, Phenytoin, Phenobarbital, Primidon) gedacht werden.«

In der HLA-B*15:02-Richtlinie heißt es analog: »Die Veranlassung eines genetischen Tests auf HLA-B*15:02 wird für alle CBZ-naiven Patienten empfohlen, bevor ihnen Carbamazepin verordnet wird. Wurde ein Patient zuvor bereits länger als drei Monate mit Carbamazepin behandelt ohne dass kutane Unverträglichkeitsreaktionen aufgetreten sind, wird ein genetischer Test auf HLA-B*15:02 nicht empfohlen (Evidenzlevel B). Für Patienten, die zuvor Carbamazepin über eine kürzere Periode als drei Monate eingenommen haben, sollte ein genetischer Test auf HLA-B*15:02 in Erwägung gezogen werden (Evidenzlevel B) [...] Für Patienten, die positiv auf HLA-B*15:02 oder HLA-A*31:01 getestet wurden, sollte eine alternative Therapie als Erstlinientherapie gewählt werden (Evidenzlevel A). Dabei sollte an die Möglichkeit einer Kreuzreaktivität mit strukturähnlichen Antiepileptika (Oxcarbazepin, Lamotrigin, Phenytoin, Phenobarbital, Primidon) gedacht werden.«

Die Zulassungsunterlagen der FDA[1, 2], von HCSC[3] und der PMDA[4] enthalten ebenfalls Hinweise auf die HLA-B- bzw. die HLA-A-Haplotypen-Problematik beim Einsatz von Carbamazepin.

1 https://www.pharmgkb.org/label/PA166104780
2 https://www.pharmgkb.org/label/PA166151882
3 https://www.pharmgkb.org/label/PA166127645
4 https://www.pharmgkb.org/label/PA166123532

7.4 Flucloxacillin und das HLA-B*57:01-Allel

Wirkstoff: Flucloxacillin

Tab. 7.8: Übersicht über den Wirkstoff mit kritischem HLA-Allel

Wirkstoff	HLA-B*57:01
Flucloxacillin	O

O: Keine Guideline oder Empfehlung einer Fachgesellschaft

Das Beta-Lactam-Antibiotikum Flucloxacillin verursacht in seltenen Fällen Wirkstoff-induzierte Leberschäden (*drug-induced liver injury*; DILI). Die Ursachen für diese seltenen, aber schwerwiegenden Komplikationen sind nach wie vor nicht verstanden. Allerdings deutet eine Genom-weite Assoziationsstudie (GWAS) mit 866.399 Markern bei 51 Patienten mit einer Flucloxacillin-DILI und 282 Kontroll-Individuen an, dass Träger eines bestimmten HLA-Allels besonders betroffen sein könnten.

Das HLA-Allel HLA-B*57:01

Für den Marker-SNP rs2395029[G] für das HLA-B*57:01-Allel ließ sich eine signifikante Assoziation mit dem Auftreten einer Flucloxacillin-DILI aufzeigen ($p = 8.7 \times 10^{-33}$) (Daly et al., 2009). Diese Assoziation wurde in einer zweiten Studie mit 23 Patienten mit einer Flucloxacillin-DILI bestätigt.

Noch hat diese Erkenntnis keinen Einzug in Guidelines oder Empfehlungen von Fachgesellschaften gefunden. Ein Grund dafür ist sicherlich auch, dass nur 1 von 500–1.000 HLA B*57:01-Trägern betroffen ist (Daly, 2012).

Allerdings ist das HLA-B*57:01-Allel auch hochsignifikant mit einer Abacavir-Unverträglichkeit assoziiert, so dass bei diesen Patienten der Einsatz von Flucloxacillin mit großer Vorsicht gewählt werden sollte.

7.5 Lapatinib und die HLA-Allele DQA1*02:01 oder DRB1*07:01

Wirkstoff: Lapatinib

Tab. 7.9: Übersicht über Guidelines und Zulassungsinformationen, die im Zusammenhang mit kritischen HLA-Allelen für den Wirkstoff vorliegen

Wirkstoff	DQA1*02:01, DRB1*07:01
Lapatinib	○●●●

○: Keine Guideline oder Empfehlung einer Fachgesellschaft
●: Informationen in Zulassungsunterlagen der **Food and Drug Administration** FDA
●: Informationen in Zulassungsunterlagen der **European Medicines Agency** EMA
●: Informationen in Zulassungsunterlagen von **Health Canada Santé Canada** HCSC

Lapatinib (Tyverb®) ist ein 4-Anilinochinazolin und wirkt als Tyrosinkinasehemmer der intrazellulären Tyrosinkinase-Domäne sowohl des epidermalen Wachstumsfaktorrezeptors Typ 1 (HER1/EGFR/ERBB1) als auch des epidermalen Wachstumsfaktorrezeptors Typ 2 (HER2/ERBB2). Ist Lapatinib an diese Rezeptoren gebunden (Dissoziationshalbwertszeit ≥ 300 Minuten), wird ein durch ErbB-kontrolliertes Tumorwachstum gestoppt.

Lapatinib wird in erster Linie durch CYP3A4 und CYP3A5, zu einem geringeren Teil auch durch CYP2C19 und CYP2C8 metabolisiert.

Lapatinib ist indiziert zur Behandlung von Patientinnen, die an einem Mammakarzinom erkrankt sind. Voraussetzung für den Einsatz von Lapatinib ist eine Überexpression des HER2- (ErbB2-) Gens.

Die HLA-Allele DQA1*02:01 oder DRB1*07:01

Zwischenzeitlich ist bekannt, dass Patientinnen, die Träger der HLA-Allele DQA1*02:01 und DRB1*07:01 sind, ein deutlich erhöhtes Risiko für eine Lapatinib-assoziierte Lebertoxizität besitzen. In einer großen, randomisierten klinischen Studie im Rahmen einer Tyverb®-Monotherapie (n = 1,194), lag die beobachtete kumulative Frequenz einer schweren Leberschädigung (ALT > fünfmal höher als hohe Normalwerte, NCI CTCAE Stadium 3) nach einem Jahr Behandlung bei 2,8 %. Die kumulative Frequenz schwerer Leberschädigungen lag bei Trägern der HLA-Allele DQA1*02:01 oder DRB1*07:01 bei 10,3 %, wohingegen sie bei anderen Patientinnen bei 0,5 % lag. Unter Kaukasiern, Asiaten, Afrikanern und Spaniern liegt die Allelfrequenz für die Risiko-Allele bei 15–25 %. In der japanischen Bevölkerung ist sie mit 1 % deutlich seltener (http://www.ema.europa.eu/docs/de_DE/document_library/EPAR_-_Product_Information/human/000795/WC500044957.pdf).

Zwar wurde bisher noch keine Guideline des CPIC oder der DPWG erarbeitet. Allerdings wird in den Zulassungsunterlagen der FDA[1], der EMA[2] und von HCSC[3] auf die HLA-DQA1*02:01- oder HLA-DRB1*07:01-Problematik hingewiesen.

7.6 Phenytoin, Fosphenytoin und das HLA-B*15:02-Allel

Wirkstoffe:
Phenytoin, (Fosphenytoin)

Tab. 7.10: Übersicht über die Wirkstoffe, für die im Zusammenhang mit kritischen HLA-Allelen Guidelines und relevante Informationen in den Zulassungsunterlagen vorliegen

Wirkstoff	HLA-B*15:02
Phenytoin	●●● (CPIC, FDA, HCSC)
Fosphenytoin	●●● (CPIC, FDA, HCSC)

●: Guideline des **Clinical Pharmacogenetics Implementation Consortiums** CPIC
●: Informationen in Zulassungsunterlagen der **Food and Drug Administration** FDA
●: Informationen in Zulassungsunterlagen von **Health Canada Santé Canada** HCSC

Phenytoin ist ein Antiepileptikum mit einer sehr engen therapeutischen Breite. Zudem zeigt es deutliche interindividuelle Schwankungen hinsichtlich Wirksamkeit und Verträglichkeit, die jedenfalls teilweise auf unterschiedliche Metabolisierer-Phänotypen für CYP2C9 zurückzuführen sind. Hinzu kommt aber ein erhebliches Sicherheitsrisiko für Träger eines HLA-B*15:02-Allels.

Das HLA-Allel HLA-B*15:02

Bei Trägern eines HLA-B*15:02-Allels wird überproportional häufig das Auftreten eines Stevens-Johnson-Syndroms (SJS) oder einer toxischen edidermalen Nekrolyse (TEN) beobachtet. Alle diese Beoabachtungen gelten auch für das Phenytoin-Prodrug Fosphenytoin.

1 https://www.pharmgkb.org/label/PA166151878
2 https://www.pharmgkb.org/label/PA166104840
3 https://www.pharmgkb.org/label/PA166127685

Das CPIC hat eine Guideline publiziert, in der Handlungsoptionen für den Einsatz von Phenytoin (und Fosphenytoin) aufgezeigt werden in Abhängigkeit von der An- bzw. Abwesenheit eines HLA-B*15:02-Allels und abhängig vom CYP2C9-Metabolisierer-Phänotyp.

Das CPIC gibt für den Einsatz von Phenytoin (und Fosphenytoin) im Zusammenhang mit Risiko-HLA-B-Haplotypen und dem CYP2C9-Metabolisierer-Phänotyp folgende Empfehlung (Caudle et al., 2014):

Tab. 7.11: Anwendungsempfehlungen für Phenytoin (und Fosphenytoin) im Zusammenhang mit Risiko-HLA-B-Haplotypen

Phänotyp/Genotyp	**HLA-B*15:02 positiv** **Genotyp: 1 oder 2 HLA-B*15-02-Allele**	**HLA-B*15:02 negativ** **Genotyp: Kein HLA-B*15-02-Allel**
CYP2C9 extensiver Metabolisierer (EM); normale Enzymaktivität; ~91 % der Patienten; z. B. Diplotyp *1/*1	Erhöhtes Risiko für ein Phenytoin-induziertes SJS/TEN. Empfehlung: Es wird dringend vom Einsatz von Phenytoin/Fosphenytoin abgeraten (stark).	Normaler Phenytoin-Metabolismus. Empfehlung: Die Therapie kann mit der empfohlenen Dosis begonnen werden (stark).
CYP2C9 intermediärer Metabolisierer (IM); reduzierte Enzymaktivität; ~8 % der Patienten; z. B. Diplotyp *1/*2, *1/*3	Erhöhtes Risiko für ein Phenytoin-induziertes SJS/TEN. Empfehlung: Es wird dringend vom Einsatz von Phenytoin/Fosphenytoin abgeraten (stark).	Reduzierter Phenytoin-Metabolismus und daraus resultierende höhere Plasmakonzentrationen mit einem steigenden Risiko für toxische Reaktionen. Empfehlung: Die Therapie sollte mit einer 25 % geringeren Dosis initiiert werden. Folgedosen sollten über ein TDM und über das therapeutische Ansprechen angepasst werden (moderat).
CYP2C9 langsamer Metabolisierer (PM); stark reduzierte Enzymaktivität; ~1 % der Patienten; z. B. Diplotyp *2/*2, *2/*3, *3/*3	Erhöhtes Risiko für ein Phenytoin-induziertes SJS/TEN. Empfehlung: Es wird dringend vom Einsatz von Phenytoin/Fosphenytoin abgeraten (stark).	Reduzierter Phenytoin-Metabolismus und daraus resultierende höhere Plasmakonzentrationen mit einem steigenden Risiko für unerwünschte Arzneimittelwirkungen. Empfehlung: Die Therapie sollte mit einer 50 % geringeren Dosis initiiert werden. Folgedosen sollten über ein TDM und über das therapeutische Ansprechen angepasst werden (stark).

Die Zulassungsunterlagen der FDA[1] und von HCSC[2] enthalten ebenfalls Hinweise auf die HLA-B-Haplotypen-Problematik beim Einsatz von Phenytoin.

7.7 Ribavirin und das HLA-B*44-Allel

Wirkstoff: Ribavirin

Tab. 7.12: Übersicht über die Guidelines, die im Zusammenhang mit kritischen HLA-Allelen für den Wirkstoff vorliegen

Wirkstoff	HLA-B*44
Ribavirin	●

●: Guideline der **Dutch Pharmacogenetics Working Group** DPWG

Ribavirin ist ein Prodrug, das intrazellulär sehr effizient durch die Adenosin-Kinase in Ribavirin-Mono-, -Di-, und -Triphosphate umgewandelt wird. Ribavirin-Triphosphat (RTP) ist ein potenter kompetitiver Inhibitor der Inosin-Monophosphat (IMP)-Dehydrogenase, der viralen RNA-Polymerase und der Messenger-RNA (mRNA)-Guanylyltransferase, wodurch das Capping der mRNA nicht mehr möglich ist. Das Nukleotid wird zudem in die genomische RNA von RNA-Viren integriert. Alle diese Eigenschaften führen dazu, dass der intrazelluläre GTP stark abnimmt, wodurch wiederum die virale RNA- und Proteinsynthese relevant gehemmt wird. Ferner führt der Einbau von RMP in die viralen Genome zu letalen Mutationen und zu einer in der Folge Abnahme der Viruszahl.

Ribavirin entfaltet Wirksamkeit gegenüber DNA- wie RNA-Viren. Am besten etabliert ist Ribavirin im Kombination mit pegyliertem Alfa-Interferon zur Behandlung der Hepatitis B und der Hepatitis C.

Das HLA-Allel HLA-B*44

Es gibt Hinweise darauf, dass eine Therapie mit Ribavirin am besten bei HLA-B*44-Allel-Trägern wirkt (Romero-Gómez et al., 2003). Die DPWG hat die Literatur zu den Dosisempfehlungen für Ribavirin basierend auf den HLA-B*44-Status ausgewertet. Dabei kommt die Expertengruppe allerdings zu dem Ergebnis, dass derzeit keine Dosisanpassung empfohlen werden sollte, auch weil ~90 % der Bevölkerung dieses

1 https://www.pharmgkb.org/label/PA166104860
2 https://www.pharmgkb.org/label/PA166127701

HLA-B*44-Allel nicht besitzt und weil mittlerweile bessere Behandlungsoptionen zur Verfügung stehen.

Tab. 7.13: Dosisempfehlung der DPWG von Ribavirin abhängig vom HLA-B*44-Haplotyp (Swen et al., 2011).

Genotyp	Therapieempfehlung
HLA-B*44	Keine

Literatur

Amstutz U, Shear NH, Rieder MJ, Hwang S, Fung V, Nakamura H, Connolly MB, Ito S, Carleton BC (2014). Recommendations for HLA-B*15:02 and HLA-A*31:01 genetic testing to reduce the risk of carbamazepine-induced hypersensitivity reactions. Epilepsia 55: 496–506.

Caudle KE, Rettie AE, Whirl-Carrillo M, Smith LH, Mintzer S, Lee MT, Klein TE, Callaghan JT (2014) Clinical pharmacogenetics implementation consortium guidelines for CYP2C9 and HLA-B genotypes and phenytoin dosing. Clin Pharmacol Ther 96: 542–548.

Daly AK, Donaldson PT, Bhatnagar P, Shen Y, Pe'er I, Floratos A, Daly MJ, Goldstein DB, John S, Nelson MR, Graham J, Park BK, Dillon JF, Bernal W, Cordell HJ, Pirmohamed M, Aithal GP, Day CP (2009) HLA-B*5701 genotype is a major determinant of drug-induced liver injury due to flucloxacillin. Nat Genet 41: 816–819.

Daly AK (2012) Using genome-wide association studies to identify genes important in serious adverse drug reactions. Ann Rev Pharmacol Toxicol 52: 21–35.

Khanna D et al. (2012) 2012 American College of Rheumatology guidelines for management of gout. Part 1: Systematic nonpharmacologic and pharmacologic therapeutic approaches to hyperuricemia. Arthritis Care Res 64: 1431–1446.

Leckband SG, Kelsoe JR, Dunnenberger HM, George AL Jr, Tran E, Berger R, Müller DJ, Whirl-Carrillo M, Caudle KE, Pirmohamed M (2013) Clinical Pharmacogenetics Implementation Consortium guidelines for HLA-B genotype and carbamazepine dosing. Clin Pharmacol Ther 94: 324–328.

Martin MA, Hoffman JM, Freimuth RR, Klein TE, Dong BJ, Pirmohamed M, Hicks JK, Wilkinson MR, Haas DW, Kroetz DL (2014) Clinical Pharmacogenetics Implementation Consortium guidelines for HLA-B Genotype and abacavir dosing: 2014 update. Clin Pharmacol Ther 95: 499–500.

Robinson J, Halliwell JA, Hayhurst JH, Flicek P, Parham P, Marsh SGE (2015) The IPD and IMGT/HLA database: allele variant databases. Nucleic Acids Res 43: D423–431.

Romero-Gómez M, González-Escribano MF, Torres B, Barroso N, Montes-Cano MA, Sánchez-Muñoz D, Núñez-Roldan A, Aguilar-Reina J (2003) HLA class I B44 is associated with sustained response to interferon + ribavirin therapy in patients with chronic hepatitis C. Am J Gastroenterol 98: 1621–1626.

Saito Y, Stamp LK, Caudle KE, Hershfield MS, McDonagh EM, Callaghan JT, Tassaneeyakul W, Mushiroda T, Kamatani N, Goldspiel BR, Phillips EJ, Klein TE, Lee M (2016) Clinical Pharmacogenetics Implementation Consortium (CPIC) guidelines for human leukocyte antigen B (HLA-B) genotype and allopurinol dosing: 2015 update. Clin Pharmacol Ther 99: 36–37.

Swen JJ, Nijenhuis M, de Boer A, Grandia L, Maitland-van der Zee AH, Mulder H, Rongen GA, van Schaik RH, Schalekamp T, Touw DJ, van der Weide J, Wilffert B, Deneer VH, Guchelaar HJ (2011) Pharmacogenetics: from bench to byte – an update of guidelines. Clin Pharmacol Ther 89: 662–673.

Tohkin M, Kaniwa N, Saito Y, Sugiyama E, Kurose K, Nishikawa J, Hasegawa R, Aihara M, Matsunaga K, Abe M, Furuya H, Takahashi Y, Ikeda H, Muramatsu M, Ueta M, Sotozono C, Kinoshita S, Ikezawa Z (2013) A whole-genome association study of major determinants for allopurinol-related Stevens-Johnson syndrome and toxic epidermal necrolysis in Japanese patients. Pharmacogenomics J 13: 60–69.

8 Pharmakogenetische Probleme in der Psychiatrie

Wirkstoffe:
ADHS-Therapeutika, Antiepileptika, MAO-Hemmer, Neuroleptika, Trizyklika, SSRIs, SSNRIs
Amitriptylin, Aripiprazol, Atomoxetin, Carbamazepin, Citalopram, Clomipramin, Clozapin, Desipramin, Doxepin, Duloxetin, Escitalopram, Flupentixol, Fluoxetin, Fluvoxamin, Haloperidol, Imipramin, Mirtazapin, Moclobemid, Nortriptylin, Olanzapin, Paroxetin, Phenytoin, Risperidon, Sertralin, (Thioridazin), Trimipramin, (Valproinsäure), Venlafaxin

Die in der Psychiatrie eingesetzten Wirkstoffe sind Paradebeispiele dafür, wie individuelle Polymorphismen bei Genen mit pharmakokinetisch und/oder pharmakodynamisch relevanten Produkten das Verhalten der zur Verfügung stehenden Wirkstoffe für den Einzelnen teils hoch signifikant beeinflussen. Hinzu kommt, dass sich die Ausprägung der Krankheiten und das Ansprechen oder Nichtansprechen der eingesetzten Medikamente meist nur subjektiv mit Hilfe validierter Tests und Fragebögen bestimmen lässt. Um so wichtiger ist es, Biomarker zur Verfügung zu haben, die individuelle Abweichungen von der Norm beim Einsatz von Psychopharmaka andeuten können.

Eine Übersicht über die Wirkstoffe, für die entweder das **Clinical Pharmacogenetics Implementation Consortium** CPIC oder die **Dutch Pharmacogenetics Working Group** DPWG Guidelines erarbeitet haben und für die in den Zulassungsunterlagen relevante Informationen vorliegen, zeigt Tabelle 8.1.

Tab. 8.1: Übersicht über die Wirkstoffe, für die Guidelines und relevante Informationen in den Zulassungsunterlagen vorliegen

Wirkstoff	HLA-B*15:02	ABCB1-Substrat	CYP2C9-Substrat	CYP2C19-Substrat	CYP2D6-Substrat	DNA-Polymerase gamma
Amitriptylin		○		●(orange)	●(orange) ●(grün) ●(rot)	
Aripiprazol					●(grün) ●(rot) ●(rosa) ●(grau)	
Atomoxetin					●(grün) ●(rot) ●(grau) ●(schwarz)	
Carbama-zepin	●(orange) ●(blau) ●(rot) ●(rosa) ●(grau) ●(schwarz)					
Citalopram		○		●(orange) ●(grün) ●(rot) ●(grau)		
Clomipramin		○		●(orange)	●(orange) ●(grün) ●(rot)	
Clozapin					●(grün) ●(rot)	
Desipramin					●(orange) ●(rot)	
Doxepin				●(orange) ●(rot)	●(orange) ●(grün) ●(rot)	
Escitalopram				●(orange) ●(grün) ●(rot)	●(rot)	
Fluoxetin		○		○	○ ●(rot)	
Flupentixol					●(grün)	
Fluvoxamin		○			●(orange) ●(rot)	
Haloperidol					●(grün)	
Imipramin				●(orange) ●(grau)	●(orange) ●(grün) ●(rot)	
Mitrazapin					●(orange) ●(grün)	
Moclobemid				●(grün)		
Nortryptilin		○			●(orange) ●(grün) ●(rot) ●(grau)	
Olanzapin					●(grün) ●(rot) ●(rosa)	
Oxcarbacepin	●(rot)					
Paroxetin		○			●(orange) ●(grün) ●(rot)	
Phenytoin	●(orange) ●(rot) ●(grau)		●(orange) ●(grün) ●(rot)			
Risperidon					●(grün) ●(rot) ●(grau)	
Sertralin		○		●(orange) ●(grün)	○	
Thioridazin					○ ●(rot)	
Trimipramin				●(orange)	●(orange)	
Valproinsäure						○ ●(rot) ●(grau)
Venlafaxin		○			●(grün) ●(rot)	

○: Keine Guideline oder Empfehlung einer Fachgesellschaft
●: Guideline des **Clinical Pharmacogenetics Implementation Consortiums** CPIC
●: Guideline der **Dutch Pharmacogenetics Working Group** DPWG
●: Informationen in Zulassungsunterlagen der **Food and Drug Administration** FDA
●: Informationen in Zulassungsunterlagen der **European Medicines Agency** EMA
●: Informationen in Zulassungsunterlagen von **Health Canada Santé Canada** HCSC
●: Informationen in Zulassungsunterlagen der **Pharmaceuticals and Medical Devices Agency, Japan** PMDA

8.1 Metabolismus von Antidepressiva

Wirkstoffe:
Trizyklika, SSRIs, SSNRIs, MAO-Hemmer: Amitriptylin, Citalopram, Clomipramin, Desipramin, Doxepin, Duloxetin, Escitalopram, Fluoxetin, Fluvoxamin, Imipramin, Mirtazapin, Moclobemid, Nortriptylin, Paroxetin, Sertralin, Trimipramin, Venlafaxin

Tab. 8.2: Übersicht über die Antidepressiva, deren Pharmakokinetik von ABCB1-, CYP2C19- und CYP2D6-Varianten beeinflusst wird

Wirkstoff	ABCB1-Substrat	CYP2C19-Substrat	CYP2D6-Substrat
Amitriptylin	○	CPIC	CPIC, DPWG, FDA
Citalopram	○	CPIC, DPWG, FDA, HCSC	
Clomipramin	○	CPIC	CPIC, DPWG, FDA
Desipramin			CPIC, FDA
Doxepin		CPIC, FDA	CPIC, DPWG, FDA
Escitalopram		CPIC, DPWG, FDA	FDA
Fluoxetin	○	○	○, FDA
Fluvoxamin	○		CPIC, FDA
Imipramin		CPIC, DPWG	CPIC, DPWG, FDA
Mitrazapin			CPIC, DPWG
Moclobemid		DPWG	
Nortryptilin	○		CPIC, DPWG, FDA, HCSC
Paroxetin	○		CPIC, DPWG, FDA
Sertralin	○	CPIC, DPWG	○
Trimipramin		CPIC	CPIC
Venlafaxin	○		DPWG, FDA

O: Keine Guideline oder Empfehlung einer Fachgesellschaft
●: Guideline des **Clinical Pharmacogenetics Implementation Consortiums** CPIC
●: Guideline der **Dutch Pharmacogenetics Working Group** DPWG
●: Informationen in Zulassungsunterlagen der **Food and Drug Administration** FDA
●: Informationen in Zulassungsunterlagen von **Health Canada Santé Canada** HCSC

Obwohl die Therapie einer Depression ohne Antidepressiva undenkbar wäre, beobachtet man eine verhältnismäßig hohe Nonresponder-Rate für einzelne Wirkstoffe. Man geht heute davon aus, dass bei 50 % der Patienten, die wegen einer schweren Depression behandelt werden, die initial gewählte Therapie nicht erfolgreich ist (Barak et al., 2011). Dabei kommt erschwerend hinzu, dass sich ein Ansprechen beziehungsweise ein Therapieversagen nicht leicht durch objektive Parameter bestimmen lässt. Dies hat zur Folge, dass viele Patientinnen und Patienten, die an Depressionen leiden, inadäquat therapiert werden, obwohl viele Alternativen verfügbar sind. Zudem wird geschätzt, dass in den USA etwa 25.000 Patienten pro Jahr notfallmäßig behandelt werden müssen, weil unerwünschte Arzneimittelwirkungen (UAWs) im Rahmen einer Therapie mit Antidepressiva aufgetreten sind (Altar et al., 2013; Brandl et al., 2014; Muller et al., 2013).

Ein Grund für ein Therapieversagen mit Antidepressiva kann in der individuellen Gen-Ausstattung der Patienten liegen. Mögliche Gene, die hier involviert sind, kodieren für Transporter, die es den Wirkstoffen ermöglichen, jenseits der Blut-Hirn-Schranke ihre Zielstrukturen zu erreichen. Ferner sind Cytochrom-P450-Isoenzyme involviert, die die Wirkstoffe metabolisieren und für die Elimination vorbereiten. Vor allem das ABCB1-Gen und die Gene für die Cytochrom-P450-Isoenzyme CYP2C9, CYP2C19 und CYP2D6 stehen hier im Focus der klinischen Überlegungen.

ABCB1-Polymorphismen und die klinische Wirksamkeit und Verträglichkeit von Antidepressiva

Wirkstoffe:
Amitriptylin, Citalopram, Clomipramin, Fluoxetin, Fluvoxamin, Nortriptylin, Paroxetin, Sertralin, Venlafaxin

Das *ABCB1*-Gen kodiert ein Transportmolekül, das wahrscheinlich besser unter dem Namen P-Glykoprotein bekannt ist. Dieses fungiert als Pumpe, indem es für einen aktiven Rücktransport von Substanzen aus der zerebralen Flüssigkeit ins Blut sorgt.

Unter den Antidepressiva sind vor allem Amitriptylin, Citalopram, Clomipramin, Fluoxetin, Fluvoxamin, Paroxetin, Sertralin und Venlafaxin Substrate des P-Glykoproteins. Andererseits sind die Antidepressiva Desipramin, Doxepin, Imipramin, Mirtazapin

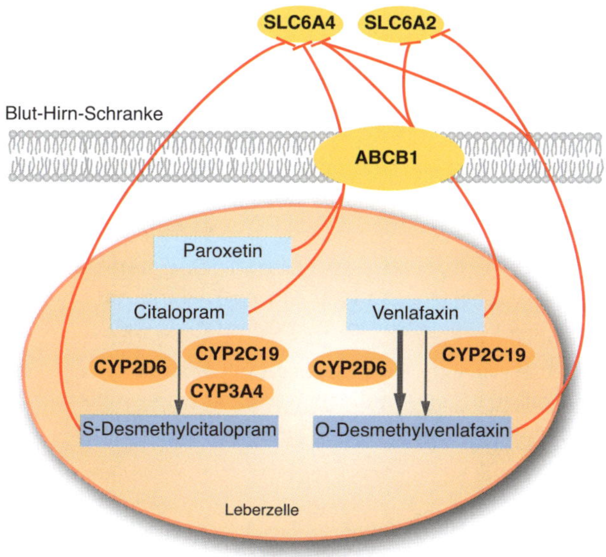

Abb. 8.1: Effekt des ABCB1-Transporters auf die Antidepressiva-Konzentration. Beispielhaft für die ABCB1-Substrate sind hier Paroxetin, Citalopram und Venlafaxin dargestellt. Die Menge an Wirkstoff, der im Gehirn zur Hemmung des Neurotransmittertransporters SLC6A2 bzw. SLC6A4 zur Verfügung steht, hängt von der Transportleistung von ABCB1 ab. Teilweise können auch Metabolite der Wirkstoffe, die keine ABCB1-Substrate sind, die Wiederaufnahme der Neurotransmitter hemmen (modifiziert nach Sangkuhl et al., 2011).

und Trimipramin kein Substrat des Transporters. Zwischenzeitlich gut belegte Daten zeigen, dass die Funktionalität des P-Glykoproteins die Konzentration von einzelnen Antidepressiva im Gehirn mitbestimmen kann. Liegt der Transporter in seiner voll aktiven Wildtyp-Form vor, haben es die Substrate dieses Transporters schwer, die Blut-Hirn-Schranke zu überwinden. Liegen allerdings Mutationen im *ABCB1*-Gen vor, die das Leistungsvermögen des Transporters einschränken, können bessere Wirkstoffkonzentrationen jenseits der Blut-Hirn-Schranke aufgebaut werden (Abb. 8.1).

Tatsächlich hat man hier relevante SNPs identifizieren können. So berichten Uhr et al., dass rs2032583-C- und rs2235015-T-Allel-Träger nach sechswöchiger Behandlung mit Amitriptylin, Citalopram, Paroxetin bzw. Venlafaxin (n = 443) signifikant höhere Remissionsraten erreichen als rs2032583-T- und rs2235015-G-Allel-Träger (Uhr et al., 2008). Allerdings fand eine andere Arbeitsgruppe keine Assoziation zwischen rs2032583-Genotyp und Therapieansprechen (Dong et al., 2009).

Insgesamt sind die Daten zur klinischen Relevanz von *ABCB1*-Allelen allerdings noch so wenig homogen, dass weder das CPIC noch die DPWG Guidelines erarbeitet haben. Ein Teil der Befunde ist in der folgenden Tabelle zusammengefasst:

Tab. 8.3: Übersicht über die Antidepressiva, deren Pharmakokinetik von *ABCB1*-Varianten beeinflusst wird. Diese Assoziationen waren jeweils signifikant nach einer 4-wöchigen Behandlungsdauer, jedoch nicht signifikant nach 5 oder 6 Wochen Behandlung (Uhr et al., 2008)

SNP	Beobachtete Effekte
rs2235067	Das T-Allel war signifikant assoziiert mit einer höheren Remissionswahrscheinlichkeit bei einer antidepressiven Therapie mit Amitriptylin, Citalopram, Paroxetin oder Venlafaxin im Vergleich zum C-Allel.
rs4148740	Das G-Allel war signifikant assoziiert mit einer höheren Remissionswahrscheinlichkeit bei einer antidepressiven Therapie mit Amitriptylin, Citalopram, Paroxetin oder Venlafaxin im Vergleich zum A-Allel.
rs10280101	Das C-Allel war signifikant assoziiert mit einer höheren Remissionswahrscheinlichkeit bei einer antidepressiven Therapie mit Amitriptylin, Citalopram, Paroxetin oder Venlafaxin im Vergleich zum A-Allel.
rs7787082	Das A-Allel war signifikant assoziiert mit einer höheren Remissionswahrscheinlichkeit bei einer antidepressiven Therapie mit Amitriptylin, Citalopram, Paroxetin oder Venlafaxin im Vergleich zum G-Allel.
rs2032583	Das G-Allel war im Vergleich zum A-Allel mit einer höheren Wahrscheinlichkeit für das Auftreten von unerwünschten Arzneimittelwirkungen assoziiert bei schwer depressiven Patienten, die mit Citalopram, Fluvoxamin, Paroxetin, Sertralin oder Venlafaxin behandelt wurden (de Klerk et al., 2013). Die Genotypen AG und GG waren signifikant assoziiert mit einer höheren Remissionswahrscheinlichkeit bei einer antidepressiven Therapie mit Amitriptylin, Citalopram, Paroxetin oder Venlafaxin im Vergleich zu einem AA-Genotyp.
rs4148739	Das C-Allel ist mit einer höheren Response-Rate assoziiert als das T-Allel bei Patienten, die mit Citalopram, Fluoxetin, Paroxetin oder Sertralin behandelt wurden (Huang et al., 2013). Allerdings blieb dieses Ergebnis nicht statistisch signifikant, nachdem Fehler behoben wurden. Das C-Allel war signifikant assoziiert mit einer höheren Remissionswahrscheinlichkeit bei einer antidepressiven Therapie mit Amitriptylin, Citalopram, Paroxetin oder Venlafaxin im Vergleich zum T-Allel.
rs11983225	Das C-Allel war signifikant assoziiert mit einer höheren Remissionswahrscheinlichkeit bei einer antidepressiven Therapie mit Amitriptylin, Citalopram, Paroxetin oder Venlafaxin im Vergleich zum T-Allel.
rs10248420	Das G-Allel war signifikant assoziiert mit einer höheren Remissionswahrscheinlichkeit bei einer antidepressiven Therapie mit Amitriptylin, Citalopram, Paroxetin oder Venlafaxin im Vergleich zum A-Allel.
rs2235040	Das T-Allel war im Vergleich zum C-Allel mit einer höheren Wahrscheinlichkeit für das Auftreten von unerwünschten Arzneimittelwirkungen assoziiert bei schwer depressiven Patienten, die mit Citalopram, Fluvoxamin, Paroxetin, Sertralin oder Venlafaxin behandelt wurden (de Klerk et al., 2013). Das T-Allel war signifikant assoziiert mit einer höheren Remissionswahrscheinlichkeit bei einer antidepressiven Therapie mit Amitriptylin, Citalopram, Paroxetin oder Venlafaxin im Vergleich zum C-Allel.

SNP	Beobachtete Effekte
rs12720067	Das T-Allel war signifikant assoziiert mit einer höheren Remissionswahrscheinlichkeit bei einer antidepressiven Therapie mit Amitriptylin, Citalopram, Paroxetin oder Venlafaxin im Vergleich zum C-Allel.
rs2235015	Das A-Allel war signifikant assoziiert mit einer höheren Remissionswahrscheinlichkeit bei einer antidepressiven Therapie mit Amitriptylin, Citalopram, Paroxetin oder Venlafaxin im Vergleich zum C-Allel.

Zwar ist die Datenlage zu schwach, um *ABCB1*-Allelvarianten bei der Behandlung mit Antidepressiva als klinisch signifikant einzustufen. Dennoch kann man die vorhandenen Daten wie in Tabelle 8.4 aufgeführt, zusammenfassen.

Tab. 8.4: Zusammenfassung der Konsequenzen von *ABCB1*-Allelvarianten beim Einsatz von Antidepressiva (Evidenz gering)

SNP	Empfehlung	SNP	Empfehlung
rs2235067 (A) rs4148740 (T) rs10280101 (C) rs7787082 (A) rs2032583 (C) rs4148739 (A) rs11983225 (C) rs10248420 (A) rs2235040 (A) rs12720067 (A) rs2235015(G)	Gutes Ansprechen vor allem auf Citalopram, Paroxetin, Venlafaxin und Amitriptylin. Patienten können mit der Normaldosis behandelt werden.	rs2235067 (G) rs4148740 (C) rs10280101 (A) rs7787082 (G) rs2032583 (T) rs4148739 (G) rs11983225 (T) rs10248420 (G) rs2235040 (G) rs12720067 (G) rs2235015 (T)	Ca. siebenfach schlechteres Ansprechen vor allem auf Citalopram, Paroxetin, Venlafaxin und Amitriptylin. Eventuell kann eine Dosisanpassung in Erwägung gezogen werden, oder man wechselt beispielsweise auf Mirtazapin.
rs2032583 (A) rs2235040 (C)	Niedrigere Wahrscheinlichkeit für UAWs bei einer Behandlung mit Citalopram, Fluvoxamin, Paroxetin, Sertralin oder Venlafaxin.	rs2032583 (G) rs2235040 (T)	Höhere Wahrscheinlichkeit für UAWs bei einer Behandlung mit Citalopram, Fluvoxamin, Paroxetin, Sertralin oder Venlafaxin.
rs4148739 (C)	Höhere Response-Rate bei einer Behandlung mit Citalopram, Fluoxetin, Paroxetin oder Sertralin.	rs4148739 (T)	Niedrigere Response-Rate bei einer Behandlung mit Citalopram, Fluoxetin, Paroxetin oder Sertralin.

CYP2D6- und CYP2C19-Polymorphismen und ihre klinischen Konsequenzen beim Einsatz von Antidepressiva

Wesentlich bedeutsamer als die ABCB1-Polymorphismen sind Polymorphismen in den Genen für die Cytochrom-P450-Isoenzyme CYP2D6 und CYP2C19. Diese können zu einem erheblichen Ausmaß die Wirksamkeit und Verträglichkeit von Antidepressiva beeinflussen. Für die meisten dieser Wirkstoffe sind beide Isoenzyme relevant. Einige werden dagegen nur von CYP2D6 metabolisiert.

Zur Abschätzung der klinischen Konsequenzen beim Einsatz von Antidepressiva sind in den beiden folgenden Tabellen die relevanten Diplotypen und die davon abgeleiteten Phänotypen aufgeführt:

Tab. 8.5: Abschätzung der CYP2D6-Phänotypen in Abhängigkeit verschiedener Diplotypen (Hicks et al., 2013)

CYP2D6-Phänotyp	Beispiele für Diplotypen
Extensive Metabolisierer (EM); ~77–92 % der Kaukasier	2 funktionelle Allele (*1/*1, *1/*2, *2/*2), oder 2 Allele mit reduzierter Aktivität (*41/*41), oder 1 funktionelles Allel plus ein funktionsloses Allel (*1/*4, *2/*5, *1/*9), oder 1 funktionelles Allel plus 1 Allel mit reduzierter Aktivität (*1/*41)
Intermediäre Metabolisierer (IM); ~2–11 % der Kaukasier	1 Allel mit reduzierter Aktivität plus ein funktionsloses Allel (*4/*10, *5/*41, *5/*9).
Langsame Metabolisierer (PM); ~5–10 % der Kaukasier	Kein funktionelles Allel (z. B. *4/*4, *4/*5, *5/*5, *4/*6)
Ultraschnelle Metabolisierer (UM); ~1–2 % der Kaukasier	Mehr als zwei Kopien eines funktionellen Allels (z. B. *1/*1xN, *1xN/*1xN, *1/*2xN, *1xN/*2, *2xN/*2xN)

Tab. 8.6: Abschätzung der CYP2C19-Phänoptypen in Abhängigkeit verschiedener Diplotypen (Hicks et al., 2013)

CYP2C19-Phänotyp	Beispiele für Diplotypen
Extensive Metabolisierer (EM); ~35–50 % der Kaukasier	2 funktionelle Allele (*1/*1)
Intermediäre Metabolisierer (IM); ~18–45 % der Kaukasier	1 funktionelles Allel plus 1 *loss-of function* Allel (*1/*3, *2/*3)
Langsame Metabolisierer (PM); ~2–15 % der Kaukasier	2 *loss-of function* Allel (*2/*2, *2/*3, *3/*3)
Ultraschnelle Metabolisierer (UM): ~5–30 % der Kaukasier	2 *gain-of function*-Allele oder 1 funktionelles Alle plus 1 *gain-of function*-Allel (*17/*17, *1/*17)

CYP2D6- und CYP2C19-Polymorphismen und ihre klinischen Konsequenzen beim Einsatz von Tri- und Tetrazyklika

Wirkstoffe:
Amitriptylin, Clomipramin, Desipramin, Doxepin, Imipramin, Mirtazapin, Nortriptylin, Trimipramin

Trizyklika werden als gemischte Serotonin-/Noradrenalin-Wiederaufnahmehemmer bei verschiedenen Indikationen eingesetzt, darunter Depression, Zwangsstörung, neuropathischer Schmerz und Migräne-Prophylaxe. Und dennoch nimmt der Einsatz von Trizyklika in den letzten Jahren stetig ab. Ein Grund dafür ist sicherlich deren erhebliches Abhängigkeitspotenzial. Ein anderer scheint aber auch das deutliche Nebenwirkungsspektrum sein, das bei der Therapie zumindest einiger Patienten erheblich stört.

Diese Nebenwirkungen (Amitriptylin) äußern sich in Form von

- anticholinergen Effekten: Mundtrockenheit, Miktionsstörungen, Obstipation, Steigerung des Augeninnendrucks, Delirium, Steigerung der Herzfrequenz, etc.,

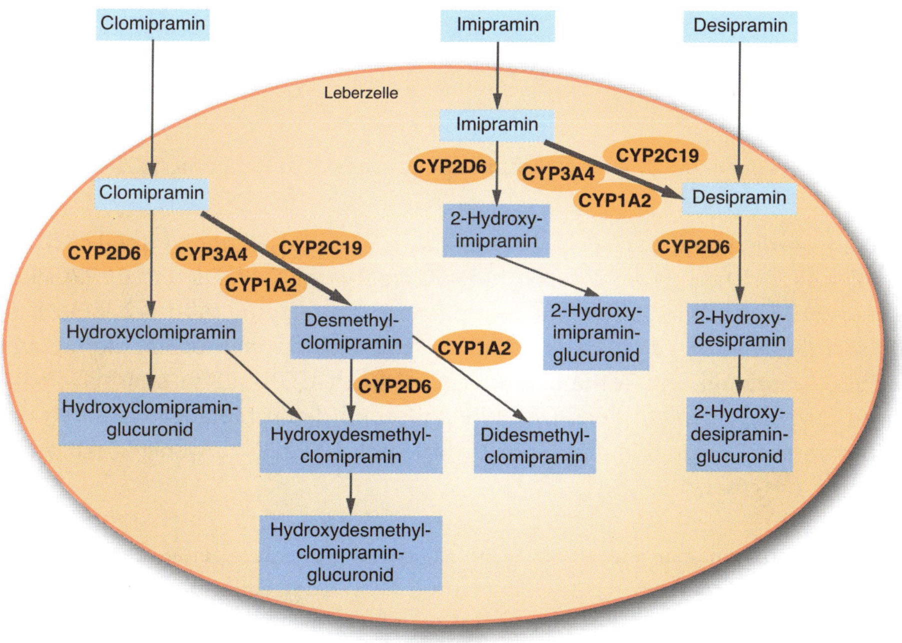

Abb. 8.2: Metabolisierung von Clomipramin, Imipramin und Desipramin in der Leber (modifiziert nach Whirl-Carrillo et al., 2012).

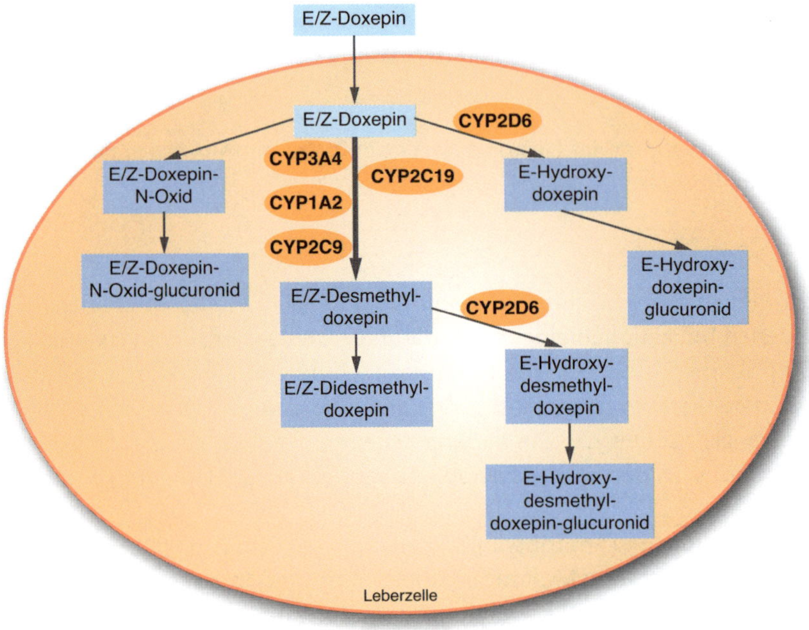

Abb. 8.3: **Metabolisierung von Doxepin in der Leber** (modifiziert nach Whirl-Carrillo et al., 2012).

- kardialen Nebenwirkungen: Arrhythmien, AV-Block, orthostatische Hypotension, Tachykardie,
- zentral-nervösen Störungen: Delirium, epileptische Anfälle, Demenz.

Mitverantwortlich für die schlecht vorhersehbare Wirksamkeit und Verträglichkeit von Trizyklika sind sicherlich die Cytochrom-P450-Isoenzyme CYP2D6 und CYP2C19. Für die meisten dieser Wirkstoffe sind beide Isoenzyme relevant (Abb. 8.2, 8.3). Einige Trizyklika werden dagegen nur von CYP2D6 metabolisiert. Amitriptylin, Clomipramin, Doxepin, Imipramin und Trimipramin werden durch CYP2C19 zu pharmakologisch aktiven Derivaten demethyliert. Die Wirkstoffe und deren Metabolite werden dann zusammen mit Desipramin and Nortriptylin durch CYP2D6 zu weniger aktiven Verbindungen umgesetzt.

Es sind vor allem die Patienten, die für eines oder für beide der genannten Cytochrom-P450-Isoenzyme einen langsamen (PM) oder einen ultraschnellen (UM) Metabolisierungsphänotyp besitzen, bei denen sich Plasmakonzentrationen von Trizyklika teils deutlich außerhalb des Normalbereiches einstellen. Bei diesen Patienten wirken die Trizyklika nicht oder verursachen Nebenwirkungen, die die Patienten dann oft veranlassen, die Medikamente abzusetzen.

Tab. 8.7: Metabolismus der wichtigsten trizyklischen Antidepressiva durch CYP2D6 und CYP2C19

Eingesetzter Wirkstoff	**CYP2C19-Metabolit**	**CYP2D6-Metabolit**	**TDM**
Amitriptylin	Nortriptylin	Hydroxy-Amitriptylin	Amitriptylin + Nortriptylin
Clomipramin	Desmethyl-Clomipramin	Hydroxy-Clomipramin	Clomipramin + Desmethyl-Clomipramin
Desipramin	–	Hydroxy-Desipramin	Desipramin
Doxepin	Desmethyl-Doxepin	Hydroxy-Doxepin	Doxepin + Desmethyl-Doxepin
Imipramin	Desipramin	Hydroxy-Imipramin	Imipramin + Desmethyl-Imipramin
Nortriptylin	–	Hydroxy-Nortriptylin	Nortriptylin
Trimipramin	Desmethyl-Trimipramin	Hydroxy-Trimipramin	Trimipramin + Desmethyl-Trimipramin

Im Übrigen treten die oben erwähnten anticholinergen und kardialen Nebenwirkungen auch bei dem CYP2C19-Metaboliten Nortriptylin auf, die anticholinergen Effekte beobachtet man auch bei den CYP2D6-Metaboliten (Hydroxy-Amitriptylin, Hydroxy-Nortriptylin).

Mittlerweile ist das Wissen um die Metabolisierung von Trizyklika durch CYP2D6 und CYP2C19 so angewachsen, dass sowohl das CPIC als auch die DPWG etliche Guidelines für die Anwendung von Trizyklika unter Berücksichtigung des individuellen Metabolisierungsphänotyps erarbeitet haben.

Die Guidelines bieten je nach Metabolisierertyp unterschiedliche Lösungen eines Problems an:

- Anpassung der Anfangsdosis,
- Ausweichen auf einen alternativen Wirkstoff, der von dem Problem nicht betroffen ist,
- Therapiekontrolle durch ein therapeutisches Drug-Monitoring (TDM).

Sollte ein TDM durchgeführt werden, reicht es natürlich nicht aus, nur den eingesetzten Wirkstoff quantitativ zu erfassen. Vielfach sind frühe Metabolite der Trizyklika auch aktiv (und nebenwirkungsrelevant), die dann ebenfalls mitbestimmt werden müssen. Tabelle 8.7 gibt einen Überblick über die Metabolisierungscharakteristika der in diesem Zusammenhang wichtigsten Trizyklika.

Die meisten klinischen Studien wurden mit den Wirkstoffen Amitriptylin und Nortriptylin durchgeführt. Das CPIC hat diese beiden Trizyklika als »Modellwirkstoffe« ausgewählt, da sie die beste Evidenzbasis bieten. Zudem weisen sie ähnliche pharmakokinetische Eigenschaften auf wie die anderen Trizyklika, sodass sich die hier gefundenen Daten auf die anderen Wirkstoffe extrapolieren lassen.

Das CPIC gibt für die Trizyklika Amitriptylin, Clomipramin, Doxepin, Imipramin, und Trimipramin sowie für die aktiven Metabolite Desipramin und Nortriptylin für die unterschiedlichen Metabolisierer-Phänotypen für CYP2C19 (Tab. 8.8) und CYP2D6 (Tab. 8.9) Dosisempfehlungen (Hicks et al., 2013).

Tab. 8.8: Dosisempfehlungen des CPIC für die Trizyklika Amitriptylin, Clomipramin, Doxepin, Imipramin, und Trimipramin sowie die aktiven Metabolite Desipramin und Nortriptylin auf Basis der CYP2C19-Phänotypen (Hicks et al., 2013)

Phänotyp	Konsequenz	Empfehlung (Grad der Empfehlung)
CYP2C19 UM	Verstärkte Metabolisierung der Trizyklika zu weniger aktiven Verbindungen verglichen zu extensiven Metabolisierern (EM).	Vom Einsatz von Trizyklika sollte abgesehen werden (optional). Kann auf ein Trizyklikum nicht verzichtet werden, sollte die Therapie durch ein therapeutisches Drug-Monitoring kontrolliert werden.
CYP2C19 EM	Normaler Metabolismus der Trizyklika.	Therapiebeginn mit der empfohlenen Dosis (stark).
CYP2C19 IM	Abgeschwächte Metabolisierung der Trizyklika zu weniger aktiven Verbindungen verglichen zu extensiven Metabolisierern (EM).	Therapiebeginn mit der empfohlenen Dosis (stark).
CYP2C19 PM	Deutlich abgeschwächte Metabolisierung der Trizyklika zu weniger aktiven Verbindungen verglichen zu extensiven Metabolisierern (EM). Deutlich höhere Plasma-Konzentrationen erhöhen die Wahrscheinlichkeit für UAWs signifikant.	Zu Therapiebeginn wird eine Reduzierung der Anfangsdosis um 50 % empfohlen (moderat). Ferner sollte die Therapie durch ein therapeutisches Drug-Monitoring kontrolliert werden.

Analoge Empfehlungen wurden für die verschiedenen Metabolisierer-Phänotypen für CYP2D6 vom CPIC erarbeitet (Tab. 8.9).

Tab. 8.9: Dosisempfehlungen des CPIC für die Trizyklika Amitriptylin, Clomipramin, Doxepin, Imipramin und Trimipramin sowie der Metabolite Desipramin und Nortriptylin auf Basis der CYP2D6-Phänotypen (Hicks et al., 2013).

Phänotyp	Konsequenz	Empfehlung (Grad der Empfehlung)
CYP2D6 UM	Verstärkte Metabolisierung der Trizyklika zu weniger aktiven Verbindungen verglichen zu extensiven Metabolisierern (EM). Zu niedrige Plasmakonzentrationen machen ein Therapieversagen wahrscheinlich.	Vom Einsatz von Trizyklika absehen, da diese wegen der schnellen Inaktivierung nicht ausreichend wirksam sein können (stark). Kann auf ein Trizyklikum nicht verzichtet werden, sollte eine höhere Anfangsdosis in Betracht gezogen werde. Gegebenenfalls sollte die Therapie durch ein therapeutisches Drug-Monitoring kontrolliert werden.
CYP2D6 EM	Normaler Metabolismus der Trizyklika.	Therapiebeginn mit der empfohlenen Dosis (stark).
CYP2D6 IM	Abgeschwächte Metabolisierung der Trizyklika zu weniger aktiven Verbindungen verglichen zu extensiven Metabolisierern (EM). Höhere Plasma-Konzentrationen der Trizyklika erhöhen das Risiko für unerwünschte Arzneimittelwirkungen (UAW).	Eine Reduzierung der Anfangsdosis um 25 % sollte in Erwägung gezogen werden. Gegebenenfalls sollte die Therapie durch ein therapeutisches Drug-Monitoring kontrolliert werden (moderat).
CYP2D6 PM	Deutlich abgeschwächte Metabolisierung der Trizyklika zu weniger aktiven Verbindungen verglichen zu extensiven Metabolisierern (EM). Deutlich höhere Plasma-Konzentrationen erhöhen die Wahrscheinlichkeit für UAWs signifikant.	Auf den Einsatz von Trizyklika sollte wegen der möglich UAWs verzichtet werden. Statt dessen sollten Wirkstoffe gewählt werden, die nicht über CYP2D6 metabolisiert werden (stark). Kann auf ein Trizyklikum nicht verzichtet werden, sollte eine Reduzierung der Anfangsdosis um 50 % in Erwägung gezogen werden. Ferner sollte die Therapie durch ein therapeutisches Drug-Monitoring kontrolliert werden.

Das CPIC merkt an, dass beim Einsatz von Trizyklika bei neuropathischem Schmerz oft geringere Dosen (z. B. 0,1 mg/kg/Tag bei pädiatrischen Patienten) eingesetzt werden als zur Behandlung von Depressionen. Hier ist nicht in dem Maße mit dem Auftreten von UAWs zu rechnen, die bei langsamen CYP2D6- oder CYP2C19-Metabolisierern beim Einsatz höherer Dosen beobachtet werden. Daher empfiehlt das Konsortium hier keine automatische Dosisanpassung, wie sie in den Tabellen 8.8 und 8.9 vorgeschlagen sind. Allerdings sollten diese Patienten gut beobachtet werden, um trotz der niedrigen Dosen auftretende UAWs schnell und sicher zu erkennen. Werden jedoch zur Behandlung des neuropathischen Schmerzes höhere Amitriptylin-Dosen eingesetzt, sollten die Empfehlungen aus den Guidelines beachtet werden (Hicks et al., 2013).

Die DPWG hat etwas abgewandelte Guidelines publiziert. Zudem differenziert diese Gruppe auch stärker zwischen den verschiedenen Trizyklika. Die Empfehlungen dieser Gruppe sind in den Tabellen 8.10a bis 8.10g zusammengefasst.

Tab. 8.10a: Dosisempfehlungen der DPWG für das Trizyklikum Imipramin auf Basis der CYP2C19-Phänotypen (Swen et al., 2011)

Phänotyp	**Imipramin**
CYP2C19 PM	Anfangsdosis um 30 % reduzieren und Plasmaspiegel von Imipramin und Desipramin kontrollieren. Oder einen alternativen Wirkstoff (z. B. Fluvoxamin, Mirtazapin) verordnen.
CYP2C19 IM	Nicht ausreichende Daten, um eine Dosisempfehlung zu geben. Möglichst einen alternativen Wirkstoff (z. B. Fluvoxamin, Mirtazapin) verordnen.
CYP2C19 UM	Nicht ausreichende Daten, um eine Dosisempfehlung zu geben.

Tab. 8.10b: Dosisempfehlungen der DPWG für das Trizyklikum Amitriptylin, auf Basis der CYP2D6-Phänotypen (Swen et al., 2011)

Phänotyp	**Amitriptylin**
CYP2D6 PM	Nicht ausreichende Daten, um eine Dosisempfehlung zu geben. Möglichst einen alternativen Wirkstoff (z. B. Citalopram, Sertralin) verordnen oder die Plasmaspiegel von Amitriptylin und Nortriptylin kontrollieren.
CYP2D6 IM	Anfangsdosis um 25 % reduzieren und Plasmaspiegel kontrollieren oder einen alternativen Wirkstoff (z. B. Citalopram, Sertralin) verordnen.
CYP2D6 UM	Nicht ausreichende Daten, um eine Dosisempfehlung zu geben. Möglichst einen alternativen Wirkstoff (z. B. Citalopram, Sertralin) verordnen oder die Plasmaspiegel von (E-10-hydroxy)-Amitriptylin kontrollieren.

Tab. 8.10c: Dosisempfehlungen der DPWG für das Trizyklikum Clomipramin auf Basis der CYP2D6-Phänotypen (Swen et al., 2011)

Phänotyp	Clomipramin
CYP2D6 PM	Anfangsdosis um 50 % reduzieren und Plasmaspiegel von (Desmethyl-) Clomipramin kontrollieren.
CYP2D6 IM	Nicht ausreichende Daten, um eine Dosisempfehlung zu geben. Plasmaspiegel von (Desmethyl-) Clomipramine kontrollieren.
CYP2D6 UM	Möglichst einen alternativen Wirkstoff (z. B. Citalopram, Sertralin) verordnen oder Plasmaspiegel von (Desmethyl-) Clomipramin kontrollieren.

Tab. 8.10d: Dosisempfehlungen der DPWG für das Trizyklikum Doxepin auf Basis der CYP2D6-Phänotypen (Swen et al., 2011)

Phänotyp	Doxepin
CYP2D6 PM	Anfangsdosis um 60 % reduzieren. Anpassung der Erhaltungsdosis an die durch TDM ermittelten (Nor-)Doxepin-Plasmakonzentrationen.
CYP2D6 IM	Anfangsdosis um 20 % reduzieren. Anpassung der Erhaltungsdosis an die durch TDM ermittelten (Nor)Doxepin-Plasmakonzentrationen.
CYP2D6 UM	Möglichst einen alternativen Wirkstoff (z. B. Citalopram, Sertralin) verordnen oder Anfangsdosis um 100 % erhöhen. Anpassung der Erhaltungsdosis an die durch TDM ermittelten (Nor)Doxepin-Plasmakonzentrationen.

Tab. 8.10e: Dosisempfehlungen der DPWG für das Trizyklikum Imipramin, auf Basis der CYP2D6-Phänotypen (Swen et al., 2011)

Phänotyp	Imipramin
CYP2D6 PM	Anfangsdosis um 70 % reduzieren und Plasmaspiegel von Imipramin und Desipramin kontrollieren.
CYP2D6 IM	Anfangsdosis um 30 % reduzieren und Plasmaspiegel von Imipramin und Desipramin kontrollieren.
CYP2D6 UM	Möglichst einen alternativen Wirkstoff (z. B. Citalopram, Sertralin) verordnen oder Anfangsdosis um 70 % erhöhen und Plasmaspiegel von Imipramin und Desipramin kontrollieren.

Tab. 8.10f: Dosisempfehlungen der DPWG für das Trizyklikum Nortriptylin auf Basis der CYP2D6-Phänotypen (Swen et al., 2011)

Phänotyp	Nortriptylin
CYP2D6 PM	Anfangsdosis um 60 % reduzieren und Plasmaspiegel von Nortriptylin und 10-Hydroxynortriptylin kontrollieren.
CYP2D6 IM	Anfangsdosis um 40 % reduzieren und Plasmaspiegel von Nortriptylin und 10-Hydroxynortriptylin kontrollieren.
CYP2D6 UM	Möglichst einen alternativen Wirkstoff (z. B. Citalopram, Sertralin) verordnen oder Anfangsdosis um 60 % erhöhen und Plasmaspiegel von Nortriptylin und 10-Hydroxynortriptylin kontrollieren.

Tab. 8.10g: Dosisempfehlungen der DPWG für das Tetrazyklikum Mirtazapin auf Basis der CYP2D6-Phänotypen (Swen et al., 2011)

Phänotyp	Mirtazapin
CYP2D6 PM	Nicht ausreichende Daten, um eine Dosisempfehlung zu geben.
CYP2D6 IM	Nicht ausreichende Daten, um eine Dosisempfehlung zu geben.
CYP2D6 UM	Nicht ausreichende Daten, um eine Dosisempfehlung zu geben.

CYP2D6- und CYP2C19-Polymorphismen und ihre klinischen Konsequenzen beim Einsatz von SSRIs

Wirkstoffe:
Citalopram, Duloxetin, Escitalopram, Paroxetin, Sertralin, Venlafaxin

Selektive Serotonin-Wiederaufnahmehemmer sind bevorzugte Wirkstoffe zur Therapie schwerer Depressionen und Angstzustände. Viele dieser Wirkstoffe, darunter Fluvoxamin, Paroxetin, Citalopram, Escitalopram und Sertralin, werden durch die hoch-polymorphen Cytochrom-P450-Isoenzyme CYP2D6 und CYP2C19 metabolisiert (Abb. 8.4). Daher ist es plausibel, dass Patienten, die für diese Enzyme aktivere (UM) Diplotypen oder inaktivere (PM) Diplotypen tragen als der normale extensive Metabolisierer-Typ (EM), Probleme mit diesen Wirkstoffen bekommen können. Diese können sich darin äußern, dass die Wirkstoffe wegen eines zu aktiven Metabolismus zu schnell abgebaut werden, oder dass Wirkstoffkonzentrationen wegen eines zu langsamen Metabolismus akkumulieren, was sich oft in unerwünschten Arzneimittelwirkungen (UAWs) äußert. Dies sind zum Beispiel Schlaflosigkeit und Kopfschmerzen, gastrointestinale Störungen oder Libido-Verlust. Auch können je nach Wirkstoff kardiale Probleme wie eine QT-Zeit-Verlängerung und in der Folge Arrhythmien auftreten. Dies gilt besonders beim Einsatz von Citalopram, wenn die Patienten einen langsamen Metabolisiererphänotyp für CYP2C19 haben.

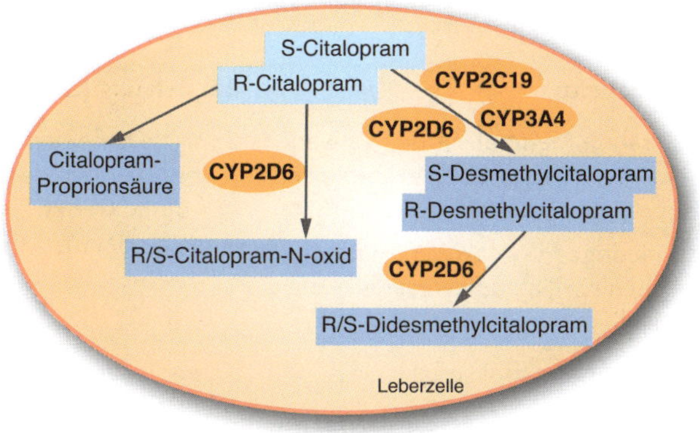

Abb. 8.4: Metabolisierung von Citalopram in der Leber (modifiziert nach Sangkuhl et al., 2011).

Paroxetin (Abb. 8.5) und Fluvoxamin werden primär von CYP2D6 metabolisiert. Die Metabolisierung von Fluoxetin ist komplexer, da dieser Wirkstoff sowohl von CYP2D6 als auch von CYP2C19 abgebaut wird, wobei zunächst das pharmakologisch aktive Norfluoxetin gebildet wird. Citalopram und Escitalopram werden primär von CYP2C19 metabolisiert. Sertralin hingegen ist wiederum Substrat von beiden Enzymen, wobei wohl der Abbau durch CYP2C19 relevanter ist als der durch CYP2D6.

Mit Blick auf den CYP2C19-Metabolismus hat das CPIC Dosierungsrichtlinien für Citalopram und Escitalopram und separat dazu eine Dosierungsrichtlinie für Sertralin publiziert, die in den Tabellen 8.11 und 8.12 dargestellt sind.

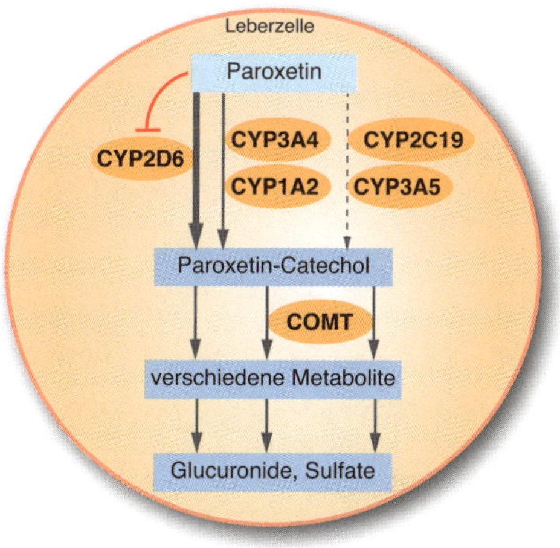

Abb. 8.5: Metabolisierung von Paroxetin in der Leber (modifiziert nach Whirl-Carrillo et al., 2012).

Tab. 8.11: Dosisempfehlungen für die SSRIs Citalopram und Escitalopram basierend auf CYP2C19-Phänotypen (Hicks et al., 2015)

Phänotyp	Konsequenz	Empfehlung (Grad der Empfehlung)
CYP2C19 UM	Verstärkte Metabolisierung zu weniger aktiven Verbindungen verglichen zu extensiven Metabolisierern (EM). Zu niedrige Plasmakonzentrationen machen ein Therapieversagen wahrscheinlich.	Es sollte auf einen Wirkstoff ausgewichen werden, der nicht hauptsächlich durch CYP2C19 metabolisiert wird (moderat).
CYP2C19 EM	Normaler Metabolismus.	Therapiebeginn mit der empfohlenen Dosis (stark).
CYP2C19 IM	Abgeschwächte Metabolisierung zu weniger aktiven Verbindungen verglichen zu extensiven Metabolisierern (EM).	Therapiebeginn mit der empfohlenen Dosis (stark).
CYP2C19 PM	Deutlich abgeschwächte Metabolisierung zu weniger aktiven Verbindungen verglichen zu extensiven Metabolisierern (EM). Deutlich höhere Plasmakonzentrationen erhöhen die Wahrscheinlichkeit für UAWs signifikant.	Eine Reduzierung der Anfangsdosis um 50 % sollte in Erwägung gezogen werden. Danach kann die Dosis auftitriert werden bis Wirksamkeit eintritt. Alternativ kann auf einen Wirkstoff ausgewichen werden, der nicht durch CYP2C19 metabolisiert wird (moderat).

Tab. 8.12: Dosisempfehlungen für das SSRI Sertralin basierend auf CYP2C19-Phänotypen (Hicks et al., 2015)

Phänotyp	Konsequenz	Empfehlung (Grad der Empfehlung)
CYP2C19 UM	Verstärkte Metabolisierung zu weniger aktiver Verbindungen verglichen zu extensiven Metabolisierern (EM).	Therapie mit empfohlener Dosis beginnen. Sollte der Patient nicht ansprechen, sollte auf einen Wirkstoff ausgewichen werden, der nicht hauptsächlich durch CYP2C19 metabolisiert wird (optional).
CYP2C19 EM	Normaler Metabolismus.	Therapiebeginn mit der empfohlenen Dosis (stark).
CYP2C19 IM	Abgeschwächte Metabolisierung zu weniger aktiver Verbindungen verglichen zu extensiven Metabolisierern (EM).	Therapiebeginn mit der empfohlenen Dosis (stark).

Phänotyp	Konsequenz	Empfehlung (Grad der Empfehlung)
CYP2C19 PM	Deutlich abgeschwächte Metabolisierung zu weniger aktiven Verbindungen verglichen zu extensiven Metabolisierern (EM). Deutlich höhere Plasmakonzentrationen erhöhen die Wahrscheinlichkeit für UAWs signifikant.	Eine Reduzierung der Anfangsdosis um 50 % sollte in Erwägung gezogen werden. Danach kann die Dosis auftitriert werden bis Wirksamkeit eintritt. Alternativ kann auf einen Wirkstoff ausgewichen werden, der nicht durch CYP2C19 metabolisiert wird (moderat).

Mit Blick auf den CYP2D6-Metabolismus hat das CPIC Dosierungsrichtlinien für Paroxetin und Fluvoxamin publiziert, die in den Tabellen 8.1.12 und 8.1.13 dargestellt sind. Dabei fällt auf, dass bei einem erkannten Problem ein Ausweichen auf einen nicht primär durch CYP2D6 metabolisierten Wirkstoff gegenüber einer Dosisanpassung deutlich bevorzugt wird.

Tab. 8.13: Dosisempfehlungen für das SSRI Paroxetin basierend auf CYP2D6-Phänotypen (Hicks et al., 2015)

Phänotyp	Konsequenz	Empfehlung (Grad der Empfehlung)
CYP2D6 UM	Verstärkte Metabolisierung zu weniger aktiven Verbindungen verglichen zu extensiven Metabolisierern (EM). Zu niedrige Plasmakonzentrationen machen ein Therapieversagen wahrscheinlich.	Es sollte auf einen Wirkstoff ausgewichen werden, der nicht hauptsächlich durch CYP2D6 metabolisiert wird (stark).
CYP2D6 EM	Normaler Metabolismus.	Therapiebeginn mit der empfohlenen Dosis (stark).
CYP2D6 IM	Abgeschwächte Metabolisierung zu weniger aktiven Verbindungen verglichen zu extensiven Metabolisierern (EM). Höhere Plasmakonzentrationen der Trizyklika erhöhen das Risiko für unerwünschte Arzneimittelwirkungen (UAW).	Therapiebeginn mit der empfohlenen Dosis (moderat).
CYP2D6 PM	Deutlich abgeschwächte Metabolisierung zu weniger aktiven Verbindungen verglichen zu extensiven Metabolisierern (EM). Deutlich höhere Plasmakonzentrationen erhöhen die Wahrscheinlichkeit für UAWs signifikant.	Es sollte auf einen Wirkstoff ausgewichen werden, der nicht hauptsächlich durch CYP2D6 metabolisiert wird. Kann auf Paroxetin nicht verzichtet werden, sollte zu Beginn der Therapie eine um 25–50 % reduzierte Dosis gewählt werden. Danach kann die Dosis auftitriert werden bis UAWs auftreten (optional).

Tab. 8.14: Dosisempfehlungen für das SSRI Fluvoxamin basierend auf CYP2D6-Phänotypen (Hicks et al., 2015)

Phänotyp	Konsequenz	Empfehlung (Grad der Empfehlung)
CYP2D6 UM	Verstärkte Metabolisierung zu weniger aktiven Verbindungen verglichen zu extensiven Metabolisierern (EM).	Keine Therapieempfehlung wegen mangelnder Evidenz (optional).
CYP2D6 EM	Normaler Metabolismus.	Therapiebeginn mit der empfohlenen Dosis (stark).
CYP2D6 IM	Abgeschwächte Metabolisierung zu weniger aktiven Verbindungen verglichen zu extensiven Metabolisierern (EM). Höhere Plasmakonzentrationen des SSRIs erhöhen das Risiko für unerwünschte Arzneimittelwirkungen (UAW).	Therapiebeginn mit der empfohlenen Dosis (moderat).
CYP2D6 PM	Deutlich abgeschwächte Metabolisierung zu weniger aktiven Verbindungen verglichen mit extensiven Metabolisierern (EM). Deutlich höhere Plasmakonzentrationen des SSRIs erhöhen die Wahrscheinlichkeit für UAWs signifikant.	Eine Reduzierung der Anfangsdosis um 25–50 % sollte in Erwägung gezogen werden. Danach kann die Dosis auftitriert werden bis UAWs auftreten. Alternativ kann auf einen Wirkstoff ausgewichen werden, der nicht durch CYP2D6 metabolisiert wird (optional).

Die DPWG hat ebenfalls Dosierungsrichtlinien zu ausgewählten SSRIs sowie die SSNRIs publiziert. Diese beziehen sich auf die Wirkstoffe Citalopram, Duloxetin, Escitalopram, Mirtazapin, Paroxetin, Sertralin und Venlafaxin.

Tab. 8.15a: Dosisempfehlungen der DPWG für die SSRIs Citalopram und Escitalopram auf Basis der CYP2C19-Phänotypen (Swen et al., 2011)

Phänotyp	Citalopram/Escitalopram
CYP2C19 PM	Keine abweichende Dosisempfehlung.
CYP2C19 IM	Keine abweichende Dosisempfehlung.
CYP2C19 UM	Plasmakonzentration bestimmen und die Dosis in Abhängigkeit von Wirksamkeit und Verträglichkeit bis maximal 150 % der Normaldosis auftitrieren. Oder Auswahl eines alternativen Wirkstoffs (z. B. Fluoxetin, Paroxetin) verordnen.

Tab. 8.15b: Dosisempfehlungen der DPWG für den SSRI Sertralin auf Basis der CYP2C19-Phänotypen (Swen et al., 2011)

Phänotyp	Sertralin
CYP2C19 PM	Anfangsdosis um 50 % reduzieren.
CYP2C19 IM	Keine abweichende Dosisempfehlung. Besonders auf UAWs (z. B. Übelkeit, Erbrechen, Durchfall) achten.
CYP2C19 UM	Nicht ausreichende Daten, um eine Dosisempfehlung zu geben.

Tab. 8.16a: Dosisempfehlungen der DPWG für den SSRI Paroxetin auf Basis der CYP2D6-Phänotypen (Swen et al., 2011)

Phänotyp	Paroxetin
CYP2D6 PM	Nicht ausreichende Daten, um eine Dosisempfehlung zu geben.
CYP2D6 IM	Nicht ausreichende Daten, um eine Dosisempfehlung zu geben.
CYP2D6 UM	Nicht ausreichende Daten, um eine Dosisempfehlung zu geben. Möglichst einen alternativen Wirkstoff (z. B. Citalopram, Sertralin) verordnen.

Tab. 8.16b: Dosisempfehlungen der DPWG für den SSNRIs Venlafaxin auf Basis der CYP2D6-Phänotypen (Swen et al., 2011)

Phänotyp	Venlafaxin
CYP2D6 PM	Nicht ausreichende Daten, um eine Dosisempfehlung zu geben. Möglichst einen alternativen Wirkstoff (z. B. Citalopram, Sertralin) verordnen. Oder Anpassung der Erhaltungsdosis an das klinische Ansprechen und an die durch TDM ermittelten (O-Desmethyl)Venlafaxin-Plasmakonzentrationen.
CYP2D6 IM	Nicht ausreichende Daten, um eine Dosisempfehlung zu geben. Möglichst einen alternativen Wirkstoff (z. B. Citalopram, Sertralin) verordnen. Oder Anpassung der Erhaltungsdosis an das klinische Ansprechen und an die durch TDM ermittelten (O-Desmethyl)Venlafaxin-Plasmakonzentrationen.
CYP2D6 UM	Man sollte von verminderten Venlafaxin- und erhöhten (O-Desmethyl) Venlafaxin-Plasmakonzentrationen ausgehen. Die Dosis sollte bis zu einem Maximum von 150 % der Normaldosis auftitriert werden. Alternativ sollte ein anderer Wirkstoff (z. B. Citalopram, Sertralin) verordnet werden.

Tab. 8.16c: Dosisempfehlungen der DPWG für den SSNRIs Duloxetin auf Basis der CYP2D6-Phänotypen (Swen et al., 2011)

Phänotyp	Duloxetin
CYP2D6 PM	Nicht ausreichende Daten, um eine Dosisempfehlung zu geben.
CYP2D6 IM	Nicht ausreichende Daten, um eine Dosisempfehlung zu geben.
CYP2D6 UM	Nicht ausreichende Daten, um eine Dosisempfehlung zu geben.

CYP2C19-Polymorphismen und ihre klinischen Konsequenzen beim Einsatz von MAO-Hemmern

Monoaminoxidase-Hemmer werden unter anderem bei Depressionen und zur Behandlung des Morbus Parkinson eingesetzt. Die Wirkstoffe hemmen das Enzym Monoaminoxidase, das eine wichtige Rolle beim Abbau biogener Amine spielt. Die Hemmung des Enzyms führt zum verlangsamten Abbau der Neurotransmitter Noradrenalin, Dopamin und Serotonin, sowie einiger Hormone wie zum Beispiel Adrenalin, was sich bei bestimmten Formen einer Depression positiv auswirkt.

Der reversible selektive MAO-A-Hemmer Moclobemid besitzt ein recht geringes Nebenwirkungsspektrum. In Studien erwies er sich ähnlich effektiv wie Selektive Serotonin-Wiederaufnahmehemmer (SSRI).

Moclobemid wird relevant von den beiden Cytochrom-P450-Isoenzymen CYP2C19 und CYP2D6 metabolisiert.

Die DPWG hat sich mit potenziellen Problemen bei Patienten befasst, die Träger von Varianten des CYP2C19-Isoenzyms sind. In ihrer Dosisguideline empfiehlt die Gruppe allerdings keine Dosisanpassungen.

Tab. 8.17: Dosisempfehlungen der DPWG für den MAO-Hemmer Moclobemid auf Basis der CYP2C19-Phänotypen (Swen et al., 2011)

Phänotyp	Moclobemid
CYP2C19 PM	Keine abweichende Dosisempfehlung.
CYP2C19 IM	Wegen nicht ausreichender Daten keine abweichende Dosisempfehlung.
CYP2C19 UM	Wegen nicht ausreichender Daten keine abweichende Dosisempfehlung.

Die Zulassungsunterlagen der FDA enthalten im Zusammenhang mit der Problematik der CYP2D6- und/oder der CYP2C19-Polymorphismen Hinweise für Amitriptylin[1], Cita-

1 https://www.pharmgkb.org/label/PA166104856

lopram[1], Clomipramin[2], Desipramin[3], Doxepin[4], Escitalopram[5], Fluoxetin[6], Fluvoxamin[7], Imipramin[8], Nortryptilin[9], Paroxetin[10], Trimipramin[11] und Venlafaxin[12].

Die Zulassungsunterlagen von HCSC enthalten im Zusammenhang mit der Problematik der CYP2D6- und/oder der CYP2C19-Polymorphismen Hinweise für Citalopram[13] und Nortriptylin[14].

8.2 Metabolismus von Antiepileptika und seine klinischen Konsequenzen

Wirkstoffe:
Carbamazepin, Phenytoin, (Valproinsäure)

Tab. 8.18: Übersicht über kritische HLA-Allele beim Einsatz bestimmter Wirkstoffe

Wirkstoff	HLA-B*15:02	CYP2C9	DNA-Polymerase gamma
Carbamazepin	●●●●●●		
Oxcarbazepin	●		
Phenytoin	●●●	●●●	
Valproinsäure			○●●

○: Keine Guideline oder Empfehlung einer Fachgesellschaft
●: Guideline des **Clinical Pharmacogenetics Implementation Consortiums** CPIC
●: Guideline der **Dutch Pharmacogenetics Working Group** DPWG
●: Guideline einer **Fachgesellschaft**

1 https://www.pharmgkb.org/label/PA166104852
2 https://www.pharmgkb.org/label/PA166104875
3 https://www.pharmgkb.org/label/PA166104862
4 https://www.pharmgkb.org/label/PA166104820
5 https://www.pharmgkb.org/label/PA166105012
6 https://www.pharmgkb.org/label/PA166104835
7 https://www.pharmgkb.org/label/PA166104854
8 https://www.pharmgkb.org/label/PA166104879
9 https://www.pharmgkb.org/label/PA166104888
10 https://www.pharmgkb.org/label/PA166104864
11 https://www.pharmgkb.org/label/PA166104864
12 https://www.pharmgkb.org/label/PA166104847
13 https://www.pharmgkb.org/label/PA166127650
14 https://www.pharmgkb.org/label/PA166127697

●: Informationen in Zulassungsunterlagen der **Food and Drug Administration** FDA
●: Informationen in Zulassungsunterlagen der **European Medicines Agency** EMA
●: Informationen in Zulassungsunterlagen von **Health Canada Santé Canada** HCSC
●: Informationen in Zulassungsunterlagen der **Pharmaceuticals and Medical Devices Agency, Japan** PMDA

Unter den Antiepileptika verdienen derzeit nur Carbamazepin, Oxcarbazepin und Phenytoin unter pharmakogenetischen Aspekten besondere Aufmerksamkeit. Eingeschränkt gilt das auch für Valproinsäure, deren Einsatz bei Patienten mit Störungen des Harnstoffzyklus kontraindiziert ist.

Andere Wirkstoffe, darunter Clonazepam, Eslicarbazepin, Ethosuximid, Ethotoin, Felbamat, Fosphenytoin, Gabapentin, Lamotrigin, Levetiracetam, Mephenytoin, Metharbital, Methsuximid, Methylphenobarbital, Paramethadion, Phenacemid, Phenobarbital, Phensuximid, Pregabalin, Primidon, Progabid, Tiagabin, Topiramat, Trimethadion, Vigabatrin und Zonisamid werden zwar in der PharmGKB-Datenbank erwähnt[1]. Allerdings lassen sich momentan für diese Wirkstoffe noch keine klinisch relevanten Konsequenzen ableiten.

Carbamazepin

Das Antiepileptikum Carbamazepin wurde schon in Kapitel 7 besprochen. Die Einnahme von Carbamazepin (eventuell auch Oxcarbazepin) kann mit schweren, unerwünschten Hautreaktionen (*severe cutaneous adverse reactions* = SCAR), dem Stevens-Johnson-Syndrom und der toxischen epidermalen Nekrolyse (*toxic epidermal necrolysis* = TEN) assoziiert sein. Eine Allel-Variante des Human-Leukozyten-Antigens (HLA)-B, HLA-B*15:02, korreliert stark mit Carbamazepin-induzierten SCAR.

Eine Guideline des Clinical Pharmacogenetics Implementation Consortiums CPIC und zwei Empfehlungen der ***Clinical Recommendation Group des Canadian Pharmacogenomics Network for Drug Safety*** CPNDS sind zudem auf PharmGKB publiziert.

Das CPIC gibt für den Einsatz von Carbamazepin im Zusammenhang mit Risiko-HLA-B-Haplotypen folgende Empfehlung (Leckband et al., 2013):

1 https://www.pharmgkb.org/chemical/PA143485705#tabview=tab2&subtab=31

Tab. 8.19: Anwendungsempfehlungen für Carbamazepin im Zusammenhang mit Risiko-HLA-B*15:02-Haplotypen

Genotyp	Beispiele für Diplotypen	Empfehlung
*X/*X	Niedriges oder deutlich reduziertes Risiko für eine Carbamazepin-assoziierte kutane Unverträglichkeitsreaktion.	Carbamazepin kann in der Standarddosierung einsetzt werden.
HLA-B*15:02/*X	Signifikant erhöhtes Risiko für eine Carbamazepin-assoziierte kutane Unverträglichkeitsreaktion.	A. Carbamazepin-naive Patienten sollten nicht mit Carbamazepin behandelt werden. B. (Optional) Wurde ein Patient zuvor bereits länger als drei Monate mit Carbamazepin behandelt ohne dass kutane Unverträglichkeitsreaktionen aufgetreten sind, kann ein vorsichtiger Einsatz von Carbamazepin in Erwägung gezogen werden.
HLA-B*15:02/ HLA-B*15:02	Signifikant erhöhtes Risiko für eine Carbamazepin-assoziierte kutane Unverträglichkeitsreaktion.	A. Carbamazepin-naive Patienten sollten nicht mit Carbamazepin behandelt werden. B. (Optional) Wurde ein Patient zuvor bereits länger als drei Monate mit Carbamazepin behandelt ohne dass kutane Unverträglichkeitsreaktionen aufgetreten sind, kann ein vorsichtiger Einsatz von Carbamazepin in Erwägung gezogen werden.
*X: irgendein HLA-B Haplotyp außer HLA-B*15:02		

Die Clinical Recommendation Group des Canadian Pharmacogenomics Network for Drug Safety CPNDS hat je eine Richtlinie für den Einsatz von Carbamazepin (CBZ) bei Trägern eines HLA-B*15:02-Allels und eines HLA-A*31:01-Allels publiziert (Amstutz et al., 2014). Danach wird empfohlen, Carbamazepin nicht CBZ-naiven Patienten zu verordnen, wenn sie Träger mindestens eines HLA-B*15:02-Allels oder eines HLA-A*31:01-Allels sind.

In der HLA-A*31:01-Richtlinie heißt es: »Die Veranlassung eines genetischen Tests auf HLA-A*31:01 wird für alle CBZ-naiven Patienten empfohlen, bevor ihnen Carbamazepin verordnet wird. Wurde ein Patient zuvor bereits länger als drei Monate mit Carbamazepin behandelt ohne dass kutane Unverträglichkeitsreaktionen aufgetreten sind, wird ein genetischer Test auf HLA-A*31:01 nicht empfohlen (Evidenzlevel B). Für Patienten, die zuvor Carbamazepin über eine kürzere Periode als drei Monate eingenommen haben, sollte ein genetischer Test auf HLA-A*31:01 in Erwägung gezogen werden (Evidenzlevel B) [...] Für Patienten, die positiv auf HLA-B*15:02 oder HLA-A*31:01 getestet wurden, sollte eine alternative Therapie als Erstlinientherapie gewählt werden (Evidenzlevel A). Dabei sollte an die Möglichkeit einer Kreuzreaktivität mit struktur-ähnlichen Antiepileptika (Oxcarbazepin, Lamotrigin, Phenytoin, Phenobarbital, Primidon) gedacht werden.«

In der HLA-B*15:02-Richtlinie heißt es analog: »Die Veranlassung eines genetischen Tests auf HLA-B*15:02 wird für alle CBZ-naiven Patienten empfohlen, bevor ihnen Carbamazepin verordnet wird. Wurde ein Patient zuvor bereits länger als drei Monate mit Carbamazepin behandelt, ohne dass kutane Unverträglichkeitsreaktionen aufgetreten sind, wird ein genetischer Test auf HLA-B*15:02 nicht empfohlen (Evidenzlevel B). Für Patienten die zuvor Carbamazepin über eine kürzere Periode als drei Monate eingenommen haben, sollte ein genetischer Test auf HLA-B*15:02 in Erwägung gezogen werden (Evidenzlevel B) [...] Für Patienten, die positiv auf HLA-B*15:02 oder HLA-A*31:01 getestet wurden, sollte eine alternative Therapie als Erstlinientherapie gewählt werden (Evidenzlevel A). Dabei sollte an die Möglichkeit einer Kreuzreaktivität mit struktur-ähnlichen Antiepileptika (Oxcarbazepin, Lamotrigin, Phenytoin, Phenobarbital, Primidon) gedacht werden.«

Die Zulassungsunterlagen der FDA[1],[2], von HCSC[3] und der PMDA[4] enthalten ebenfalls Hinweise auf die HLA-B-Haplotypen-Problematik, teilweise auch auf eine HLA-A-Haplotypen-Problematik, beim Einsatz von Carbamazepin.

Die Zulassungsunterlagen der FDA[5] enthalten Hinweise auf die HLA-B-Haplotypen-Problematik beim Einsatz von Oxcarbamazepin.

Phenytoin

Das vielfach verordnete Antiepileptikum Phenytoin ist einer von vielen Wirkstoffen, die durch das Cytochrom-P450-Isoenzym CYP2C9 (und weniger relevant durch CYP2C19) metabolisiert werden. Er wird dabei zu 5-(4-Hydroxyphenyl)-5-Phenylhydantoin inaktiviert. Wegen der geringen therapeutischen Breite des Wirkstoffs ist dies eine wichtige Reaktion. Da das CYP2C9-Isoenzym polymorph ist, können Probleme auftreten, wenn der Patient Träger eines oder zweier inaktiver Allele des CYP2C9-Isoenzyms ist.

1 https://www.pharmgkb.org/label/PA166104780
2 https://www.pharmgkb.org/label/PA166151882
3 https://www.pharmgkb.org/label/PA166127645
4 https://www.pharmgkb.org/label/PA166123532
5 https://www.pharmgkb.org/label/PA166105213

Zudem besteht ein erhebliches Sicherheitsrisiko für Träger eines HLA-B*15:02-Allels (siehe Kapitel 7). Bei diesen Patienten wird überproportional häufig das Auftreten eines Stevens-Johnson-Syndroms (SJS) oder einer toxischen epidermalen Nekrolyse (TEN) beobachtet. Alle diese Beobachtungen gelten auch für das Phenytoin-Prodrug Fosphenytoin.

Phenytoin und Fosphenytoin: das HLA-Allel HLA-B*15:02 und der CYP2C9-Polymorphismus

Phenytoin besitzt eine sehr geringe therapeutische Breite. Zudem zeigt es deutliche interindividuelle Schwankungen hinsichtlich Wirksamkeit und Verträglichkeit, die jedenfalls teilweise auf unterschiedliche Metabolisierer-Phänotypen für CYP2C9 zurückzuführen sind.

CYP2C9 ist polymorph. In diesem Zusammenhang besonders relevante Allele sind neben dem Wildtyp-Allel CYP2C9*1 die Allele CYP2C9*2 und CYP2C9*3, die unter Kaukasiern mit Frequenzen von ca. 12 % und 8 % auftreten. Rund 40 % der kaukasischen Bevölkerung exprimieren demzufolge eine oder beide dieser inaktiven Varianten. Träger dieser Allele werden bei Einnahme von Phenytoin relevante Nebenwirkungen verspüren, da der Wirkstoff zu langsam metabolisiert wird. Aus *In-vitro*-Studien kann man grob

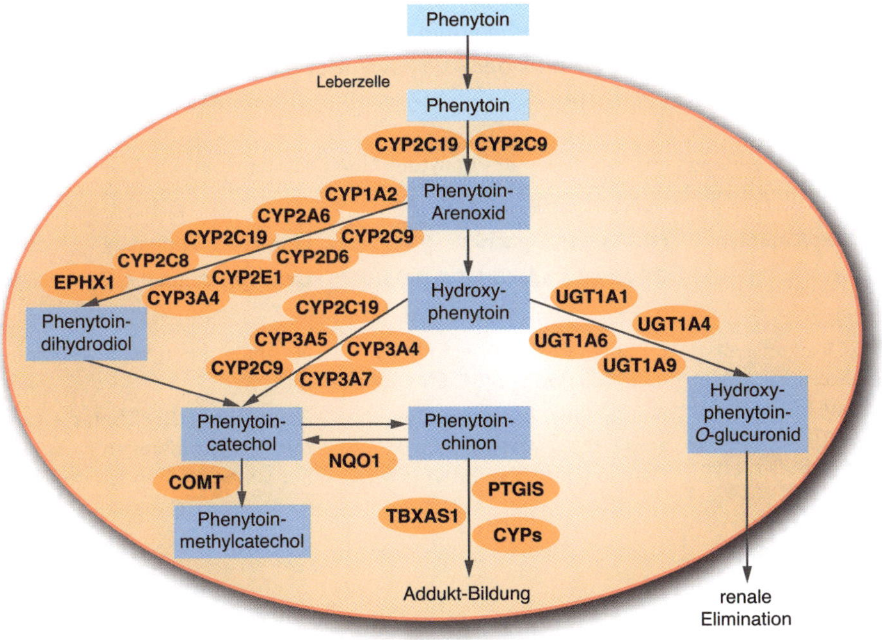

Abb. 8.6: **Metabolismus von Phenytoin** (modifiziert nach Thorn et al. 2012).

abschätzen, dass bei einem heterozygoten Diplotyp für CY2C9*2 (C/T) Phenytoin um 20 % langsamer metabolisiert wird als bei einem extensiven Metabolisierer. Bei einem homozygoten CYP2C9*2 (T/T)-Haplotyp ist der Metabolismus um ca. 40 % reduziert. Für das CYP2C9*3-Allel sind die Effekte noch größer. Bei Vorliegen eines heterozygoten CY2C9*3 (A/C)-Diplotyps reduziert sich die Metabolisierung um 40 %, im Falle eines homozygoten CY2C9*3 (C/C)-Diplotyps um 80 %.

Hinzu kommt aber ein erhebliches Sicherheitsrisiko für Träger eines HLA-B*15:02-Allels. Bei diesen Patienten wird überproportional häufig das Auftreten eines Stevens-Johnson-Syndroms (SJS) oder einer toxischen epidermalen Nekrolyse (TEN) beobachtet.

CYP2C9 ist ein wichtiges Phase-I-Isoenzym, das Xenobiotika und endogene Verbindungen durch Oxidation modifiziert. Es wird in erster Linie in der Leber exprimiert und ist für die Phase-I-Metabolisierung von ca. 15 % – 20 % aller Medikamente hauptverantwortlich (siehe Kapitel 6). Alle diese Beobachtungen gelten auch für das Phenytoin-Prodrug Fosphenytoin.

Das CPIC hat eine Guideline publiziert, in der Handlungsoptionen für den Einsatz von Phenytoin (und Fosphenytoin) aufgezeigt werden in Abhängigkeit von der An- bzw. Abwesenheit eines HLA-B*15:02-Allels und abhängig vom CYP2C9-Metabolisierer-Phänotyp.

Das CPIC gibt für den Einsatz von Phenytoin (und Fosphenytoin) im Zusammenhang mit Risiko-HLA-B-Haplotypen und dem CYP2C9-Metabolisierer-Phänotyp folgende Empfehlung (Caudle et al., 2014):

Tab. 8.20: Anwendungsempfehlungen für Phenytoin (und Fosphenytoin) im Zusammenhang mit Risiko-HLA-B-Haplotypen (Caudle et al., 2014)

Phänotyp/Genotyp	**HLA-B*15:02 positiv** **Genotyp: 1 oder 2 HLA-B*15-02-Allele**	**HLA-B*15:02 negativ** **Genotyp: Kein HLA-B*15-02-Allel**
CYP2C9 extensiver Metabolisierer (EM); normale Enzymaktivität; ~91 % der Patienten; z. B. Diplotyp *1/*1	Erhöhtes Risiko für ein Phenytoin-induziertes SJS/TEN. Empfehlung: Es wird dringend vom Einsatz von Phenytoin/Fosphenytoin abgeraten (stark).	Normaler Phenytoin-Metabolismus. Empfehlung: Die Therapie kann mit der empfohlenen Dosis begonnen werden (stark).

Phänotyp/Genotyp	HLA-B*15:02 positiv Genotyp: 1 oder 2 HLA-B*15-02-Allele	HLA-B*15:02 negativ Genotyp: Kein HLA-B*15-02-Allel
CYP2C9 intermediärer Metabolisierer (IM); reduzierte Enzymaktivität; ~8 % der Patienten; z. B. Diplotyp *1/*2, *1/*3	Erhöhtes Risiko für ein Phenytoin-induziertes SJS/TEN. Empfehlung: Es wird dringend vom Einsatz von Phenytoin/Fosphenytoin abgeraten (stark).	Reduzierter Phenytoin-Metabolismus und daraus resultierende höhere Plasmakonzentrationen mit einem steigenden Risiko für toxische Reaktionen. Empfehlung: Die Therapie sollte mit einer 25 % geringeren Dosis initiiert werden. Folgedosen sollten über ein TDM und über das therapeutische Ansprechen angepasst werden (moderat).
CYP2C9 schwache Metabolisierer (PM); stark reduzierte Enzymaktivität; ~1 % der Patienten; z. B. Diplotyp *2/*2, *2/*3, *3/*3	Erhöhtes Risiko für ein Phenytoin-induziertes SJS/TEN. Empfehlung: Es wird dringend vom Einsatz von Phenytoin/Fosphenytoin abgeraten (stark).	Reduzierter Phenytoin-Metabolismus und daraus resultierende höhere Plasmakonzentrationen mit einem steigenden Risiko für unerwünschte Arzneimittelwirkungen. Empfehlung: Die Therapie sollte mit einer 50 % geringeren Dosis initiiert werden. Folgedosen sollten über ein TDM und über das therapeutische Ansprechen angepasst werden (stark).

Die DPWG gibt für den Einsatz von Phenytoin im Zusammenhang mit dem CYP2C9-Metabolisierer-Phänotyp folgende Empfehlung (Swen et al., 2011):

Tab. 8.21: Dosisempfehlungen der DPWG für Phenytoin auf Basis der CYP2C9-Phänotypen (Swen et al., 2011)

Phänotyp	Phenytoin
CYP2C9 *1/*2	Mit der Standarddosis beginnen. Die Erhaltungsdosis dann um 25 % reduzieren. Das Ansprechen der Therapie und die Wirkstoff-Konzentration im Serum nach 7–10 Tagen bestimmen. Auf UAWs achten (z. B. Ataxie, Nystagmus, Dysarthrie, Sedierung).
CYP2C9 *2/*2	Mit der Standarddosis beginnen. Die Erhaltungsdosis dann um 50 % reduzieren. Das Ansprechen der Therapie und die Wirkstoff-Konzentration im Serum nach 7–10 Tagen bestimmen. Auf UAWs achten (z. B. Ataxie, Nystagmus, Dysarthrie, Sedierung).

Phänotyp	Phenytoin
CYP2C9 *1/*3	Mit der Standarddosis beginnen. Die Erhaltungsdosis dann um 25 % reduzieren. Das Ansprechen der Therapie und die Wirkstoff-Konzentration im Serum nach 7–10 Tagen bestimmen. Auf UAWs achten (z. B. Ataxie, Nystagmus, Dysarthrie, Sedierung).
CYP2C9 *2/*3	Mit der Standarddosis beginnen. Die Erhaltungsdosis dann um 50 % reduzieren. Das Ansprechen der Therapie und die Wirkstoff-Konzentration im Serum nach 7–10 Tagen bestimmen. Auf UAWs achten (z. B. Ataxie, Nystagmus, Dysarthrie, Sedierung).
CYP2C9 *3/*3	Mit der Standarddosis beginnen. Die Erhaltungsdosis dann um 50 % reduzieren. Das Ansprechen der Therapie und die Wirkstoff-Konzentration im Serum nach 7–10 Tagen bestimmen. Auf UAWs achten (z. B. Ataxie, Nystagmus, Dysarthrie, Sedierung).

Die Zulassungsunterlagen der FDA[1] und von HCSC[2] enthalten ebenfalls Hinweise auf eine CYP2C9./HLA-B*15:02-Problematik beim Einsatz von Phenytoin.

Valproinsäure

Valproinsäure ist ein Antiepileptikum, dessen Wirkmechanismus nicht gut verstanden ist. Eine Theorie geht davon aus, dass es durch Hemmung der GABA-Transaminase die zentrale Konzentration an Gamma-Aminobuttersäure (GABA) steigert oder die Eigenschaften spannungsabhängiger Natrium-Kanäle ändert. Valproinsäure ist zudem ein Histon-Decarboxylasehemmer (HDAC-Inhibitor).

Als Fettsäure-Analogon wird Valproinsäure unter anderem durch Beta-Oxidation in den Mitochondrien abgebaut. Ein anderer Teil wird durch Glukuronidierung in der Leber inaktiviert und im Urin ausgeschieden.

Valproinsäure ist kontraindiziert bei Patienten mit Störungen des Harnstoffzyklus. Bei diesen Patienten kann es zu einem Anstieg des Ammoniakserumspiegels (Hyperammonämie) kommen. Warnhinweise sind das Auftreten von Abgeschlagenheit, Müdigkeit, Erbrechen, erniedrigtem Blutdruck oder eine Zunahme der Anfälle.

Zudem ist Valproinsäure kontraindiziert bei Vorliegen von inaktivierenden Mutationen in der mitochondrialen DNA-Polymerase gamma (POLG). Hier kann es zu schweren hepatischen Reaktionen kommen.

1 https://www.pharmgkb.org/label/PA166104860
2 https://www.pharmgkb.org/label/PA166127701

Entsprechende Warnhinweise und Empfehlungen zu einer genetischen Abklärung findet man in den Zulassungsunterlagen für Valproinsäure der FDA[1] und von HCSC[2].

8.3 Metabolismus von Neuroleptika und seine klinischen Konsequenzen

Wirkstoffe:
Aripiprazol, Clozapin, Flupentixol, Haloperidol, Olanzapin, Risperidon, (Thioridazin)

Tab. 8.22: Übersicht über die Wirkstoffe, für die Guidelines und relevante Informationen in den Zulassungsunterlagen vorliegen

Wirkstoff	CYP2D6-Substrat
Aripiprazol	● DPWG ● FDA ● EMA ● HCSC
Clozapin	● DPWG ● FDA
Flupentixol	● DPWG
Haloperidol	● DPWG
Olanzapin	● DPWG ● FDA ● EMA
Risperidon	● DPWG ● FDA ● HCSC
Thioridazin	○ ● FDA

○: Keine Guideline oder Empfehlung einer Fachgesellschaft
●: Guideline der **Dutch Pharmacogenetics Working Group** DPWG
●: Informationen in Zulassungsunterlagen der **Food and Drug Administration** FDA
●: Informationen in Zulassungsunterlagen der **European Medicines Agency** EMA
●: Informationen in Zulassungsunterlagen von **Health Canada Santé Canada** HCSC
●: Informationen in Zulassungsunterlagen der **Pharmaceuticals and Medical Devices Agency, Japan** PMDA

Aripiprazol ist ein Arzneistoff aus der Gruppe der atypischen Neuroleptika. Atypische Neuroleptika lösen im Gegensatz zu den klassischen Neuroleptika nur selten extrapyramidal-motorische Störungen aus. Aripiprazol wird zur Behandlung von mäßigen bis schweren manischen Phasen der Bipolar-I-Störung und zur Vorbeugung vor neuen manischen Episoden eingesetzt. Als der erste Vertreter der atypischen Neuroleptika gilt Clozapin. Er wird zur Behandlung von therapieresistenten Psychosen eingesetzt.

1 https://www.pharmgkb.org/label/PA166104825
2 https://www.pharmgkb.org/label/PA166127726

Auch Olanzapin gehört in die Gruppe der atypischen Neuroleptika, ebenso wie Risperidon. Die neuroleptische Potenz von Risperidon wird mit etwa dem 50-Fachen derjenigen des Chlorpromazins angegeben. Der Wirkstoff zählt demnach zu den hochpotenten Neuroleptika, vergleichbar mit Flupentixol, Fluspirilen oder Olanzapin.

Flupentixol wird hingegen zu den typischen Neuroleptika gezählt. Es ist ein hochpotentes Neuroleptikum (Chlorpromazin-Index etwa 50), das mit etwa gleicher Affinität die Dopamin-D_1- sowie -D_2-Rezeptoren blockiert. Außerdem wirkt es antagonistisch an Serotonin-5-HT_{2A}-Rezeptoren und deutlich schwächer auch an α_1-Adrenozeptoren und Histamin-H1-Rezeptoren. Auch Zuclopenthixol gehört zur Gruppe der typischen Neuroleptika. Es ist ein Dopamin- und Serotonin-Rezeptor-Antagonist.

Haloperidol blockiert im ZNS die Dopamin-Rezeptoren D_1, D_2, D_3 und D_4. Es ist ein hochpotentes Neuroleptikum aus der Gruppe der Butyrophenone, das unter anderem zur Behandlung akuter Erregungszustände sowie akuter und chronischer schizophrener Syndrome eingesetzt wird.

Thioridazin ist ein Neuroleptikum aus der Gruppe der Phenothiazine. Die Wirkungen beruhen auf dem Antagonismus an Dopamin-Rezeptoren. Thioridazin ist ein Substrat von CYP2D6, kann das QT-Intervall verlängern und Herzrhythmusstörungen verursachen.

CYP2D6-Substrate unter den Neuroleptika

Alle aufgeführten Verbindungen sind Substrate des hoch-polymorphen CYP2D6. Da Neuroleptika mit teils erheblichen Nebenwirkungen assoziiert sind, ist Vorsicht hinsichtlich einer ungewollten Überdosierung geboten. Diese kann sich einstellen, wenn aufgrund einer insuffizienten CYP2D6-Aktivität der Abbau der Wirkstoffe verlangsamt ist.

Dem trägt auch die DPWG Rechnung, die Dosis-Guidelines für Aripiprazol, Clozapin, Flupentixol, Haloperidol, Olanzapin und Risperidon auf der Basis unterschiedlicher CYP2D6-Genotypen publiziert hat. Für Thioridazin ist keine Dosis-Guideline publiziert. Allerdings wird in den Zulassungsinformationen auf ein mögliches CYP2D6-Problem hingewiesen.

Tab. 8.23: Abschätzung der CYP2D6-Phänotypen in Abhängigkeit verschiedener Diplotypen (Hicks et al., 2013)

CYP2D6-Phänotyp	Beispiele für Diplotypen
Extensive Metabolisierer (EM); ~77–92 % der Kaukasier.	2 funktionelle Allele (*1/*1, *1/*2, *2/*2), oder 2 Allele mit reduzierter Aktivität (*41/*41), oder 1 funktionelles Allel plus ein funktionsloses Allel (*1/*4, *2/*5, *1/*9), oder 1 funktionelles Allel plus 1 Allel mit reduzierter Aktivität (*1/*41).
Intermediäre Metabolisierer (IM); ~2–11 % der Kaukasier.	1 Allel mit reduzierter Aktivität plus ein funktionsloses Allel (*4/*10, *5/*41, *5/*9).
Langsame Metabolisierer (PM); ~5–10 % der Kaukasier.	Kein funktionelles Allel (z. B. *4/*4, *4/*5, *5/*5, *4/*6).
Ultraschnelle Metabolisierer (UM); ~1–2 % der Kaukasier.	Mehr als zwei Kopien eines funktionellen Allels (z. B. *1/*1xN, *1xN/*1xN, *1/*2xN, *1xN/*2, *2xN/*2xN).

Tab. 8.24a: Dosisempfehlungen der DPWG für Aripiprazol auf Basis der CYP2D6-Phänotypen (Swen et al., 2011)

Phänotyp	Aripiprazol
CYP2D6 PM	Die Dosis soll auf maximal 10 mg/Tag (67 % der empfohlenen Maximaldosis) reduziert werden.
CYP2D6 IM	Keine Evidenz für die Notwendigkeit einer Dosisanpassung.
CYP2D6 UM	Keine Evidenz für die Notwendigkeit einer Dosisanpassung.

Tab. 8.24b: Dosisempfehlungen der DPWG für Clozapin auf Basis der CYP2D6-Phänotypen (Swen et al., 2011)

Phänotyp	Clozapin
CYP2D6 PM	Keine Evidenz für die Notwendigkeit einer Dosisanpassung.
CYP2D6 IM	Keine Evidenz für die Notwendigkeit einer Dosisanpassung.
CYP2D6 UM	Keine Evidenz für die Notwendigkeit einer Dosisanpassung.

Tab. 8.24c: Dosisempfehlungen der DPWG für Flupentixol auf Basis der CYP2D6-Phänotypen (Swen et al., 2011)

Phänotyp	Flupentixol
CYP2D6 PM	Keine Evidenz für die Notwendigkeit einer Dosisanpassung.
CYP2D6 IM	Keine Evidenz für die Notwendigkeit einer Dosisanpassung.
CYP2D6 UM	Keine Evidenz für die Notwendigkeit einer Dosisanpassung.

Tab. 8.24d: Dosisempfehlungen der DPWG für Haloperidol auf Basis der CYP2D6-Phänotypen (Swen et al., 2011)

Phänotyp	Haloperidol
CYP2D6 PM	Die Dosis um 50 % reduzieren oder einen alternativen Wirkstoff verordnen, z. B. Pimozid, Flupentixol, Fluphenazin, Quetiapin, Olanzapin, Clozapin.
CYP2D6 IM	Keine Evidenz für die Notwendigkeit einer Dosisanpassung.
CYP2D6 UM	Nicht ausreichende Evidenz, um eine Dosisanpassung zu kalkulieren. Man sollte damit rechnen, dass sich keine ausreichend hohen Haloperidol-Konzentrationen einstellen. Daher sollten die Plasma-Konzentrationen ermittelt und die Dosis auf dieser Basis angepasst werden. Alternativ kann ein anderer Wirkstoff verordnet werden, z. B. Pimozid, Flupentixol, Fluphenazin, Quetiapin, Olanzapin, Clozapin.

Tab. 8.24e: Dosisempfehlungen der DPWG für Olanzapin auf Basis der CYP2D6-Phänotypen (Swen et al., 2011)

Phänotyp	Olanzapin
CYP2D6 PM	Keine Evidenz für die Notwendigkeit einer Dosisanpassung.
CYP2D6 IM	Keine Evidenz für die Notwendigkeit einer Dosisanpassung.
CYP2D6 UM	Keine Evidenz für die Notwendigkeit einer Dosisanpassung.

Tab. 8.24f: Dosisempfehlungen der DPWG für Risperidon auf Basis der CYP2D6-Phänotypen (Swen et al., 2011)

Phänotyp	Risperidon
CYP2D6 PM	Nicht ausreichende Evidenz, um eine Dosisanpassung zu kalkulieren. Es sollte ein alternativer Wirkstoff verordnet werden, z. B. Quetiapin, Olanzapin, Clozapin. Ansonsten muss mit UAWs gerechnet werden, was eine Dosisanpassung auf Basis des klinischen Ansprechens erforderlich macht.
CYP2D6 IM	Nicht ausreichende Evidenz, um eine Dosisanpassung zu kalkulieren. Es sollte ein alternativer Wirkstoff verordnet werden, z. B. Quetiapin, Olanzapin, Clozapin. Ansonsten muss mit UAWs gerechnet werden, was eine Dosisanpassung auf Basis des klinischen Ansprechens erforderlich macht.
CYP2D6 UM	Nicht ausreichende Evidenz, um eine Dosisanpassung zu kalkulieren. Es sollte ein alternativer Wirkstoff verordnet werden, z. B. Quetiapin, Olanzapin, Clozapin. Ansonsten muss mit UAWs gerechnet werden, was eine Dosisanpassung auf Basis des klinischen Ansprechens erforderlich macht.

Die Zulassungsunterlagen der FDA[1], der EMA[2] und von HCSC[3] enthalten Hinweise auf eine CYP2D6- und teilweise eine CYP3A4-Problematik beim Einsatz von Aripiprazol. Ebenso enthalten die Zulassungsunterlagen der FDA[4] Hinweise auf eine CYP2D6-Problematik beim Einsatz von Clozapin. Ferner enthalten die Zulassungsunterlagen der FDA[5] und der EMA[6] Hinweise auf eine CYP2D6- und teilweise auf eine CYP1A2-Problematik beim Einsatz von Olanzapin. Die Zulassungsunterlagen der FDA[7] und von HCSC[8] enthalten Hinweise auf eine CYP2D6-Problematik beim Einsatz von Risperidon. Die Zulassungsunterlagen der FDA[9] enthalten Hinweise auf eine CYP2D6-Problematik beim Einsatz von Thioridazin.

8.4 Metabolismus von Atomoxetin und seine klinischen Konsequenzen

Wirkstoff: Atomoxetin

Tab. 8.25: Übersicht zu Guidelines und relevanten Informationen in den Zulassungsunterlagen für Atomexetin

Wirkstoff	CYP2D6-Substrat
Atomoxetin	●●●●

●: Guideline der **Dutch Pharmacogenetics Working Group** DPWG
●: Informationen in Zulassungsunterlagen der **Food and Drug Administration** FDA
●: Informationen in Zulassungsunterlagen von **Health Canada Santé Canada** HCSC
●: Informationen in Zulassungsunterlagen der **Pharmaceuticals and Medical Devices Agency, Japan** PMDA

Atomoxetin ist der erste nicht-stimulierende Wirkstoff, der zur Behandlung eines Aufmerksamkeitsdefizit-Hyperaktivitätssyndroms (ADHS) zugelassen wurde. Bei Atomoxetin handelt es sich um einen selektiven Noradrenalin-Wiederaufnahmehemmer. In klinischen Dosen wirkt Atomoxetin auch als NMDA-Rezeptor-Blocker (Ludolph et al., 2010). Dies könnte für seine Wirksamkeit bei ADHS relevant sein.

1 https://www.pharmgkb.org/label/PA166104839
2 https://www.pharmgkb.org/label/PA166104899
3 https://www.pharmgkb.org/label/PA166127631
4 https://www.pharmgkb.org/label/PA166104815
5 https://www.pharmgkb.org/label/PA166104788
6 https://www.pharmgkb.org/label/PA166104915
7 https://www.pharmgkb.org/label/PA166104793
8 https://www.pharmgkb.org/label/PA166127708
9 https://www.pharmgkb.org/label/PA166104805

Gegenanzeigen für die Anwendung von Atomoxetin sind ein Engwinkelglaukom, bestimmte schwere kardiovaskuläre oder zerebrovaskuläre Erkrankungen oder die gleichzeitige Anwendung von MAO-Hemmern.

Bei einer Überdosierung kommt es zu Vergiftungserscheinungen, die sich unter anderem in Form schwerer Blutdruckabfälle und niedriger Herzfrequenz bis zum Herzstillstand mit entsprechenden Funktionsausfällen der Organe äußern. Eine Überdosierung erfordert eine intensivmedizinische Behandlung und Überwachung.

CYP2D6-Problematik von Atomoxetin

Atomoxetin ist Substrat des hoch-polymorphen CYP2D6. Somit ist der Wirkstoffabbau bei langsamen Metabolisierern verlangsamt, was mit der Gefahr unerwünschter Arzneimittelwirkungen einhergehen kann. Umgekehrt wird der Wirkstoff bei ultraschnellen Metabolisierern zu schnell abgebaut, woraus eine Wirkverlust resultieren kann.

Dem trägt auch die DPWG Rechnung, die eine Dosis-Guideline für Atomoxetin auf der Basis unterschiedlicher CYP2D6-Genotypen publiziert hat.

Tab. 8.26: Abschätzung der CYP2D6-Phänotypen in Abhängigkeit verschiedener Diplotypen (Hicks et al., 2013)

CYP2D6-Phänotyp	Beispiele für Diplotypen
Extensive Metabolisierer (EM); ~77–92 % der Kaukasier.	2 funktionelle Allele (*1/*1, *1/*2, *2/*2), oder 2 Allele mit reduzierter Aktivität (*41/*41), oder 1 funktionelles Allel plus ein funktionsloses Allel (*1/*4, *2/*5, *1/*9), oder 1 funktionelles Allel plus 1 Allel mit reduzierter Aktivität (*1/*41).
Intermediäre Metabolisierer (IM); ~2–11 % der Kaukasier.	1 Allel mit reduzierter Aktivität plus ein funktionsloses Allel (*4/*10, *5/*41, *5/*9).
Langsame Metabolisierer (PM); ~5–10 % der Kaukasier.	Kein funktionelles Allel (z. B. *4/*4, *4/*5, *5/*5, *4/*6).
Ultraschnelle Metabolisierer (UM); ~1–2 % der Kaukasier.	Mehr als zwei Kopien eines funktionellen Allels (z. B. *1/*1xN, *1xN/*1xN, *1/*2xN, *1xN/*2, *2xN/*2xN).

Tab. 8.27: Dosisempfehlungen der DPWG für Atomoxetin auf Basis der CYP2D6-Phänotypen (Swen et al., 2011)

Phänotyp	Atomoxetin
CYP2D6 PM	Standarddosis. Eine Dosissteigerung ist wahrscheinlich nicht erforderlich. Man sollte jedoch mit UAWs rechnen.
CYP2D6 IM	Keine Dosierungsempfehlungen.
CYP2D6 UM	Unzureichende Datenlage, um eine Dosisanpassung zu kalkulieren. Man sollte mit einer eingeschränkten Wirksamkeit rechnen. Es sollte eine Alternativtherapie, beispielsweise mit Methylphenidat oder Clonidin, in Erwägung gezogen werden.

Die Zulassungsunterlagen der FDA[1], PMDA[2] und von HCSC[3] enthalten ebenfalls Hinweise auf eine CYP2D6-Problematik beim Einsatz von Atomoxetin.

Literatur

Altar CA, Hornberger J, Shewade A, Cruz V, Garrison J, Mrazek D (2013) Clinical validity of cytochrome P450 metabolism and serotonin gene variants in psychiatric pharmacotherapy. Int Rev Psychiatry 25: 509–533.

Barak Y, Swartz M, Baruch Y (2011) Venlafaxine or a second SSRI: Switching after treatment failure with an SSRI among depressed inpatients: a retrospective analysis. Progress Neuropsychopharmacol Biol Psychiatry 35: 1744–1747.

Brandl EJ, Kennedy JL, Muller DJ (2014) Pharmacogenetics of antipsychotics. Can J Psychiatry 59: 76–88.

Caudle KE, Rettie AE, Whirl-Carrillo M, Smith LH, Mintzer S, Lee MT, Klein TE, Callaghan JT (2014) Clinical pharmacogenetics implementation consortium guidelines for CYP2C9 and HLA-B genotypes and phenytoin dosing. Clin Pharmacol Ther 96: 542–548.

de Klerk OL, Nolte IM, Bet PM, Bosker FJ, Snieder H, den Boer JA, Bruggeman R, Hoogendijk WJ, Penninx BW (2013) ABCB1 gene variants influence tolerance to selective serotonin reuptake inhibitors in a large sample of Dutch cases with major depressive disorder. Pharmacogenomics J 13: 349–353.

Dong C, Wong ML, Licinio J (2009) Sequence variations of ABCB1, SLC6A2, SLC6A3, SLC6A4, CREB1, CRHR1 and NTRK2: association with major depression and antidepressant response in Mexican-Americans. Mol Psychiatry 14: 1105–1118.

Hicks JK, Bishop JR, Sangkuhl K, Müller DJ, Ji Y, Leckband SG, Leeder JS, Graham RL, Chiulli DL, LLerena A, Skaar TC, Scott SA, Stingl JC, Klein TE, Caudle KE, Gaedigk A (2015) Clinical Pharma-

1 https://www.pharmgkb.org/label/PA166104827
2 https://www.pharmgkb.org/label/PA166123528
3 https://www.pharmgkb.org/label/PA166127633

cogenetics Implementation Consortium (CPIC) guideline for CYP2D6 and CYP2C19 genotypes and dosing of selective serotonin reuptake inhibitors. Clin Pharmacol Ther 98: 127–134.

Hicks JK, Swen JJ, Thorn CF, Sangkuhl K, Kharasch ED, Ellingrod VL, Skaar TC, Müller DJ, Gaedigk A, Stingl JC (2013) Clinical Pharmacogenetics Implementation Consortium guideline for CYP2D6 and CYP2C19 genotypes and dosing of tricyclic antidepressants. Clin Pharmacol Ther 93: 402–408.

Huang X, Yu T, Li X, Cao Y, Li X, Liu B, Yang F, Li W, Zhao X, Feng G, Zhang X, Dong Z, He L, Sun X, He G (2013) ABCB6, ABCB1 and ABCG1 genetic polymorphisms and antidepressant response of SSRIs in Chinese depressive patients. Pharmacogenomics 14: 1723–1730.

Ludolph AG, Udvardi PT, Schaz U, Henes C, Adolph O, Weigt HU, Fegert JM, Boeckers TM, Föhr KJ (2010) Atomoxetine acts as an NMDA receptor blocker in clinically relevant concentrations. Brit J Pharmacol 160: 283–291.

Muller DJ, Kekin I, Kao AC, Brandl EJ (2013) Towards the implementation of CYP2D6 and CYP2C19 genotypes in clinical practice: update and report from a pharmacogenetic service clinic. Int Rev Psychiatry 25: 554–571.

Sangkuhl K, Klein TE, Altman RB (2011) PharmGKB summary: citalopram pharmacokinetics pathway. Pharmacogenetics Genomics 21: 769–772.

Swen JJ, Nijenhuis M, de Boer A, Grandia L, Maitland-van der Zee AH, Mulder H, Rongen GA, van Schaik RH, Schalekamp T, Touw DJ, van der Weide J, Wilffert B, Deneer VH, Guchelaar HJ (2011) Pharmacogenetics: from bench to byte – an update of guidelines. Clin Pharmacol Ther 89: 662–673.

Thorn CF, Whirl-Carrillo M, Leeder JS, Klein TE, Altman RB (2012). PharmGKB summary: phenytoin pathway. Pharmacogenetics Genomics 22: 466–470.

Uhr M, Tontsch A, Namendorf C, Ripke S, Lucae S, Ising M, Dose T, Ebinger M, Rosenhagen M, Kohli M, Kloiber S, Salyakina D, Bettecken T, Specht M, Pütz B, Binder EB, Müller-Myhsok B, Holsboer F (2008) Polymorphisms in the drug transporter gene ABCB1 predict antidepressant treatment response in depression. Neuron 57: 203–209.

Whirl-Carrillo M, McDonagh EM, Hebert JM, Gong L, Sangkuhl K, Thorn CF, Altman RB, Klein TE (2012). Pharmacogenomics knowledge for personalized medicine. Clin Pharmacol Ther 92: 414–417.

9 Pharmakogenetische Probleme in der Kardiologie

Wirkstoffe:
Antiarrhythmika, Betablocker, Statine, Thrombozyteninhibitoren, Vitamin-K-Antagonisten: Atorvastatin, Carvedilol, Clopidogrel, Flecainid, Fluvastatin, Metoprolol, Simvastatin, Pitavastatin, Phenprocoumon, Pravastatin, Propafenon, Rosuvastatin, Warfarin

Bei den im Kontext einer stratifizierten Arzneimitteltherapie relevanten Wirkstoffen in der Kardiologie sind Antiarrhythmika, Betablocker, Statine, Thrombozyteninhibitoren und Vitamin-K-Antagonisten betrachtenswert. Der Grad der klinischen Relevanz kann hier stark variieren, was vorteilhaft ist, da bei Problemen neben Dosisanpassungen immer auch auf alternative Wirkstoffe ausgewichen werden kann.

Eine Übersicht über die Wirkstoffe, für die entweder das **Clinical Pharmacogenetics Implementation Consortium** CPIC oder die **Dutch Pharmacogenetics Working Group** DPWG Guidelines erarbeitet haben und für die in den Zulassungsunterlagen relevante Informationen vorliegen, zeigt Tabelle 9.1.

Tab. 9.1: Übersicht über die Wirkstoffe, für die Guidelines und relevante Informationen in den Zulassungsunterlagen vorliegen

Wirkstoff	SLCO1B1	ABCB1	ABCG2	CYP2C19-Substrat	CYP2C9-Substrat	CYP2D6-Substrat	VKORC1
Acenocoumarol					● (grün)		● (grün)
Atorvastatin	○	○	○				
Carvedilol						● (grün) ● (rot) ● (grau)	
Clopidogrel		○		● (orange) ● (grün) ● (rot) ● (pink) ● (grau) ● (schwarz)			
Flecainid						● (grün)	
Fluvastatin	○		○				
Metoprolol						● (grün) ● (rot) ● (grau)	
Simvastatin	● (orange)	○	○				
Pitavastatin	○						

Wirkstoff	SLCO1B1	ABCB1	ABCG2	CYP2C19-Substrat	CYP2C9-Substrat	CYP2D6-Substrat	VKORC1
Phenprocoumon					● (grün)		● (grün)
Pravastatin	○						
Propafenon						● (grün) ● (rot) ● (grau)	
Rosuvastatin	● (rot) ○		○				
Warfarin					(● (orange)) ● (rot) ● (grau)		(● (orange)) ● (rot) ● (grau)

○: Keine Guideline oder Empfehlung einer Fachgesellschaft
● (orange): Guideline des **Clinical Pharmacogenetics Implementation Consortiums** CPIC
● (grün): Guideline der **Dutch Pharmacogenetics Working Group** DPWG
● (rot): Informationen in Zulassungsunterlagen der **Food and Drug Administration** FDA
● (rosa): Informationen in Zulassungsunterlagen der **European Medicines Agency** EMA
● (grau): Informationen in Zulassungsunterlagen von **Health Canada Santé Canada** HCSC
● (schwarz): Informationen in Zulassungsunterlagen der **Pharmaceuticals and Medical Devices Agency, Japan** PMDA

9.1 Statin-Metabolismus und seine klinischen Konsequenzen

Wirkstoffe:
Atorvastatin, Fluvastatin, Simvastatin, Pitavastatin, Pravastatin, Rosuvastatin

Tab. 9.2: Übersicht über die Wirkstoffe, für die Guidelines oder beachtenswerte Informationen mit noch nicht geklärter klinischer Relevanz vorliegen

Wirkstoff	SLCO1B1	ABCB1	ABCG2
Atorvastatin	○	○	○
Fluvastatin	○		○
Simvastatin	● (orange)	○	○
Pitavastatin	○		
Pravastatin	○		
Rosuvastatin	● (rot) ○		○

○: Keine Guideline oder Empfehlung einer Fachgesellschaft
● (orange): Guideline des **Clinical Pharmacogenetics Implementation Consortiums** CPIC
● (rot): Informationen in Zulassungsunterlagen der **Food and Drug Administration** FDA

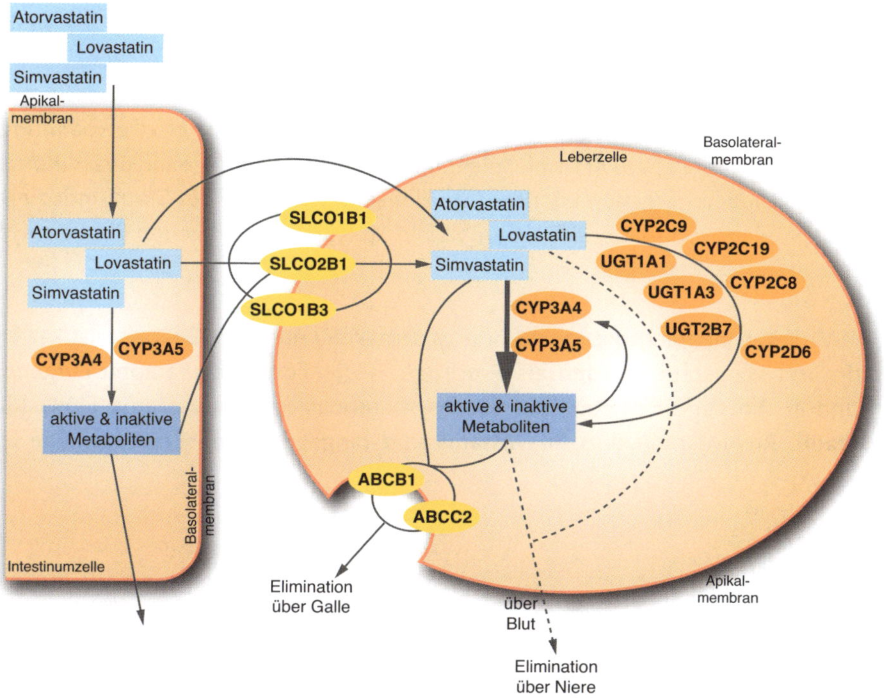

Abb. 9.1: Metabolisierung von Atorvastatin, Lovastatin und Simvastatin (modifiziert nach Whirl-Carrillo et al., 2012).

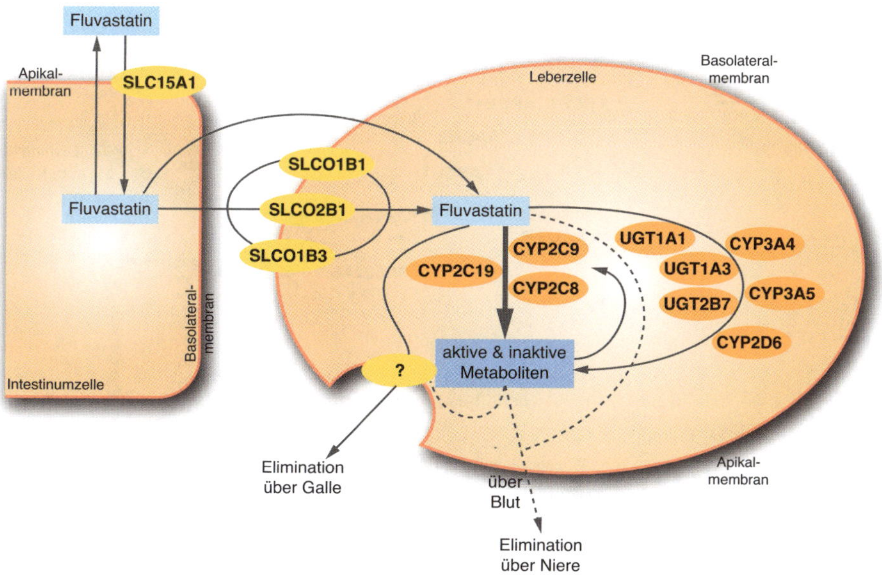

Abb. 9.2: Metabolisierung von Fluvastatin (modifiziert nach Whirl-Carrillo et al., 2012).

Statine gehören zu den weltweit am meisten eingesetzten Wirkstoffen. Sie werden prinzipiell sehr gut vertragen, können jedoch auch Myopathien verursachen, wenn die peripheren Plasmakonzentrationen zu hohe Werte erreichen. Symptome einer Statin-induzierten Myopathie sind Abgeschlagenheit, Muskelschmerzen, Muskelspannungen oder Muskelschwäche sowie Krämpfe, die mit oder ohne erhöhte Kreatinkinase-Konzentrationen im Blut einhergehen können. Das klinische Spektrum der Statin-induzierten Myopathien reicht von milden Myalgien bis hin zu lebensbedrohlichen Rhabdomyolysen.

Statine variieren deutlich bezüglich ihrer pharmakokinetischen Charakteristika. Simvastatin und Lovastatin werden als Prodrugs in der Form der Lactone aufgenommen und im Körper zu den aktiven Säuren metabolisiert. Atorvastatin, Fluvastatin, Pravastatin, Rosuvastatin und Pitavastatin sind hingegen keine Prodrugs. Die eher

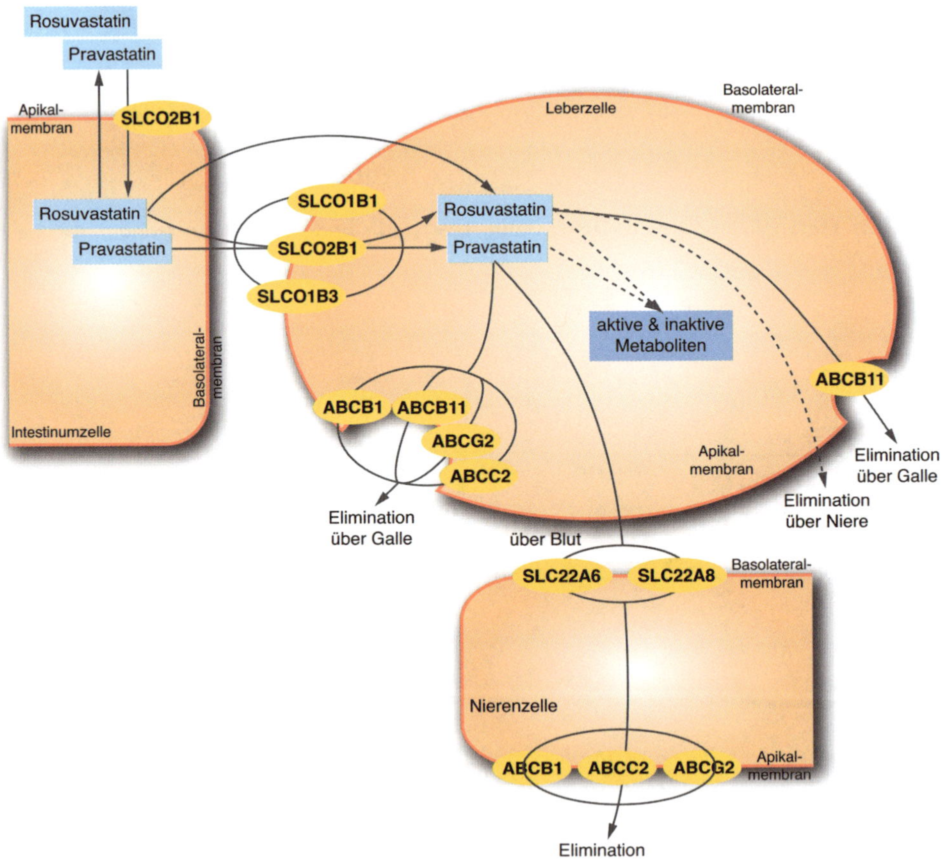

Abb. 9.3: Pharmakokinetik von Rosuvastatin und Pravastatin (modifiziert nach Whirl-Carrillo et al., 2012).

lipophilen Statine werden oxidativ metabolisiert, wohingegen die eher hydrophilen Statine (Pravastatin, Rosuvastatin) hauptsächlich in unveränderter Form ausgeschieden werden. Simvastatin, Lovastatin und Atorvastatin werden in erster Linie über CYP3A4, Fluvastatin über CYP2C9 metabolisiert (Abb. 9.1–9.3). Zusätzlich sind alle Statine Substrate membrangebundener Transporter, die im Falle der Statine von besonderer Bedeutung sind. Die Gene dieser Transporter können polymorph sein, was mit Blick auf pharmakokinetische und toxikologische Aspekte im Rahmen einer Statin-Therapie relevant sein kann.

SLCO1B1 und Statine

SLCO1B1 kodiert für den Organo-Anion-Transporter OATP1B1 (*organic anion–transporting polypeptide* 1B1), einen Influxtransporter, der auf der basolateralen, also dem Lumen abgewandten Membran humaner Hepatozyten exprimiert ist. OATP1B1 vermittelt den Transport von Substraten aus dem portalen Blutstrom in die Leber hinein. Zusätzlich zu OATP1B1 sind zwei weitere OATP-Transporter – OATP1B3 und OATP2B1 – in etwa gleicher Zahl auf der basolateralen Hepatozytenmembran exprimiert.

Zwei relevante SNPs wurden im SLCO1B1-Gen gefunden: rs2306283 (c.388A>G, p.N130D) und rs4149056 (c.521T>C, p.V174A). Im ersten Fall wird die Aminosäure Asparagin an Position 130 gegen Asparaginsäure ausgetauscht. Im zweiten Fall wird ein Valin an Position 174 gegen ein Alanin ersetzt. Beide SNPs können an einer veränderten Transportfunktion des modifizierten OATP1B1-Transporters beteiligt sein.

Tab. 9.3: Die wichtigsten SLCO1B1-Allele

SLCO1B1-Phänotyp	Genausstattung
Normaler Einwärtstransport	SLCO1B1*1 und SLCO1B1*1A
Normaler Einwärtstransport	SLCO1B1*1B (rs2306283; c.388A>G, p.N130D)
Eingeschränkter Einwärtstransport	SLCO1B1*5 (rs4149056; c.521T>C, p.V174A)
Eingeschränkter Einwärtstransport	SLCO1B1*4 (rs11045819; c.463C>A, p.P155T)
Eingeschränkter Einwärtstransport	SLCO1B1*15 (rs11045819 plus rs2306238)
Eingeschränkter Einwärtstransport	SLCO1B1*17 (rs4149015; g.-11187G>A)

Allerdings manifestieren sich die Effekte nur in Kombination als Konsequenz eines bestimmten Haplotyps.

Bei Vorliegen des Haplotyps als SLCO1B1*1B, wo nur die Protein-Position 130, nicht jedoch die Protein-Position 174 mutiert ist, funktioniert der OATP1B1-Transporter normal, so dass auch normale (niedrige) Substratkonzentrationen im Plasma gemessen werden.

Tab. 9.4: Aus unterschiedlichen Genotypen resultierende SLCO1B1-Phänotypen

Genotyp-Definition	Beobachtete Diplotypen	Genotyp an rs4149056	Dosierungsempfehlung für Simvastatin
Zwei funktionelle Allele	*1A/*1A, *1A/*1B, *1B/*1B	TT	Statin nach Vorschrift einsetzen.
Ein funktionelles Allel und ein Allel mit verminderter Funktion	*1A/*5, *1A/*15, *1A/*17, *1B/*5, *1B/*15, *1B/*17	TC	Mit reduzierter Simvastatin-Dosis beginnen. Eventuell auf Pravastatin oder Rosuvastatin ausweichen.
Zwei Allele mit verminderter Funktion	*5/*5, *5/*15, *5/*17, *15/*15, *15/*17, *17/*17	CC	Mit reduzierter Simvastatin-Dosis beginnen. Eventuell auf Pravastatin oder Rosuvastatin ausweichen.

Bei Vorliegen des Haplotyps als SLCO1B1*5 hingegen, wo an der Protein-Position 130 keine, an der Protein-Position 174 jedoch ein Austausch von Valin nach Alanin stattgefunden hat, vermindert sich die Transportaktivität von OATP1B1 und erhöht sich folglich die Substrat-Plasmakonzentration.

Ähnlich verhält es sich bei Vorliegen des Haplotyps SLCO1B1*15, wo beide Protein-Positionen (Position 130 und Position 174) mutiert sind. Auch hier beobachtet man eine deutlich verringerte Transporteraktivität.

Zusammengenommen treten die SLCO1B1*5- und SLCO1B1*15-Haplotypen in der kaukasischen Bevölkerung mit einer Frequenz von ca. 15–20 %, in der asiatischen Bevölkerung von ca. 10–15 % und in der zentralafrikanischen und afroamerikanischen Bevölkerung zu ca. 2 % auf. Der SLCO1B1*1B-Haplotyp kommt mit einer Frequenz von ca. 25–30 % bei Kaukasiern, von 40 % bei Zentral- und Süd-Asiaten, von 60 % bei Ost-Asiaten und von 80 % bei Zentralafrikanern und Afroamerikanern vor.

Alle Statine sind Substrate des OATP1B1-Transporters, aber die Effekte eines SLCO1B1-Polymorphismus sind unterschiedlich, je nach eingesetztem Statin. Die AUCs der Plasmakonzentrations-Zeitkurven waren bei Personen mit einem homozygoten 521CC-Genotyp (SLCO1B1*5) verglichen zu Personen mit einem homozygoten 521TT-Genotype (SLCO1B1*1A) für die einzelnen Statine wie folgt erhöht (Abb. 9.4):

- für die aktive Simvastatinsäure um 221 %,
- für Pitavastatin um 162–191 %,
- für Atorvastatin etwa um 144 %,

- für Pravastatin um 57–130 %
- für Rosuvastatin um 62–117 %.

Bei heterozygoten Trägern liegen die Werte zwischen den Normalwerten und denen der homozygoten Träger des SLCO1B1*5-Allels. Bemerkenswerterweise hat das SLCO1B1*5-Allel praktisch keinen Effekt auf die Plasmakonzentrations-Zeitkurve von Fluvastatin.

Die Unterschiede in den Effekten des SLCO1B1-Polymorphismus auf die Pharmakokinetik der individuellen Statine lassen sich teilweise dadurch erklären, dass auch noch andere OATPs für die Wirkstoff-Aufnahme in die Leber genutzt werden. So werden beispielsweise Fluvastatin und Rosuvastatin auch von OATP1B3 und OATP2B1, Pravastatin und Atorvastatin von OATP2B1 und Pitavastatin von OATP1B3 transportiert.

Der SLCO1B1*1B/*1B-Haplotyp (nur die Mutation an der Protein-Position 130) zeigt interessanterweise eine 35 %ige Reduktion in der Plasma-AUC von Pravastatin verglichen mit dem SLCO1B1*1A/*1A-Haplotyp (Wildtyp), wohingegen die Pharmakokinetik

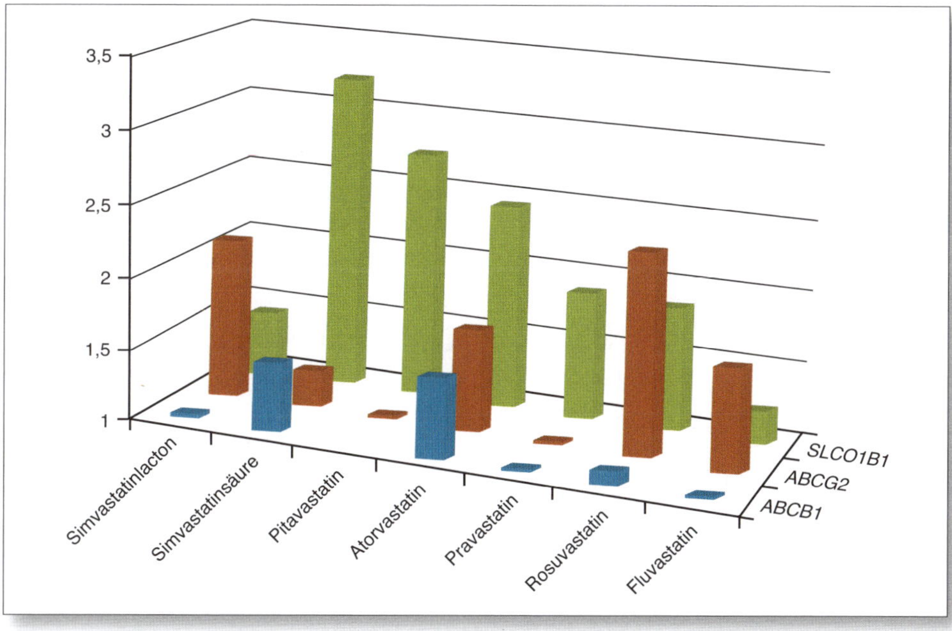

Abb. 9.4: Effekte der SLCO1B1, ABCG2 und ABCB1-Allele auf die systemische Verfügbarkeit von Statinen (modifiziert nach Niemi, 2010). Dargestellt sind die Vielfachen der Plasmafläche unter der Konzentration/Zeit-Kurve der Genotypen SLCO1B1 c.521CC, ABCG2 c.421AA und ABCB1 c.1236TT-c.2677TT-c.3435TT im Vergleich zur Referenz (c.521TT, c.421CC und c.1236CC-c.2677GG-c.3435CC).

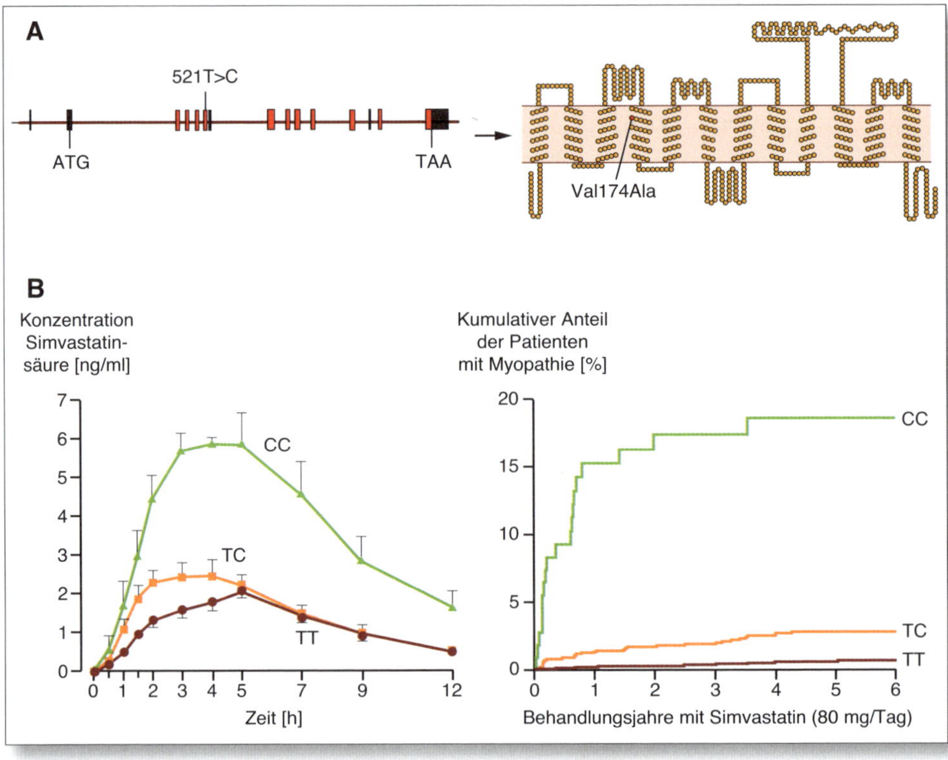

Abb. 9.5: Effekte des OATP1B1-Genotyps auf die Aufnahme von Simvastatinsäure in die Leber (modifiziert nach Niemi, 2010). **A.** Der Basenaustausch T>C an Position 521 im Gen resultiert im Aminosäureaustausch Val174Ala in der vierten transmembranären Domäne, was dann eine Akkumulation von Simvastatinsäure im Plasma nach sich zieht und direkt mit dem Myopathierisiko korreliert **(B)**.

von Rosuvastatin nicht verändert ist. Die Effekte des SLCO1B1*1B/*1B-Genotyps auf die Pharmakokinetik der anderen Statine sind (noch) nicht untersucht.

Es kann als erwiesen gelten, dass die SLCO1B1*5- und SLCO1B1*15-Haplotypen mit dem möglichen Auftreten einer Simvastatin-induzierten Myopathie assoziiert sind (Abb. 9.5).

ABCG2 und Statine

ABCG2 kodiert für den *ATP-binding cassette G2*-Efflux-Transporter (ABCG2), der gelegentlich auch als *breast cancer resistance protein* bezeichnet wird. ABCG2 wird in der apikalen Membran intestinaler Epithelzellen, in Hepatozyten und in Zellen der Blut-Hirnschranke exprimiert.

Ein ziemlich häufig vorkommender SNP ist rs2231142, der eine 421C>A-Mutation und einen Gln141Lys-Austausch bewirkt, und der zu einer Aktivitätsminderung des Transporters führt. Dieser SNP kommt mit einer Frequenz von ca. 10–15 % bei Kaukasiern, 25–35 % bei Asiaten und 0–5 % bei Zentralafrikanern und Afroamerikanern vor.

Tab. 9.5: ABCG2 SNP rs2231142

SNP	Mutation	Protein-Position
rs2231142	c.421C>A	p.Gln141Lys

Die meisten Statine sind Substrate für den ABCG2-Transporter. Bei homozygoten Trägern des modifizierten Gens beobachtete man eine Zunahme der AUC um 144 % bei Rosuvastatin, um 111 % bei Simvastatin und um 72 % bei Atorvastatin und Fluvastatin (Abb. 9.4). Keine veränderten Bioverfügbarkeiten wurden für Pravastatin und Pitavastatin beobachtet.

Man kann folglich annehmen, dass homozygote Träger des Mutanten-Allels bei der Einnahme üblicher Dosen von Rosuvastatin, Atorvastatin, und Fluvastatin (eventuell auch Simvastatin) mit einem erhöhten Risiko für eine Statin-induzierte Myopathie rechnen müssen.

ABCB1 und Statine

Auch ABCB1 (*Multidrug Resistance Protein 1*) kann sich unter bestimmten Bedingungen – wenn auch in eher geringem Ausmaß – auf die Pharmakokinetik bestimmter Statine auswirken.

Ein in diesem Kontext relevanter Haplotyp betrifft die RNA-Positionen 1236 (rs1128503), 2677 (rs2032582) und 3435 (rs1045642). Man beobachtet entweder das Muster 1236C, 2677G, 3435C (CGC) oder das Muster 1236T, 2677T, 3435T (TTT). Die Auswirkungen auf die Pharmakokinetik von Atorvastatin und Simvastatin sind relativ gering (55–60 % größere AUC in TTT/TTT-Trägern gegenüber CGC/CGC-Trägern), und gar kein Effekt wird auf die Pharmakokinetik von Fluvastatin, Lovastatin, Pravastatin und Rosuvastatin beobachtet (Abb. 9.4). Doch da die CGC- und TTT-Haplotypen relativ häufig sind (Allel-Frequenzen: 34 % und 43 % bei Kaukasiern), können sie eine gewisse Rolle in der Variabilität der Statin-Pharmakokinetik auf Bevölkerungsebene spielen und sollten deshalb wahrgenommen werden.

Tab. 9.6: ABCB1-SNPs

SNP	Mutation	Protein-Position
rs1128503	c.1236T>C	p.Gly412
rs2032582	c.2677T>G	p.Ser893Ala
rs1045642	c.3435T>C	p.Ile1145

Tab. 9.7: ABCB1-Haplotypen

Haplotyp	Protein-Position 412	Protein-Position 893	Protein-Position 1145	AUC
CGC	Gly	Ala	Ile	55–60 % größer
TTT	Gly	Ser	Ile	normal

Konsequenzen für die Praxis

Weil der 521T>C SNP im SLCO1B1-Gen (Haplotypen SLCO1B1*5 und SLCO1B1*15) die hepatische Aufnahme aktiver Simvastatinsäure deutlich reduziert und damit erhöhte Plasmakonzentrationen des Statins resultieren, steigt das Risiko für eine Myopathie bei einer hochdosierten Simvastatin-Therapie (Abb. 9.5). Es liegt daher nahe, dass eine hochdosierte Simvastatin-Therapie bei Trägern der Mutation vermieden werden sollte. Da die Statin-induzierte Myopathie eine konzentrationsabhängige UAW ist, ist es ratsam, bei solchen Patienten auch von hohen Dosen Atorvastatin und Pitavastatin, und möglicherweise auch von Rosuvastatin und Pravastatin abzusehen.

Auf der Grundlage der derzeit verfügbaren pharmakokinetischen und toxikologischen Daten sollten die in Tabelle 9.8 vorgeschlagenen maximalen Dosen je nach Genotyp empfohlen werden. Es sei darauf hingewiesen, dass man wegen der unterschiedlichen Auswirkungen des SLCO1B1-Polymorphismus auf die einzelnen Statine je nach Genotyp nicht nur eine Dosisanpassung, sondern auch einen Wechsel auf ein besser geeignetes Statin in Erwägung ziehen kann.

Tab. 9.8: Empfohlene Anpassung der Anfangsdosis für die verschiedenen Statine in Abhängigkeit des SLCO1B1 c.521T>C-Genotyps (Niemi, 2010)

Wirkstoff	Genotyp			Normale Dosierung
	TT	TC	CC	
Simvastatin	80 mg	40 mg	20 mg	5–80 mg/Tag
Pitavastatin	4 mg	2 mg	1 mg	1–4 mg/Tag
Atorvastatin	80 mg	40 mg	20 mg	10–80 mg/Tag
Pravastatin	80 mg	40 mg	40 mg	10–80 mg/Tag
Rosuvastatin	40 mg	20 mg	20 mg	5–40 mg/Tag
Fluvastatin	80 mg	80 mg	80 mg	20–80 mg/Tag

Tab. 9.9: Das CPIC hat für den Einsatz von Simvastatin folgende Dosisempfehlung publiziert (Wilke et .al., 2012; Ramsey et al., 2014):

Phänotyp	**Beispiele für Diplotypen**	**Genotyp für rs4149056**	**Myopathie-Risiko für Simvastatin**	**Dosisempfehlung für Simvastatin**
Normale Funktion (zwei aktive Transporter-Allele).	*1A/*1A, *1A/*1B, *1B/*1B	TT	normal	Empfohlene Dosis.
Intermediäre Funktion (1 aktives Transporter-Allel plus 1 Transporter-Allel mit eingeschränkter Funktion).	*1A/*5, *1A/*15, *1A/*17, *1B/*5, *1B/*15, *1B/*17	TC	intermediär	Reduzierte Dosis oder auf Pravastatin oder Rosuvastatin ausweichen. Gegebenenfalls CK kontrollieren.
Schwache Funktion (2 Transporter-Allel mit eingeschränkter Funktion).	*5/*5, *5/*15, *5/*17, *15/*15, *15/*17, *17/*17	CC	hoch	Reduzierte Dosis oder auf Pravastatin oder Rosuvastatin ausweichen. Gegebenenfalls CK kontrollieren.

Die Zulassungsunterlagen der FDA enthalten Informationen zur SLCO1B1-Problematik beim Einsatz von Rosuvastatin[1].

9.2 Clopidogrel-Metabolismus und seine klinischen Konsequenzen

Wirkstoff: Clopidogrel

Tab. 9.10: Übersicht über Guidelines und Zulassungsinformationen, die für den Wirkstoff vorliegen

Wirkstoff	**ABCB1**	**CYP2C19**	**CYP3A5**	**$P2Y_{12}$**
Clopidogrel	O	●●●●●●	(O)	(O)

O: Keine Guideline oder Empfehlung einer Fachgesellschaft
●: Guideline des **Clinical Pharmacogenetics Implementation Consortiums** CPIC
●: Guideline der **Dutch Pharmacogenetics Working Group** DPWG

1 https://www.pharmgkb.org/label/PA166105023

●: Informationen in Zulassungsunterlagen der **Food and Drug Administration** FDA
●: Informationen in Zulassungsunterlagen der **European Medicines Agency** EMA
●: Informationen in Zulassungsunterlagen von **Health Canada Santé Canada** HCSC
●: Informationen in Zulassungsunterlagen der **Pharmaceuticals and Medical Devices Agency, Japan** PMDA

Der Thrombozytenaggregationshemmer Clopidogrel (Iscover®, Plavix®) ist ein Prodrug, das durch CYP2C19 in seinen aktiven Metaboliten umgewandelt wird. Da CYP2C19 zu den hoch polymorphen Cytochrom-P450-Enzymen gehört, war eigentlich zu erwarten, dass über kurz oder lang individuelle Probleme im Zusammenhang mit einer Clopidogrel-Therapie auftreten würden. Diese Erwartungen haben sich mehr und mehr bestätigt, so dass sich die FDA veranlasst sah, Herstellerfirmen aufzufordern, den Einfluss bestimmter genetischer Konstellationen näher zu untersuchen.

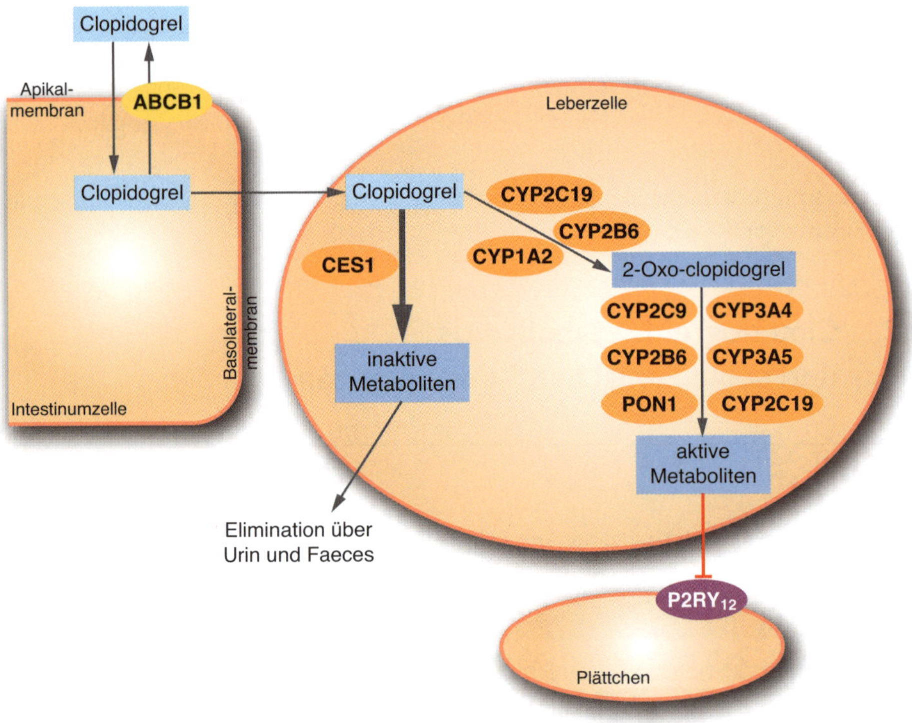

Abb. 9.6: Pharmakokinetik von Clopidogrel (modifiziert nach Sangkuhl et al., 2010).

Der komplexe Metabolisierungsmechanismus von Clopidogrel

Clopidogrel ist ein Thienopyridin-Derivat, ein Prodrug, das durch Metabolisierung in eine Thiolverbindung umgewandelt wird, die den Purinrezeptor $P2RY_{12}$ durch kovalente Bindung irreversibel inhibiert. Wegen des hohen First-pass-Metabolismus kann Clopidogrel selbst im Plasma nicht nachgewiesen werden.

Die Aktivierung beinhaltet zunächst die Umwandlung zum 2-Oxo-Clopidogrel, das dann zum aktiven Metaboliten weiter metabolisiert wird. An diesem Metabolismus sind die Cytochrom-Isoenzyme CYP1A2, CYP2B6, CYP2C9, CYP2C19 und CYP3A4/5 beteiligt. Dabei modifizieren die Isoenzyme CYP1A2, CYP2B6 und CYP2C19 Clopidogrel zum 2-Oxo-Clopidogrel, das von den Isoenzymen CYP3A4, CYP2C9, CYP2C19 und CYP2B6 zum aktiven Metaboliten weitermodifiziert wird und mit seiner freien SH-Gruppe eine Disulfidbindung mit einer SH-Gruppe des $P2RY_{12}$-Rezeptors ausbildet, der dadurch in seiner Aktivität irreversibel blockiert wird (Abb. 9.6).

Clopidogrel-Therapie im Lichte genetischer Polymorphismen

In klinischen Studien fiel auf, dass das pharmakodynamische Ansprechen auf Clopidogrel stark variiert. 20–40 % der Patienten wurden bei retrospektiver Betrachtung als Nonresponder bzw. als schwache Responder im Hinblick auf die Hemmung einer ADP-induzierten Plättchenaggregation durch eine Intervention mit Clopidogrel charakterisiert.

Tab. 9.11: Relevante Allele im Zusammenhang mit möglichen Komplikationen bei einer Therapie mit Clopidogrel

Gen/Allel	SNP
ABCB1-Transporter	rs1045642 (c.3435C>T)
CYP2C19*2	rs4244285 (c.681G>A)
CYP2C19*3	rs4986893 (c.636G>A)
CYP2C19*4	rs28399504 (c.1A>G)
CYP2C19*5	rs56337013 (c.1297C>T)
CYP2C19*6	rs72552267 (c.395G>A)
CYP2C19*7	rs72558186 (c.819+2T>A)
CYP2C19*8	rs41291556 (c.358T>C)
CYP2C19*17	rs12248560 (c.-806C>T)
$P2RY_{12}$	rs6785930 (c.18C>T)
$P2RY_{12}$	rs6809699 (c.36T>G)
$P2RY_{12}$	rs16846673 (c.989A>G)

Schaut man sich den Metabolisierungsweg an (Abb. 9.6), so findet man hier potenzielle Rationale für diesen hohen Grad an Therapieversagern:

Der ABCB1-Transporter stellt ein erstes Stellglied dar. Er beeinflusst die intestinale Absorption von Clopidogrel. In jüngeren Studien deutete sich hier ein Einfluss eines C3435T-SNPs (rs1045642) in einem ABCB1-Allel hinsichtlich der Clopidogrel-Absorption bei Patienten mit kardiovaskulären Erkrankungen an. Bei Patienten, die einen TT-Genotyp besitzen, findet man reduzierte Plasma-Konzentrationen für Clopidogrel und seines aktiven Metaboliten (Mega et al., 2010; Su et al., 2012; Taubert et al., 2006). Hier wird vermutet, dass das T-Allel stärker transkribiert wird als das C-Allel, so dass bei T-Allel-Trägern die Auswärtspumpe effektiver arbeitet (Taubert et al., 2006). Allerdings ist die Relevanz der ABCB1-Allele für ein erfolgreiches Ansprechen auf eine Clopidogrel-Therapie nach wie vor umstritten. Eine Metaanalyse hat sich dieser Frage gewidmet und kommt zu dem Schluss, dass bisher kein signifikanter Zusammenhang zwischen dem c.3435C>T-Status und einer Plättchenreaktivität gezeigt wurde (Su et al., 2012).

CYP2C19 ist an der Bildung des aktiven Metaboliten beteiligt. Genetische Polymorphismen des CYP2C19-Gens kompromittieren diese wichtige Aktivierung eindeutig – sowohl bei gesunden Probanden als auch bei Patienten (Brandt et al., 2007). So fand man beispielsweise, dass Patienten, die Träger zweier funktionsloser CYP2C19-Allele unter den bekannten *loss-of-function*-Allelen *2 (rs4244285), *3 (rs4986893), *4 (rs28399504) oder *5 (rs56337013) sind, eine deutlich erhöhte Rate kardiovaskulärer Ereignisse hatten, als Patienten die mit Wildtyp-Allelen ausgestattet waren (Simon et al., 2009). Diese Beobachtung wurde durch eine andere Studie bestätigt, wo gezeigt wurde, dass bei Trägern von *reduced-function*-CYP2C19-Allelen deutlich geringe Konzentrationen an aktivem Clopidogrel-Metaboliten nachweisbar waren (Mega et al., 2010).

Anders verhält es sich mit dem CYP2C19*17-Allel. Dieses kodiert für eine gesteigerte CYP2C19-Aktivität und gleicht somit die fehlende Aktivität von *loss-of-function*-Allelen (*2, *3, *4 oder *5) wieder aus.

Das inaktive CYP3A5*3-Allel hatte dagegen keinerlei klinische Auswirkungen, eine Beobachtung, die zwischenzeitlich in mehreren Studien bestätigt wurde.

Ähnlich verhält es sich mit den Varianten des P2Y$_{12}$-Rezeptors. Auch hier ließen sich keine klinischen Beobachtungen mit den verschiedenen Rezeptormutationen korrelieren (Simon et al., 2009; Simon et al., 2011; Namazi et al., 2012)

Sowohl das CPIC als auch die DPWG haben eine Guideline für eine Anti-Plättchentherapie mit Blick auf CYP2C19-Polymorphismen publiziert. Zur besseren Übersicht ist in Tabelle 9.12 noch einmal der Funktionsstatus der wichtigsten CYP2C19-Allele zusammengefasst.

Tab. 9.12: Abschätzung der CYP2C19-Phänotypen in Abhängigkeit verschiedener Diplotypen (Hicks et al., 2013)

CYP2C19-Phänotyp	Beispiele für Diplotypen
Extensive Metabolisierer (EM); ~35–50 % der Kaukasier	2 funktionelle Allele (*1/*1)
Intermediäre Metabolisierer (IM); ~18–45 % der Kaukasier	1 funktionelles Allel plus 1 *loss-of function*-Allel (*1/*3, *2/*3)
Langsame Metabolisierer (PM); ~2–15 % der Kaukasier	2 *loss-of function*-Allele (*2/*2, *2/*3, *3/*3)
Ultraschnelle Metabolisierer (UM): ~5–30 % der Kaukasier	2 *gain-of function*-Allele oder 1 funktionelles Allel plus 1 *gain-of function*-Allel (*17/*17, *1/*17)

Tab. 9.13: Therapieempfehlungen des CPIC für Clopidogrel auf Basis der CYP2C19-Phänotypen (Scott et al., 2013)

Phänotyp	Beispiele für Diplotypen	Konsequenz	Empfehlung (Grad der Empfehlung)
CYP2C19 UM	*1/*17, *17/*17	Verstärkte Hemmung der Plättchen-Aggregation. Verminderte Plättchen-Restaggregation.	Clopidogrel wie empfohlen einsetzen.
CYP2C19 EM	*1/*1	Normale Hemmung der Plättchen-Aggregation. Normale Plättchen-Restaggregation.	Clopidogrel wie empfohlen einsetzen.
CYP2C19 IM	*1/*2, *1/*3, *2/*17	Verminderte Hemmung der Plättchen-Aggregation. Erhöhte Plättchen-Restaggregation. Erhöhtes Risiko für ein kardiovaskuläres Ereignis.	Falls nicht kontraindiziert, möglichst eine alternative Antiplättchen-Therapie wählen, z. B. mit Prasugrel oder Ticagrelor.
CYP2C19 PM	*2/*2, *2/*3, *3/*3	Signifikant verminderte Hemmung der Plättchen-Aggregation. Erhöhte Plättchen-Restaggregation. Erhöhtes Risiko für ein kardiovaskuläres Ereignis.	Falls nicht kontraindiziert, möglichst eine alternative Antiplättchen-Therapie wählen, z. B. mit Prasugrel oder Ticagrelor.

Tab. 9.14: Therapieempfehlungen der DPWG für Clopidogrel auf Basis der CYP2C19-Phänotypen (Swen et al., 2011)

Phänotyp	Clopidogrel
CYP2C19 PM	Erhöhtes Risiko für ein schlechtes Ansprechen auf Clopidogrel. Eine alternative Therapie sollte in Betracht gezogen werden. Prasugrel wird zwar nicht bzw. in deutlich geringerem Ausmaß durch CYP2C19 metabolisiert und bietet sich somit als Alternative an. Allerdings ist der Einsatz von Prasugrel statt Clopidogrel mit einem höheren Blutungsrisiko verbunden.
CYP2C19 IM	Erhöhtes Risiko für ein schlechtes Ansprechen auf Clopidogrel. Eine alternative Therapie sollte in Betracht gezogen werden. Prasugrel wird zwar nicht bzw. in deutlich geringerem Ausmaß durch CYP2C19 metabolisiert und bietet sich somit als Alternative an. Allerdings ist der Einsatz von Prasugrel statt Clopidogrel mit einem höheren Blutungsrisiko verbunden.
CYP2C19 UM	Clopidogrel wie empfohlen einsetzen.

Die Zulassungsunterlagen der FDA[1], der EMA[2], der PMDA[3] und von HCSC[4] enthalten ebenfalls Hinweise auf die CYP2C19-Problematik beim Einsatz von Clopidogrel.

9.3 Antiarrhythmika-Metabolismus und seine klinischen Konsequenzen

Wirkstoffe:
Propafenon, Flecainid

Tab. 9.15: Übersicht über die Wirkstoffe, für die Guidelines und relevante Informationen in den Zulassungsunterlagen vorliegen

Wirkstoff	CYP2D6
Propafenon	●●●
Flecainid	●

1 https://www.pharmgkb.org/label/PA166104777
2 https://www.pharmgkb.org/label/PA166104841
3 https://www.pharmgkb.org/label/PA166123535
4 https://www.pharmgkb.org/label/PA166127653

●: Guideline der **Dutch Pharmacogenetics Working Group** DPWG
●: Informationen in Zulassungsunterlagen der **Food and Drug Administration** FDA
●: Informationen in Zulassungsunterlagen von **Health Canada Santé Canada** HCSC

Propafenon und Flecainid sind Klasse-Ic-Antiarrhythmika. Als Natriumkanalantagonist verlangsamen sie den Einstrom von Natriumionen ins Myokard, sodass die Erregbarkeit des Herzens abnimmt. Somit wirken sie negativ bathmotrop. Außerdem blockiert Propafenon Betarezeptoren, woraus eine negative Chronotropie resultiert.

Propafenon/Flecainid und CYP2D6

Propafenon und Flecainid sind Substrate für CYP2D6. Dieses Cytochrom-P450-Isoenzym ist bekanntlich hoch polymorph.

Die Antiarrhythmika der Klasse I besitzen generell eine geringe therapeutische Breite, da durch die gestörte Homöostase das Risiko besteht, dass die Substanzen selbst Arrhythmien auslösen. Deshalb ist Vorsicht hinsichtlich einer ungewollten Überdosierung geboten. So sollen Klasse-I-Antiarrhythmika nur unter strenger Kontrolle (mindestens EKG) eingesetzt werden. Eine Verbreiterung von PQ-, QT-Intervall und QRS-Komplex um mehr als 50 % des Normwertes erfordert eine Dosisreduktion.

Dem trägt auch die DPWG Rechnung, die eine Dosis-Guideline für Propafenon und Flecainid auf der Basis unterschiedlicher CYP2D6-Genotypen publiziert hat.

Tab. 9.16: Abschätzung der CYP2D6-Phänotypen in Abhängigkeit verschiedener Diplotypen (Hicks et al., 2013)

CYP2D6-Phänotyp	Beispiele für Diplotypen
Extensive Metabolisierer (EM); ~77–92 % der Kaukasier	2 funktionelle Allele (*1/*1, *1/*2, *2/*2) oder 2 Allele mit reduzierter Aktivität (*41/*41) oder 1 funktionelles Allel plus ein funktionsloses Allel (*1/*4, *2/*5, *1/*9) oder 1 funktionelles Allel plus 1 Allel mit reduzierter Aktivität (*1/*41).
Intermediäre Metabolisierer (IM); ~2–11 % der Kaukasier	1 Allel mit reduzierter Aktivität plus ein funktionsloses Allel (*4/*10, *5/*41, *5/*9).
Langsame Metabolisierer (PM); ~5–10 % der Kaukasier	Kein funktionelles Allel (z. B. *4/*4, *4/*5, *5/*5, *4/*6).
Ultraschnelle Metabolisierer (UM); ~1–2 % der Kaukasier	Mehr als zwei Kopien eines funktionellen Allels (z. B. *1/*1xN, *1xN/*1xN, *1/*2xN, *1xN/*2, *2xN/*2xN).

Tab. 9.17: Dosisempfehlungen der DPWG für Propafenon auf Basis der CYP2D6-Phänotypen (Swen et al., 2011)

Phänotyp	Propafenon
CYP2D6 PM	Die Dosis soll um 70 % reduziert und die Therapie per EKG und durch Plasmakonzentrationsmessungen kontrolliert werden.
CYP2D6 IM	Nicht ausreichende Daten, um eine Dosisempfehlung zu geben. Die Dosis auf Basis von Plasmakonzentrationsmessungen anpassen oder einen alternativen Wirkstoff (z. B. Sotalol, Disopyramid, Chinidin, Amiodaron) verordnen.
CYP2D6 UM	Nicht ausreichende Daten, um eine Dosisempfehlung zu geben. Die Dosis auf Basis von Plasmakonzentrationsmessungen oder von EKG-Daten anpassen. Eventuell einen alternativen Wirkstoff (z. B. Sotalol, Disopyramid, Chinidin, Amiodaron) verordnen.

Tab. 9.18: Dosisempfehlungen der DPWG für Flecainid auf Basis der CYP2D6-Phänotypen (Swen et al., 2011)

Phänotyp	Flecainid
CYP2D6 PM	Die Dosis soll um 50 % reduziert und die Therapie per EKG und durch Plasmakonzentrationsmessungen kontrolliert werden.
CYP2D6 IM	Die Dosis soll um 25 % reduziert und die Therapie per EKG und durch Plasmakonzentrationsmessungen kontrolliert werden
CYP2D6 UM	Die Dosis auf Basis von Plasmakonzentrationsmessungen oder von EKG-Daten anpassen. Eventuell einen alternativen Wirkstoff (z. B. Sotalol, Disopyramid, Chinidin, Amiodaron) verordnen.

Die Zulassungsunterlagen der FDA[1] und von HCSC[2] enthalten ebenfalls Hinweise auf die CYP2D6-Problematik beim Einsatz von Propafenon.

1 https://www.pharmgkb.org/label/PA166104837
2 https://www.pharmgkb.org/label/PA166127704

9.4 Metabolismus der Cumarin-Antikoagulanzien und seine klinischen Konsequenzen

Wirkstoffe:
Warfarin, Phenprocoumon, Acenocoumarol

Tab. 9.19: Übersicht die Guidelines und Zulassungsinformationen für die Cumarin-Antikoagulanzien Warfarin, Phenprocoumon und Acenocoumarol

Wirkstoff	CYP2C9	VKORC1
Acenocoumarol	● (DPWG)	● (DPWG)
Phenprocoumon	● (DPWG)	● (DPWG)
Warfarin	(● CPIC) ● (FDA) ● (HCSC)	(● CPIC) ● (FDA) ● (HCSC)

●: Guideline des **Clinical Pharmacogenetics Implementation Consortiums** CPIC
●: Guideline der **Dutch Pharmacogenetics Working Group** DPWG
●: Informationen in Zulassungsunterlagen der **Food and Drug Administration** FDA
●: Informationen in Zulassungsunterlagen von **Health Canada Santé Canada** HCSC

Warfarin, Phenprocoumon und Acenocoumarol sind Cumarin-Antikoagulanzien, die weltweit in großem Stil zur Behandlung und Verhütung thromboembolischer Erkrankungen verordnet werden. Wie stark die Gerinnbarkeit herabgesetzt ist, hängt von der Dosis und der »Empfindlichkeit« des Patienten ab. Die Intensität der Verminderung der Gerinnbarkeit des Blutes wird mit dem INR-Wert gemessen. Früher wurde hierzu der (nicht ausreichend standardisierte) »Quickwert« bestimmt.

Da die »Empfindlichkeit« des Patienten eine relevante Variable bei einer Therapie mit Cumarin-Antikoagulanzien ist, kann die individuelle Einstellung der Patienten schwierig sein, zumal die Wirkstoffe eine geringe therapeutische Breite besitzen. Gründe für die interindividuellen Unterschiede im Ansprechen der Patienten sind genetische Polymorphismen in zwei wichtigen Genen, den Genen für CYP2C9 und VKORC1 (Vitamin-K-Epoxid-Reduktase-Komplex 1).

»Einstellen« des Patienten auf eine individuelle Warfarin-Dosis

Patienten, die sich heute einer antikoagulatorischen Therapie mit Cumarin-Antikoagulanzien unterziehen müssen, sollten individuell auf einen INR-Zielwert eingestellt werden. Für die meisten Patienten liegt dieser Wert zwischen 2,0 und 3,0. Lediglich Patienten mit mechanischen Herzklappen werden auf INR-Werte bis 4,0 eingestellt.

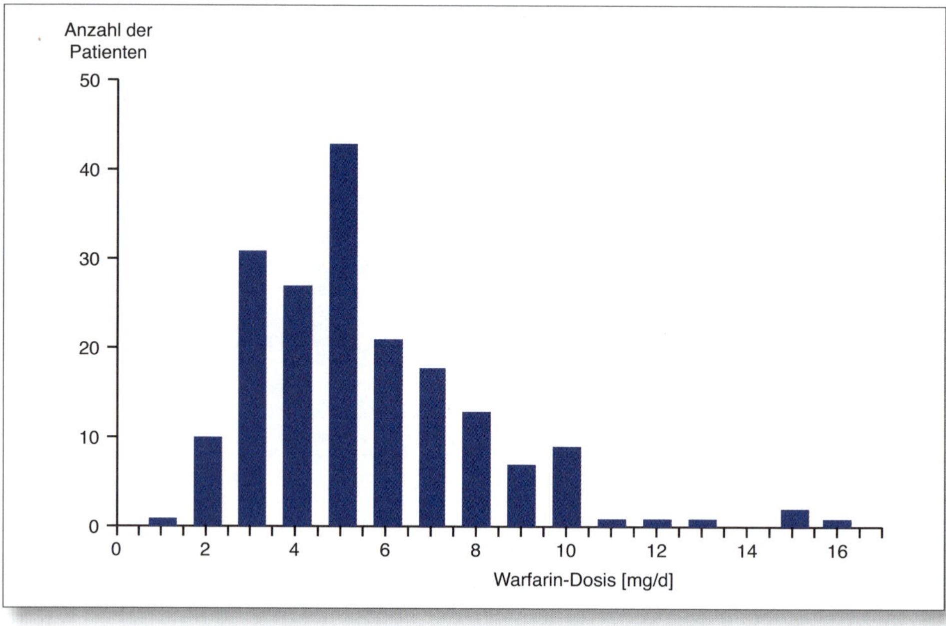

Abb. 9.7: Interindividuelle Variation der Warfarin-Dosierung. Histogramm von 185 Patienten europäischer Abstammung, die wegen der Antikoagulation Kliniken in Seattle aufsuchten. (modifziert nach Rettie und Tai, 2006).

Diese Therapiezielwerte korrelieren in einer großen Patienten-Population individuell erstaunlich schlecht mit einer Wirkstoffdosis (Abb. 9.7).

Nur ein kleinerer Teil (ca. 30 %) dieser Variabilität wird durch nicht-genetische Faktoren wie Alter, Geschlecht, BMI, und Komedikation verursacht. Diese Faktoren sind leicht zugänglich und können bei einer Erstverschreibung ohne Schwierigkeiten berücksichtigt werden. Die restliche Variabilität von immerhin ca. 70 % ist genetisch bedingt und erfordert entsprechende Tests.

Die Dosierungen von Warfarin und Phenprocoumon werden dennoch in den allermeisten Fällen empirisch eingestellt. Eine Initialdosis wird verordnet, deren Effektivität dann typischerweise wöchentlich durch Bestimmung des INR überprüft wird. Wurde der Ziel-INR-Wert mit der verordneten Dosis nicht getroffen, wird die Dosis angepasst. Die Wahl der ersten Dosis Warfarin richtet sich meist nach dem Populationsdurchschnitt (z. B. 3–5 mg/Tag). Allerdings können im Einzelfall stabile INR-Werte zwei bis drei Warfarin-Dosen von 1–20 mg pro Tag erfordern. So kann der Einstellungsprozess bei bestimmten Patienten Wochen bis Monate dauern. Während dieser Zeit sind die

Patienten relevant gefährdet, denn eine individuelle Unterdosierung von Warfarin geht mit einem erhöhten Risiko für ein thromboembolisches Ereignis, eine individuelle Überdosierung mit dem Risiko einer gefährlichen Blutung einher (Johnson et al., 2011).

Die drei Wirkstoffe Warfarin, Phenprocoumon und Acenocoumarol besitzen alle denselben Wirkmechanismus. Sie unterscheiden sich allerdings signifikant in ihrer Halbwertszeit. Phenprocoumon (Marcumar®), das in Deutschland am häufigsten eingesetzte Cumarin-Antikoagulans, besitzt eine Halbwertszeit von 150 Stunden. Warfarin (Coumadin®), das in Nordamerika am häufigsten verwendet wird und für das die meisten Studien vorliegen, hat eine Halbwertszeit von 36 Stunden. Acenocoumarol (Sithrome®), das vor allem in Holland, Frankreich, Schweiz und Großbritannien eingesetzt wird, besitzt eine Halbwertszeit von 10 Stunden.

Der komplexe Wirkmechanismus der Cumarin-Antikoagulanzien

Warfarin wirkt, wie alle anderen 4-Hydroxycumarin-Derivate auch, als ein Vitamin-K-Antagonist, indem es die Regeneration von Vitamin K hemmt. Vitamin K ist ein essenzieller Cofaktor der sogenannten Gamma-Carboxylierung, durch die Vorstufen der Blutgerinnungsfaktoren in eine aktive Form überführt werden (Abb. 9.8).

Warfarin hemmt dabei nicht-kompetitiv das Enzym VKORC1 (Vitamin-K-Epoxid-Reduktase-Komplex 1), das den geschwindigkeitsbestimmenden Schritt im Vitamin-K-Zyklus katalysiert. Zusätzlich wird Warfarin komplex metabolisiert, wobei unter klinischen Gesichtspunkten das Cytochrom-P450-Isoenzym CYP2C9 eine Hauptrolle spielt (Abb. 9.9).

Die Komplexität einer Behandlung mit Cumarin-Antikoagulanzien ergibt sich daraus, dass sowohl die Gene für VKORC1 (Rost et al., 2004; Li et al., 2004) als auch für CYP2C9 in Form verschiedener Allele vorliegen können, die jeweils unterschiedliche Aktivitäten aufweisen. Dies wirkt sich klinisch relevant auf die erforderliche Wirkstoffdosierung aus, um die INR-Zielwert-Vorgaben zu erreichen (Abb. 9.10).

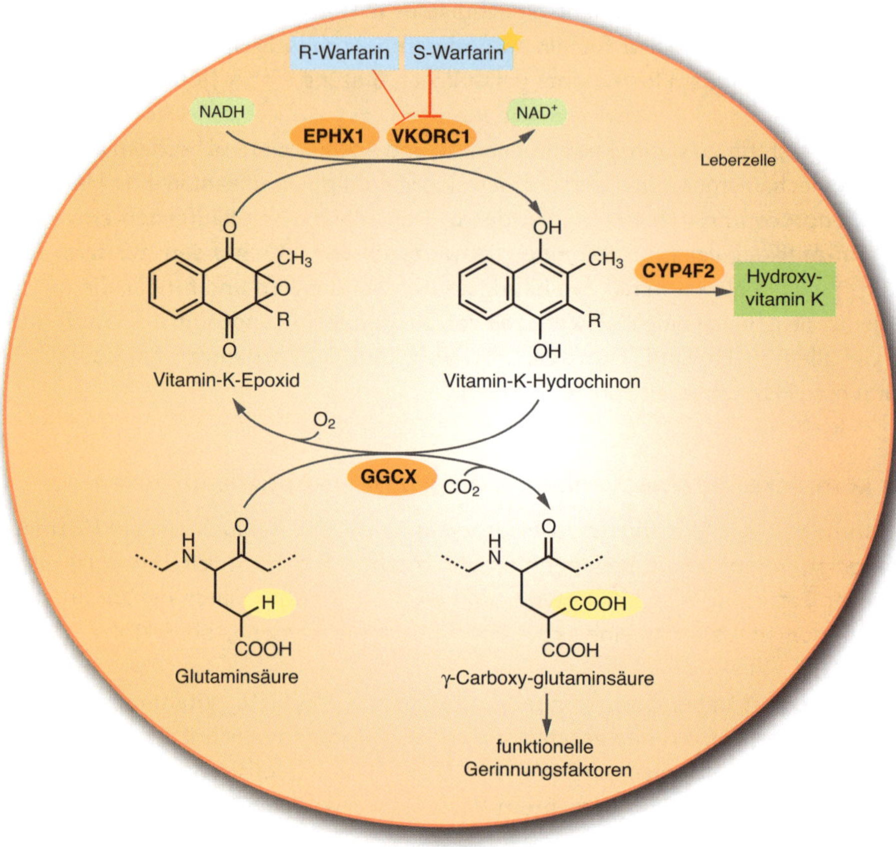

Abb. 9.8: **Mechanismus der Warfarin-Wirkung und die Rolle von VKORC1 bei der Modulation der Wirkung des Antikoagulans** (modifiziert nach Rettie und Tai, 2006; Whirl-Carrillo et al., 2012).

Die Rolle des VKORC1

Das VKORC1-Gen, das das integrale, mit dem endoplasmatischen Retikulum assoziierte und 163 Aminosäuren lange Membranprotein VKORC1 kodiert, ist – wie man heute weiß – hoch polymorph (Rieder et al., 2005; Owen et al., 2010). Aus 10 SNPs im Bereich um das VKORC1-Gen wurden fünf große Haplotypen (H1, H2, H7, H8, H9) abgeleitet. Diese fünf Haplotypen lassen sich in eine Niedrigdosis-Haplotyp-Gruppe (A: H1 und H2) und eine Hochdosis-Haplotyp-Gruppe (B: H7, H8, H9) untergruppieren.

Tab. 9.20: VKORC1-Allele

SNP	Mutation	Position im Bereich des VKORC1-Gens
rs7196161	C>T	-4931
rs17880887	C>A	-4451
rs17881535	G>C	-2659
rs9923231	G>A	-1639 (*2)
rs2884737	T>G	497
rs17708472	C>T	698 (*4)
rs9934438	C>T (T-Allel = A-Gruppe; C-Allel = B-Gruppe	1173
rs8050894	G>C	1542 (*4)
rs2359612	C>T	2255 (*2)
rs7294	G>A	3730 (*3)

Tab. 9.21: VKORC1-Haplotypen (Rieder et al., 2005)

Haplotyp	Haplotyp-Zusammensetzung	Haplotypgruppe	Warfarin-Dosis
H1	CCGATCTCTG	A	niedrig
H2	CCGAGCTCTG	A	niedrig
H7	TCGGTCCGCA	B	hoch
H8	TAGGTCCGCA	B	hoch
H9	TACGTTCGCG	B	hoch

Je nach Haplotyp-Ausstattung unterschieden sich die mittleren Erhaltungsdosen von Warfarin signifikant: 2,7±0,2 mg pro Tag für die A-/A-Haplotyp-Kombination, 4,9±0,2 mg pro Tag für die A-/B-Haplotyp-Kombination und 6,2±0,3 mg pro Tag für die B-/B-Haplotyp-Kombination ($P < 0{,}001$) (Tab. 9.21 und Abb. 9.10). Wurde diese Patientengruppe noch hinsichtlich der CYP2C9-Ausstattung aufgeteilt, unterschieden sich die Warfarin-Dosen bei Trägern des *1-Allels stärker als bei Trägern der Allele mit verminderter Enzymaktivität *2 und *3 (Tab. 9.23).

Diese Daten haben sich in der Zwischenzeit so sehr bestätigt, dass man für Kaukasier einen einzelnen SNP als Indikator-SNP verwenden kann. Dies ist rs9934438, der in Intron 1 des VKORC1-Gens ein T- und ein C-Allel markiert. Dabei identifiziert das T-Allel die Niedrigdosis-Haplotyp-Gruppe (A) und das C-Allel die Hochdosis-Haplotyp-Gruppe (B).

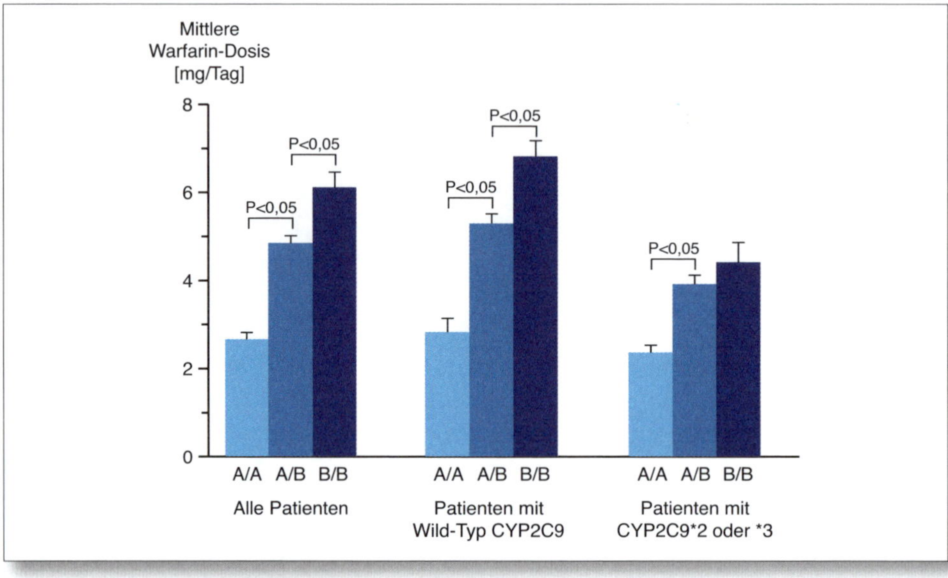

Abb. 9.10: Unterschiedliches klinisches Ansprechen auf eine Warfarin-Dosis je nach VKORC1-Haplotyp-Kombination und CYP2C9-Ausstattung (modifiziert nach Rieder et al., 2005).

Die Rolle von CYP2C9

Erschwert wird die Beurteilung der genetischen Daten weiter dadurch, dass Warfarin auch noch extensiv metabolisiert wird, wobei auch hier polymorphe Enzyme – besonders CYP2C9 – involviert sind (Abb. 9.9).

Warfarin und Phenprocoumon werden als Racemate eingesetzt. Während die *R*-Enantiomere verschiedene metabolische Eliminationswege nutzen, werden die *S*-Enantiomere in therapeutischen Konzentrationen vorwiegend durch CYP2C9 metabolisiert, wobei inaktive 7-Hydroxy- und 6-Hydroxy-Metabolite entstehen, die dann renal ausgeschieden werden (Abb. 9.11). Folglich ist zu erwarten, dass Variationen im CYP2C9-Gen zur interindividuellen Variabilität der Warfarin-Pharmakokinetik beitragen.

In diesem Zusammenhang relevante CYP2C9-Allele sind neben dem Wildtyp-Allel CYP2C9*1 die Allele CYP2C9*2 und CYP2C9*3, die unter Kaukasiern mit Frequenzen von ca. 12 % und 8 % auftreten. Rund 40 % der kaukasischen Bevölkerung exprimieren demzufolge eine oder beide dieser Varianten.

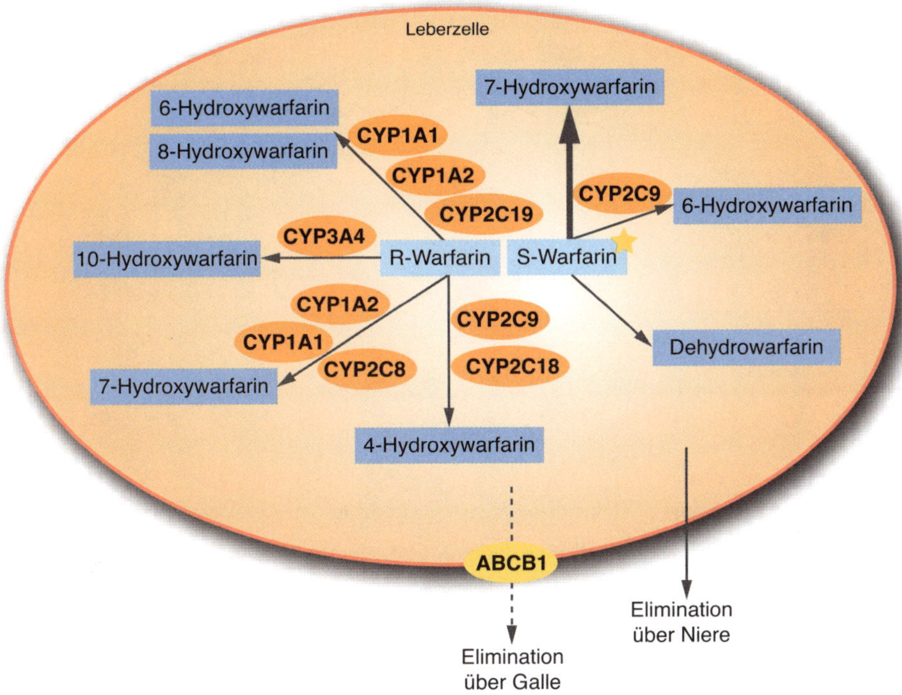

Abb. 9.9: Warfarin-Metabolisierung und die Rolle von CYP2C9 bei der Modulation der Wirkung des Antikoagulans (modifiziert nach Whirl-Carrillo et al., 2012).

Tab. 9.22: Relevante CYP2C9-Allele und ihr Funktionsstatus (Caudle et al. 2014)

Funktionsstatus	Allel	SNP
Normale Aktivität	*1	
Verminderte Aktivität	*2	rs1799853; C>T; R144C
	*3	rs1057910; A>C; I359L

Mit den rekombinant hergestellten Allelen CYP2C9*2 und CYP2C9*3 konnte gezeigt werden, dass diese *in vitro* im Vergleich zum Wildtyp-Allel (CYP2C9*1) nur noch Restaktivitäten von ca. 70 % bzw. ca. 5 % besitzen. Diese Ergebnisse lassen es plausibel erscheinen, dass Träger der beiden Allele *S*-Warfarin bzw. Phenprocoumon auch *in vivo* sehr viel langsamer metabolisieren, als Träger des Wildtyp-Allels, und dass sie folglich eine reduzierte Wirkstoffdosis benötigen, um im Vergleich zu Träger des Wildtyp-Allels ähnliche INR-Zielwerte zu erreichen. Diese Annahmen haben sich zwischenzeitlich klinisch eindrucksvoll bestätigt, weshalb bei einer Therapie mit Cumarin-Antikoagulanzien diese Besonderheiten berücksichtigt werden sollten.

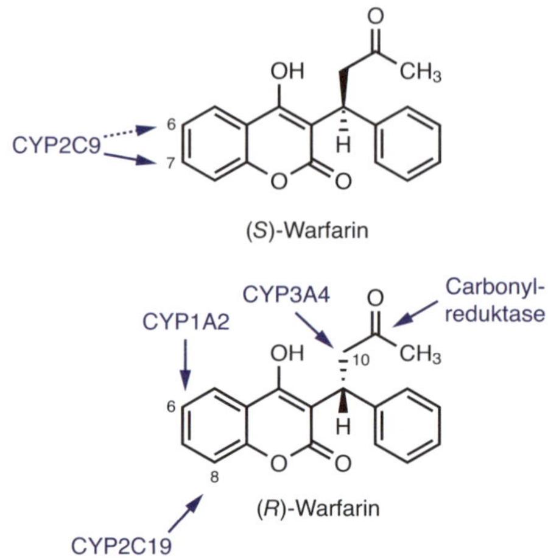

Abb. 9.11: Enzymatische Modifikationen beim Metabolismus von Warfarin (Rettie und Tai, 2006).

In anderen ethnischen Gruppen unterscheiden sich die Prävalenzen der CYP2C9-Allele teils erheblich von denen, die bei Kaukasiern bestimmt wurden. Bei Zentralafrikanern beispielsweise kommen die CYP2C9*2- und CYP2C9*3-Allele nur in einer sehr geringen Frequenz von 1 bis 3 % vor. Bei Ostasiaten fehlt das CYP2C9*2-Allel komplett, und das CYP2C9*3-Allel ist nur zu 1 bis 3 % in der asiatischen Bevölkerung vorhanden.

Für Kaukasier konnte im Rahmen einer Metaanalyse von neun Studien mit fast 3.000 Warfarin-Patienten gezeigt werden, dass Träger der CYP2C9*2- und/oder CYP2C9*3-Allele ein signifikant höheres Risiko für Blutungen aufweisen, wenn sie mit Standard-Dosen behandelt werden.

Klinische Zusammenführung der VKORC1- und CYP2C9-Variabilitäten

Die Tatsache, dass die klinische Wirkung einer antikoagulatorischen Therapie mit Warfarin oder Phenprocoumon eine signifikante Variabilität besitzt, die neben nicht-genetischen Faktoren zu großen Teilen auf genetischen Faktoren in zwei Systemen – dem Vitamin-K-Recycling und dem Wirkstoffabbau – beruht, führt nach Rieder et al. (2005) zu folgendem vereinfachten Resultat:

Tab. 9.23: Vereinfachtes Dosierungsschema für Warfarin in Abhängigkeit von genetischer Markern (Rieder et al. 2005)

Warfarin-Dosis (mg/Tag) in Abhängigkeit von genetischen Markern*		
VKORC1/Haplotypen	**CYP2C9*1**	**CYP2C9*2 oder *3**
A/A	ca. 2,7	ca. 2,4
A/B	ca. 4,9	ca. 3,8
B/B	ca. 6,2	ca. 4,2

Eine niedrige VKORC1-Aktivität (repräsentiert durch Haplotyp-A-Gruppe) und eine verminderte CYP2C9-Aktivität (repräsentiert durch die CYP2C9-Allele -*2 und -*3) erfordert eine niedrige Warfarin-Dosierung, wohingegen eine hohe VKORC1-Aktivität (repräsentiert durch Haplotyp-B-Gruppe) und eine normale CYP2C9-Aktivität (repräsentiert durch das CYP2C9*1-Wildtyp-Allel) eine annähernd doppelt so hohe Dosis erfordert, um vergleichbare INR-Werte zu erreichen.

Auf Basis all dieser Erkenntnisse haben beide Internationalen Konsortien, das **Clinical Pharmacogenetics Implementation Consortium** CPIC und die **Dutch Pharmacogenetics Working Group** DPWG Dosierungsleitlinien für Warfarin bzw. Phenprocoumon erarbeitet.

Tab. 9.24: Dosierungsleitlinien für Warfarin des CPIC (Johnson et al., 2011)

VKORC1 Genotyp (-1639G>A, rs9923231)	CYP2C9*1/ *1	CYP2C9*1/ *2	CYP2C9*1/ *3	CYP2C9*2/ *2	CYP2C9*2/ *3	CYP2C9*3/ *3
GG	5–7	5–7	3–4	3–4	3–4	0,5–2
GA	5–7	3–4	3–4	3–4	0,5–2	0,5–2
AA	3–4	3–4	0,5–2	0,5–2	0,5–2	0,5–2

Die angegebenen Dosierungen stehen für mg/Tag

Das CPIC schreibt im Begleittext zu dieser Guideline, dass ihm bewusst ist, dass 2013 im New England Journal of Medicine drei back-to-back-Publikationen erschienen sind, die auf Basis großer, prospektiver Studien alle zu dem Ergebnis kamen, dass ein genetischer Test vor einer Warfarin- oder Phenprocoumon-Verordnung einer empirischen Einstellung des Wirkstoffs nicht überlegen sei (Kimmel et al. 2013; Pirmohamed et al., 2013; Verhoef et al., 2013). Das CPIC kündigt an, die Publikationen kritisch zu prüfen und je nach Ergebnis dieser Prüfung zu reagieren.

Die DPWG hat Dosis-Guidelines für den Einsatz von Phenprocoumon und Acenocoumarol publiziert.

Tab. 9.25: Empfehlungen der DPWG für den Einsatz von Phenprocoumon auf Basis von CYP2C9-Allel-Varianten (Swen et al., 2011).

Phänotypen	Handlungsempfehlung
CYP2C9 IM (*1/*2), (*1/*3)	Keine.
CYP2C9 PM (*2/*2), (*2/*3),	INR häufiger überprüfen.
CYP2C9 PM (*3/*3)	INR häufiger überprüfen.

Tab. 9.26: Empfehlungen der DPWG für den Einsatz von Phenprocoumon auf Basis von VKORC1-Allel-Varianten (Swen et al., 2011)

VKORC1-Allel-Varianten	Handlungsempfehlung
VKORC1-rs993443 AG	Keine.
VKORC1-rs993443 AA	INR häufiger überprüfen.

Tab. 9.27: Empfehlungen der DPWG für den Einsatz von Acenocoumarol auf Basis von CYP2C9-Allel-Varianten (Swen et al., 2011).

Phänotypen	Handlungsempfehlung
CYP2C9 IM (*1/*2), (*1/*3)	Häufige Überprüfung des INR zu Beginn und nach Beendigung einer Therapie mit NSAIDs.
CYP2C9 PM (*2/*2), (*2/*3)	Häufige Überprüfung des INR zu Beginn und nach Beendigung einer Therapie mit NSAIDs.
CYP2C9 PM (*3/*3)	Häufige Überprüfung des INR während der Dosis-Titration und zu Beginn und nach Beendigung einer Therapie mit NSAIDs.

Tab. 9.28: Empfehlungen der DPWG für den Einsatz von Acenocoumarol auf Basis von VKORC1-Allel-Varianten (Swen et al., 2011).

VKORC1-Allel-Varianten	Handlungsempfehlung
VKORC1-rs993443 AG	Keine.
VKORC1-rs993443 AA	INR häufiger überprüfen.

Die Zulassungsunterlagen der FDA[1] und von HCSC[2] enthalten ebenfalls Hinweise auf eine CYP2C9-/VKORC1-Problematik beim Einsatz von Warfarin.

9.5 Betablocker-Metabolismus und seine klinischen Konsequenzen

Wirkstoffe:
Metoprolol, Carvedilol

Tab. 9.29: Übersicht über die Betablocker, für die Guidelines und relevante Informationen in den Zulassungsunterlagen vorliegen

Wirkstoff	CYP2D6
Metoprolol	●●●
Carvedilol	●●●

●: Guideline der **Dutch Pharmacogenetics Working Group** DPWG
●: Informationen in Zulassungsunterlagen der **Food and Drug Administration** FDA
●: Informationen in Zulassungsunterlagen von **Health Canada Santé Canada** HCSC

Metoprolol ist bei niedriger Dosierung ein kompetitiver, kardioselektiver Beta$_1$-Adrenorezeptoren-Blocker. Er ist indiziert bei akutem Myokardinfarkt, koronarer Herzkrankheit, Angina pectoris, bei mildem bis moderatem Bluthochdruck und bestimmten Herzrhythmusstörungen. Bei höheren Konzentrationen bindet Metoprolol auch an Beta$_2$-Rezeptoren der Lunge und Gefäßmuskulatur.

Carvedilol ist ein nicht selektiver Betablocker, der zur Behandlung milder bis moderater Herzinsuffizienz (NYHA-II oder -III) zugelassen ist. Carvedilol blockiert neben Beta$_1$- und Beta$_2$-Adrenorezeptoren auch Alpha$_1$-Adrenorezeptoren. Der Wirkstoff besitzt keine intrinsische sympathomimetische Aktivität. Er reduziert i.) den kardialen Output in gesunden Probanden; ii.) eine Belastungs- und/oder Isoproterenol-induzierte Tachykardie und iii.) eine orthostatische Reflex-Tachykardie.

Bei einer Überdosierung von Metoprolol kommt es zu Vergiftungserscheinungen, die sich u. a. in Form von schweren Blutdruckabfällen, niedriger Herzfrequenz bis zum Herzstillstand mit entsprechenden Funktionsausfällen der Organe äußern. Eine Überdosierung erfordert eine intensivmedizinische Behandlung und Überwachung.

1 https://www.pharmgkb.org/label/PA166104776
2 https://www.pharmgkb.org/label/PA166127732

CYP2D6-Problematik von Metoprolol und Carvedilol

Metoprolol und Carvedilol sind Substrate des hoch polymorphen CYP2D6. Wegen der Gefahren bei einer Metoprolol-Überdosierung ist bei langsamen Metabolisierern große Vorsicht geboten. Diese Personen bauen den Wirkstoff verlangsamt ab, so dass er bei einer normalen Dosierung in gefährliche Konzentrationsbereiche hinein akkumuliert.

Für Carvedilol ist der Wirkstoffabbau bei langsamen Metabolisierern ebenfalls verlangsamt, was mit der Gefahr unerwünschter Arzneimittelwirkungen einhergehen kann. Umgekehrt wird der Wirkstoff bei ultraschnellen Metabolisierern zu schnell abgebaut, woraus eine Wirkverlust resultieren kann.

Dem trägt auch die DPWG Rechnung, die Dosis-Guidelines für Metoprolol und Carvedilol auf der Basis unterschiedlicher CYP2D6-Genotypen publiziert hat.

Tab. 9.30: Abschätzung der CYP2D6-Phänotypen in Abhängigkeit verschiedener Diplotypen (Hicks et al., 2013)

CYP2D6-Phänotyp	Beispiele für Diplotypen
Extensive Metabolisierer (EM); ~77–92 % der Kaukasier	2 funktionelle Allele (*1/*1, *1/*2, *2/*2), oder 2 Allele mit reduzierter Aktivität (*41/*41), oder 1 funktionelles Allel plus ein funktionsloses Allel (*1/*4, *2/*5, *1/*9), oder 1 funktionelles Allel plus 1 Allel mit reduzierter Aktivität (*1/*41).
Intermediäre Metabolisierer (IM); ~2–11 % der Kaukasier	1 Allel mit reduzierter Aktivität plus ein funktionsloses Allel (*4/*10, *5/*41, *5/*9).
Langsame Metabolisierer (PM); ~5–10 % der Kaukasier	Kein funktionelles Allel (z. B. *4/*4, *4/*5, *5/*5, *4/*6).
Ultraschnelle Metabolisierer (UM); ~1–2 % der Kaukasier	Mehr als zwei Kopien eines funktionellen Allels (z. B. *1/*1xN, *1xN/*1xN, *1/*2xN, *1xN/*2, *2xN/*2xN).

Tab. 9.31: Dosisempfehlungen der DPWG für Metoprolol auf Basis der CYP2D6-Phänotypen (Swen et al., 2011)

Phänotyp	Metoprolol
CYP2D6 PM	Bei Herzversagen: Auf einen alternativen Wirkstoff ausweichen, z. B. Bisoprolol oder Carvedilol, oder die Dosis um 75 % reduzieren. Andere Indikationen: Man sollte mit UAWs rechnen (z. B. Bradykardie, kalte Extremitäten). Alternativ kann auf andere Wirkstoffe umgestellt werden, z. B. Atenolol oder Bisoprolol.
CYP2D6 IM	Bei Herzversagen: Auf einen alternativen Wirkstoff ausweichen, z. B. Bisoprolol oder Carvedilol, oder die Dosis um 75 % reduzieren. Andere Indikationen: Man sollte mit UAWs rechnen, z. B. Bradykardie, kalte Extremitäten). Alternativ kann auf andere Wirkstoffe umgestellt werden, z. B. Atenolol oder Bisoprolol.
CYP2D6 UM	Bei Herzversagen: Auf einen alternativen Wirkstoff ausweichen, z. B. Bisoprolol oder Carvedilol, oder die Dosis bis maximal 250 % der Normaldosis in Abhängigkeit vom klinischen Ansprechen und eventuell auftretender UAWs auftitrieren. Andere Indikationen: Einen alternativen Wirkstoff verordnen, z. B. Atenolol oder Bisoprolol. Oder die Dosis bis maximal 250 % der Normaldosis in Abhängigkeit vom klinischen Ansprechen und eventuell auftretender UAWs auftitrieren.

Tab. 9.32: Dosisempfehlungen der DPWG für Carvedilol auf Basis der CYP2D6-Phänotypen (Swen et al., 2011)

Phänotyp	Carvedilol
CYP2D6 PM	Keine Dosierungsempfehlungen
CYP2D6 IM	Keine Dosierungsempfehlungen
CYP2D6 UM	Keine Dosierungsempfehlungen

Die Zulassungsunterlagen der FDA[1] und von HCSC[2] enthalten ebenfalls Hinweise auf eine CYP2D6-Problematik beim Einsatz von Metoprolol.

Die Zulassungsunterlagen der FDA[3] und von HCSC[4] enthalten ebenfalls Hinweise auf eine CYP2D6-Problematik beim Einsatz von Carvedilol.

1 https://www.pharmgkb.org/label/PA166104836
2 https://www.pharmgkb.org/label/PA166127691
3 https://www.pharmgkb.org/label/PA166104813
4 https://www.pharmgkb.org/label/PA166127646

Literatur

Brandt JT, Close SL, Iturria SJ, Payne CD, Farid NA, Ernest CS 2nd, Lachno DR, Salazar D, Winters KJ (2007) Common polymorphisms of CYP2C19 and CYP2C9 affect the pharmacokinetic and pharmacodynamic response to clopidogrel but not prasugrel. J Thromb Haemost 5: 2429–2436.

Hicks JK, Swen JJ, Thorn CF, Sangkuhl K, Kharasch ED, Ellingrod VL, Skaar TC, Müller DJ, Gaedigk A, Stingl JC (2013) Clinical Pharmacogenetics Implementation Consortium guideline for CYP2D6 and CYP2C19 genotypes and dosing of tricyclic antidepressants. Clin Pharmacol Ther 93: 402–408.

Johnson JA, Gong L, Whirl-Carrillo M, Gage BF, Scott SA, Stein CM, Anderson JL, Kimmel SE, Lee MT, Pirmohamed M, Wadelius M, Klein TE, Altman RB (2011) Clinical Pharmacogenetics Implementation Consortium Guidelines for CYP2C9 and VKORC1 genotypes and warfarin dosing. Clin Pharmacol Ther 90: 625–629.

Kimmel SE, French B, Kasner SE, Johnson JA, Anderson JL, Gage BF, Rosenberg YD, Eby CS, Madigan RA, McBane RB, Abdel-Rahman SZ, Stevens SM, Yale S, Mohler ER 3rd, Fang MC, Shah V, Horenstein RB, Limdi NA, Muldowney JA 3rd, Gujral J, Delafontaine P, Desnick RJ, Ortel TL, Billett HH, Pendleton RC, Geller NL, Halperin JL, Goldhaber SZ, Caldwell MD, Califf RM, Ellenberg JH (2013) A pharmacogenetic versus a clinical algorithm for warfarin dosing. N Engl J Med 369: 2283–2293.

Li T, Chang CY, Jin DY, Lin PJ, Khvorova A, Stafford DW (2004) Identification of the gene for vitamin K epoxide reductase. Nature 427: 541–544.

Mega JL, Close SL, Wiviott SD, Shen L, Walker JR, Simon T, Antman EM, Braunwald E, Sabatine MS (2010) Genetic variants in ABCB1 and CYP2C19 and cardiovascular outcomes after treatment with clopidogrel and prasugrel in the TRITON-TIMI 38 trial: a pharmacogenetic analysis. Lancet 376: 1312–1319.

Namazi S, Kojuri J, Khalili A, Azarpira N (2012) The impact of genetic polymorphisms of P2Y12, CYP3A5 and CYP2C19 on clopidogrel response variability in Iranian patients. Biochem Pharmacol 83: 903–908.

Niemi M (2010) Transporter pharmacogenetics and statin toxicity. Clin Pharmacol Ther 87: 130–133

Owen RP, Gong L, Hersh Sagreiya H, Klein TE, Altman RB (2010) VKORC1 Pharmacogenomics summary. Pharmacogenet Genomics 20: 642–644.

Pirmohamed M, Burnside G, Eriksson N, Jorgensen AL, Toh CH, Nicholson T, Kesteven P, Christersson C, Wahlström B, Stafberg C, Zhang JE, Leathart JB, Kohnke H, Maitland-van der Zee AH, Williamson PR, Daly AK, Avery P, Kamali F, Wadelius M (2013) A randomized trial of genotype-guided dosing of warfarin. N Engl J Med 369: 2294–2303.

Ramsey LB, Johnson SG, Caudle KE, Haidar CE, Voora D, Wilke RA, Maxwell WD, McLeod HL, Krauss RM, Roden DM, Feng Q, Cooper-DeHoff RM, Gong L, Klein TE, Wadelius M, Niemi M (2014). The clinical pharmacogenetics implementation consortium guideline for SLCO1B1 and simvastatin-induced myopathy: 2014 update. Clin Pharmacol Ther 96: 423–428.

Rettie AE, Tai G (2006) The pharmacogenomics of warfarin – closing in on personalized medicine. Mol Intervent 6: 223–227.

Rieder MJ, Reiner AP, Gage BF, Nickerson DA, Eby CS, McLeod HL, Blough DK, Thummel KE, Veenstra DL, Rettie AE (2005) Effect of VKORC1 haplotypes on transcriptional regulation and warfarin dose. N Engl J Med 352: 2285–2293.

Rost S et al. (2004) Mutations in VKORC1 cause warfarin resistance and multiple coagulation factor deficiency type 2. Nature 427: 537–541.

Sangkuhl K, Klein TE, Altman RB (2010) Clopidogrel pathway. Pharmacogenetics Genomics 20: 463–465.

Scott SA, Sangkuhl K, Stein CM, Hulot JS, Mega JL, Roden DM, Klein TE, Sabatine MS, Johnson JA, Shuldiner AR (2013) Clinical Pharmacogenetics Implementation Consortium guidelines for CYP2C19 genotype and clopidogrel therapy: 2013 update. Clin Pharmacol Ther 94: 317–323.

Simon T, Verstuyft C, Mary-Krause M, Quteineh L, Drouet E, Méneveau N, Steg PG, Ferrières J, Danchin N, Becquemont L (2009) Genetic determinants of response to clopidogrel and cardiovascular events. N Engl J Med 360: 363–375.

Simon T et al. (2011) Genetic polymorphisms and the impact of a higher clopidogrel dose regimen on active metabolite exposure and antiplatelet response in healthy subjects. Clin Pharmacol Ther 90: 287–295.

Su J, Xu J, Li X, Zhang H, Hu J, Fang R, Chen X (2012) ABCB1 C3435T polymorphism and response to clopidogrel treatment in coronary artery disease (CAD) patients: a meta-analysis. PLoS One 7:e46366.

Swen JJ, Nijenhuis M, de Boer A, Grandia L, Maitland-van der Zee AH, Mulder H, Rongen GA, van Schaik RH, Schalekamp T, Touw DJ, van der Weide J, Wilffert B, Deneer VH, Guchelaar HJ (2011) Pharmacogenetics: from bench to byte – an update of guidelines. Clin Pharmacol Ther 89: 662–673.

Taubert D, von Beckerath N, Grimberg G, Lazar A, Jung N, Goeser T, Kastrati A, Schömig A, Schömig E (2006). Impact of P-glycoprotein on clopidogrel absorption. Clin Pharmacol Ther 80: 486–501.

Verhoef TI, Ragia G, de Boer A, Barallon R, Kolovou G, Kolovou V, Konstantinides S, Le Cessie S, Maltezos E, van der Meer FJ, Redekop WK, Remkes M, Rosendaal FR, van Schie RM, Tavridou A, Tziakas D, Wadelius M, Manolopoulos VG, Maitland-van der Zee AH (2013). A randomized trial of genotype-guided dosing of acenocoumarol and phenprocoumon. N Engl J Med 369: 2304–2312.

Whirl-Carrillo M, McDonagh EM, Hebert JM, L Gong, Sangkuhl K, Thorn CF, Altman RB, Klein TE (2012). Pharmacogenomics knowledge for personalized medicine. Clin Pharmacol Ther 92: 414–417.

Wilke RA, Ramsey LB, Johnson SG, Maxwell WD, McLeod HL, Voora D, Krauss RM, Roden DM, Feng Q, Cooper-Dehoff RM, Gong L, Klein TE, Wadelius M, Niemi M (2012) The clinical pharmacogenomics implementation consortium: CPIC guideline for SLCO1B1 and simvastatin-induced myopathy. Clin Pharmacol Ther 92: 112–117.

10 Pharmakogenetische Probleme in der Gynäkologie

Wirkstoffe:
Drospirenon, Ethinylestradiol, Hormonale Kontrazeptiva, Norelgestromin, Estrogene, Tamoxifen

In der Allgemeinbevölkerung liegt die jährliche Inzidenz einer symptomatischen tiefen Venenthrombose (TVT; Phlebothrombose) bei 90 bis 130 auf 100.000 Einwohner – im Mittel also bei 0,1 %. Deutlich höher liegt sie in der operativen wie auch in der konservativen Medizin. In der EU sind jedes Jahr mehr als 1,5 Millionen Patienten betroffen, mehr als 500.000 sterben daran. Das sind mehr Tote als durch Brustkrebs, Prostatakrebs, HIV/AIDS und Verkehrsunfälle zusammen.

Sowohl genetische als auch nicht-genetische Faktoren tragen zum Thrombose-Risiko bei. Die beiden größten genetischen Faktoren sind Mutationen in zwei Gerinnungsfaktoren: Faktor V und Prothrombin (Faktor II).

Zwei der wichtigsten nicht-genetischen Risikofaktoren für eine Thrombose sind Estrogen-haltige orale Kontrazeptiva und eine orale Hormonersatztherapie. Kommen beide Faktoren zusammen, erhöht sich das Thrombose-Risiko deutlich. Idealerweise sollte daher eine Interventionsentscheidung mit Kenntnis der genetischen Risikofaktoren erfolgen, zumal es in beiden Indikationen therapeutische Alternativen gibt.

Ein ganz anders gelagertes Problem finden wir beim Einsatz von Tamoxifen. Tamoxifen wird als Chemoprophylaktikum bei Vorliegen eines Rezeptor-positiven Mammakarzinoms verordnet und muss über Jahre eingenommen werden. Dabei ist zu beachten, dass Tamoxifen ein Prodrug ist, das im Wesentlichen durch CYP2D6 in der Leber aktiviert werden muss. Daraus folgt, dass Patientinnen, die kein aktives CYP2D6 synthetisieren können (CYP2D6-poor-Metabolizer) nicht mit Tamoxifen behandelt werden sollten. Postmenopausale Frauen kann man stattdessen mit einem Aromatasehemmer therapieren.

Eine Übersicht über die Wirkstoffe, für die die **Dutch Pharmacogenetics Working Group** DPWG Guidelines erarbeitet hat und für die in den Zulassungsunterlagen relevante Informationen vorliegen, zeigt Tabelle 10.1.

Tab. 10.1: Übersicht über die Wirkstoffe, für die Guidelines und relevante Informationen in den Zulassungsunterlagen vorliegen

Wirkstoff	Faktor-V-Leiden-Mutation	CYP2D6-Substrat
Drospirenon	● HCSC	
Ethinylestradiol	● EMA ● HCSC	
Hormonale Kontrazeptiva	● DPWG ● EMA ● HCSC	
Norelgestromin	● EMA ● HCSC	
Tamoxifen	● FDA	● DPWG

●: Guideline der **Dutch Pharmacogenetics Working Group** DPWG
●: Informationen in Zulassungsunterlagen der **Food and Drug Administration** FDA
●: Informationen in Zulassungsunterlagen der **European Medicines Agency** EMA
●: Informationen in Zulassungsunterlagen von **Health Canada Santé Canada** HCSC

10.1 Pharmakogenetische Probleme bei Vorliegen einer Faktor-V-Leiden-Mutation und die klinische Bedeutung

Wirkstoffe:
Drospirenon, Ethinylestradiol, Hormonale Kontrazeptiva, Norelgestromin, Tamoxifen

Tab. 10.2: Übersicht über die Wirkstoffe, für die Guidelines und relevante Informationen in den Zulassungsunterlagen vorliegen

Wirkstoff	Faktor-V-Leiden-Mutation
Drospirenon	● HCSC
Ethinylestradiol	● EMA ● HCSC
Hormonale Kontrazeptiva	● DPWG ● EMA ● HCSC
Norelgestromin	● EMA ● HCSC
Tamoxifen	● FDA

●: Guideline der **Dutch Pharmacogenetics Working Group** DPWG
●: Informationen in Zulassungsunterlagen der **Food and Drug Administration** FDA
●: Informationen in Zulassungsunterlagen der **European Medicines Agency** EMA
●: Informationen in Zulassungsunterlagen von **Health Canada Santé Canada** HCSC

Thrombin (Faktor IIa) ist die zentrale Komponente der plasmatischen Blutgerinnung. Als aktive Protease spaltet Thrombin Fibrinogen (Faktor I) zu Fibrin (Faktor Ia). Thrombin selbst entsteht aus Prothrombin (Faktor II) durch Proteolyse, die von dem aktiven Gerinnungsfaktor V katalysiert wird.

Von Thrombin hängt zudem ab, wie lange ein Gerinnungsvorgang aktiv bleibt, wie weit sich das Gerinnsel ausbreitet, und wann das Gerinnsel letztlich aufgelöst wird. Dies macht eine stringente Regulierung der Thrombinaktivität unabdingbar. Einer der Gegenregulatoren ist Protein C, das den Faktor V inaktiviert, so dass dieser Prothrombin nicht mehr aktivieren kann.

Insgesamt sind 433 validierte Polymorphismen in der dbSNP-Datenbank (http://www.ncbi.nlm.nih.gov/SNP/) beschrieben; 40 von ihnen liegen in der kodierenden Region, und 22 führen zu einem Aminosäureaustausch. Basierend auf SeattleSNPsdata (http://pga.gs.washington.edu) besitzen 181 dieser SNPs eine Allel-Frequenz von mehr als 5 %. Die am besten untersuchte Variante in Faktor-V-Gen ist die 1691G>A-Substitution (Arg506Gln). Diese Mutation wird als Faktor-V-Leiden-Mutation bezeichnet. Sie verhindert die Inaktivierung des Faktor V durch Protein C (Bertina et al., 1994). Umgekehrt kann der mutierte Faktor V aber immer noch Prothrombin aktivieren. Somit ist ein wichtiger Regulationsprozess außer Funktion gesetzt. Etwa 3–5 % der Kaukasier tragen eine Faktor-V-Leiden-Mutation.

Zusätzlich gibt es auch eine relevante Mutation im Prothrombin-Gen, die das Thrombose-Risiko weiter erhöht (DeStefano et al., 2001). Diese Mutation, die als G20210A-Mutation bezeichnet wird, führt zu höheren Plasmakonzentrationen von Prothrombin. Es ist noch nicht vollständig verstanden, wie erhöhte Prothrombin-Plasmakonzentrationen als Risikofaktor wirken, aber Studien haben klar gezeigt, dass dadurch die Thrombolyse gestört ist. Etwa 1–2 % der Kaukasier tragen die Prothrombin-G20210A-Mutation.

Thrombose-Risiko unter einer Estrogentherapie

Unter der Einnahme oraler Kontrazeptiva erhöht sich die Inzidenz einer venösen Thromboembolie von 5 bis 10 pro 100.000 Frauenjahre ohne Einnahme der Pille auf 30 pro 100.000 Frauenjahre bei Pilleneinnahme. Dieses Risiko steigt außerdem deutlich an, wenn zusätzlich eine Resistenz gegen aktiviertes Protein C (APC-Resistenz, APCR), meist die Faktor-V-Leiden-Mutation, besteht (Tab. 10.2).

Die wichtigsten vererblichen thrombophilen Mutationen sind die Faktor-V-Leiden-Mutation (Prävalenz in der Bevölkerung 3–7 %, bei Patienten mit venöser Thrombose 20–50 %), die Prothrombin-Mutation (Prävalenz 3 %; 10 % bei Thrombosepatienten) sowie Protein-C-, -S- und Antithrombin-Mangel (Prävalenz < 1 %).

Tab. 10.3: Korrelation zwischen Vorliegen oder Fehlen einer Faktor-V-Leiden-Mutation und der Inzidenz einer Thromboembolie in Abhängigkeit von der Einnahme eines Kontrazeptivums

Pille	Faktor-V-Leiden-Mutation	Embolien/100.000 Frauenjahre
Nein	Nein	5–10
Nein	Ja	57
Ja	Nein	30
Ja	Ja	285

Auch bei Frauen, die nach der Resektion eines rezeptorpositiven Mammakarzinoms chemoprophylaktisch mit Tamoxifen behandelt werden, steigt das Risiko für ein thromboembolisches Ereignis bei Vorliegen einer Faktor-V-Leiden-Mutation um den Faktor 5.

Die Faktor-V-Leiden-Mutation

Die Faktor-V-Leiden-Mutation entsteht durch eine Punktmutation im Gen für den Gerinnungsfaktor V. Dies ist der verbreitetste erbliche Risikofaktor für eine Thromboseneigung (Thrombophilie). Der modifizierte Gerinnungsfaktor manifestiert die so genannte APC-Resistenz. Normalerweise wird der Faktor V durch aktiviertes Protein C (APC) proteolytisch abgebaut und auf diese Weise inaktiviert. Diese Inaktivierung ist durch die Faktor-V-Leiden-Mutation gestört.

Träger des Mutanten-Alles sind durch den SNP rs6025(A) diagnostizierbar. Heterozygote Träger dieses Allels (rs6025(A/G) besitzen nur ein leicht erhöhtes Thrombose-Risiko (ca. 2,7-fach). Bei homozygoten Mutanten-Allel-Trägern (rs6025(A/A)) steigt allerdings das Risiko schon um das 18-Fache verglichen mit den Wildtyp-Allel-Trägern (rs6025(G/G)).

Das niedrigste absolute 10-Jahres-Risiko für eine venöse Thromboembolie liegt für heterozygote rs6025(A/G)-Genotypen bzw. für homozygote (rs6025(A/A)-Genotypen bei 0,7 % (CI: 0,5 % bis 1,0 %) bzw. 3 % (CI: 1 % bis 8 %), wenn die Betroffenen nicht rauchen, jünger als 40 Jahre alt sind und einen BMI < 25 kg/m^2 besitzen. Das höchste absolute 10-Jahres-Risiko liegt bei 10 % (CI: 7 % bis 14 %) bzw. 51 % (CI: 13 % bis 100 %), wenn die Betroffenen älter als 60 Jahre alt sind, rauchen und wenn sie übergewichtig sind.

Frauen, die Träger des rs6025(A)-Allels sind, besitzen vor allem auch dann ein erhöhtes Risiko für venöse Thromboembolien und vielleicht auch für einen ischämischen Schlaganfall, wenn sie orale Kontrazeptiva einnehmen. Eine im Jahre 2006 durchgeführte Literatur-Metaanalyse (Mohllajee, 2006) von insgesamt 10 Studien kam zu dem Schluss, dass es eine »gute« Evidenz für ein erhöhtes Thrombose-Risiko gibt (Risiko-Verhältnis von 1,3 bis 25,1).

Die Prothrombin-G20210A-Mutation

Die Prothrombin-Mutation G20210A stellt einen erblichen Risikofaktor für die Entwicklung von Thrombosen dar. Sie wird in Deutschland bei 2–3 % der Bevölkerung gefunden und führt zu einem etwa fünffach erhöhten Risiko bei heterozygoten Trägern. In der homozygoten Form steigt das Thrombose-Risiko noch stärker. Sie ist nach der APC-Resistenz die zweithäufigste bekannte vererbliche Thromboseneigung.

Ursache ist eine Punktmutation an Position 20210, wo ein Guanin gegen Adenin ausgetauscht wird. Die Mutation liegt im 3'-untranslatierten Bereich, so dass die Proteinsequenz nicht verändert ist. Vielmehr beeinflusst die Mutation die Regulation der Expression. Dies hat zur Folge, dass mehr Prothrombin synthetisiert wird, als eigentlich benötigt wird, sodass die Gerinnungsneigung steigt.

Tab. 10.4: Relevante Mutationen im Zusammenhang mit einem erhöhten Thrombose-Risiko bei der Einnahme von Kontrazeptiva und im Zusammenhang mit einer HRT

	SNP	**Aminosäure- bzw. Nukleotidaustausch**
Faktor V	rs6025	Arg506Gln; G → A
Prothrombin/Faktor II	rs1799963	G →A

Die DPWG hat eine Guideline zur Faktor-V-Leiden-Mutation publiziert, wobei hier die Faktor-II-Mutation unberücksichtigt bleibt.

Zusammenfassend kann festgehalten werden, dass bereits das Vorliegen eines Mutanten-Allels ausreicht, um deutliche Maßnahmen zu treffen, falls der Einsatz hormoneller Kontrazeptiva in Erwägung gezogen wird. Die Expertengruppe macht hinsichtlich ihrer Empfehlungen keinen Unterschied, ob ein homozygoter oder heterozygoter Mutanten-Diplotyp vorliegt.

Dagegen werden bisher keine konkreten Maßnahmen beim Einsatz von Tamoxifen oder Eltrombopag empfohlen. Allerdings sollte beim Einsatz dieser Wirkstoffe daran gedacht werden, dass ein höheres Risiko für thromboembolische Ereignisse besteht, das gegebenenfalls zu beachten ist.

Tab. 10.5: Empfehlung zum Einsatz von hormonellen Kontrazeptiva abhängig vom Vorliegen einer Faktor-V-Leiden-Mutation der DPWG (Swen et al., 2011).

Phänotyp (Genotyp)	Therapeutische Dosierungsempfehlungen
Homozygote Träger eines rs6025(T)-Allels: rs6025 TT	Bei positiver Familienanamnese für thromboembolische Ereignisse: Von der Einnahme estrogenhaltiger oraler Kontrazeptiva absehen und eine alternative Verhütungsmethode wählen (z. B. Intrauterinpessar, Progesteron-Mono-Kontrazeptiva). Bei negativer Familienanamnese für thromboembolische Ereignisse: Vermeidung zusätzlicher Risikofaktoren (z. B. Übergewicht, Rauchen).
Heterozygote Träger eines rs6025(T)-Allels: rs6025 CT	Bei positiver Familienanamnese für thromboembolische Ereignisse: Von der Einnahme estrogenhaltiger oraler Kontrazeptiva absehen und eine alternative Verhütungsmethode wählen (z. B. Intrauterinpessar, Progesteron-Mono-Kontrazeptiva). Bei negativer Familienanamnese für thromboembolische Ereignisse: Vermeidung zusätzlicher Risikofaktoren (z. B. Übergewicht, Rauchen).

Die Zulassungsunterlagen von HCSC[1] enthalten Hinweise auf die Faktor-V-Leiden-Problematik beim Einsatz von Drospirenon.

Die Zulassungsunterlagen der EMA[2] und von HCSC[3] enthalten Hinweise auf die Faktor-V-Leiden-Problematik beim Einsatz von Ethinylestradiol.

Die Zulassungsunterlagen der EMA[4] und von HCSC[5] enthalten Hinweise auf die Faktor-V-Leiden-Problematik beim Einsatz hormonaler Kontrazeptiva.

Die Zulassungsunterlagen der EMA[6] und von HCSC[7] enthalten Hinweise auf die Faktor-V-Leiden-Problematik beim Einsatz von Norelgestromin.

Die Zulassungsunterlagen der FDA[8] enthalten Hinweise auf die Faktor-V-Leiden-Problematik beim Einsatz von Tamoxifen.

1 https://www.pharmgkb.org/label/PA166127666
2 https://www.pharmgkb.org/label/PA166120287
3 https://www.pharmgkb.org/label/PA166127695
4 https://www.pharmgkb.org/label/PA166120287
5 https://www.pharmgkb.org/label/PA166127695
6 https://www.pharmgkb.org/label/PA166120287
7 https://www.pharmgkb.org/label/PA166127695
8 https://www.pharmgkb.org/label/PA166104819

10.2 Tamoxifen-Metabolismus und seine klinischen Konsequenzen

Wirkstoff: Tamoxifen

Tab. 10.6: Übersicht über Guidelines und Zulassungsinformationen, die für den Wirkstoff vorliegen

Wirkstoff	Faktor-V-Leiden-Mutation	CYP2D6-Substrat
Tamoxifen	● (rot)	● (grün) ● (grau)

● (grün): Guideline der **Dutch Pharmacogenetics Working Group** DPWG
● (rot): Informationen in Zulassungsunterlagen der **Food and Drug Administration** FDA
● (grau): Informationen in Zulassungsunterlagen von **Health Canada Santé Canada** HCSC

Tamoxifen gehört zu den so genannten selektiven Estrogen-Rezeptor-Modulatoren (SERMs). Diese zeichnen sich dadurch aus, dass sie sowohl estrogene als auch antiestrogene Effekte entfalten, indem sie an verschiedenen Estrogenrezeptoren, ER-alpha und ER-beta, binden.

Durch die Bindung von Tamoxifen an Estrogenrezeptoren (ER) wird eine Konformationsänderung am Rezeptor induziert. Dadurch ändert sich das durch Estrogen kontrollierte Genexpressionsprogramm, unter anderem wird auch die Estrogenaufnahme in die Zelle gehemmt. Zudem scheint Tamoxifen mit einer Reihe anderer Co-Aktivatoren und Co-Repressoren zu interagieren. Estrogenabhängig wachsendes Gewebe wird so durch den spezifischen Estrogenrezeptor-Modulator stark in seiner Zellteilungsrate gehemmt.

Tamoxifen ist zugelassen für die adjuvante Therapie zur Primärbehandlung des Mammakarzinoms sowie des metastasierenden Mammakarzinoms.

Der Wirkmechanismus von Tamoxifen legt nahe, dass von einer Tamoxifen-Therapie vor allem Frauen profitieren, deren Tumor als Estrogenrezeptor-positiv charakterisiert wurde. Dies zeigen auch die klinischen Beobachtungen. So tritt beim metastasierenden Mammakarzinom in ca. 50 bis 60 % der Fälle eine vollständige oder teilweise Remission vor allem von Weichteil- und Knochenmetastasen ein, wenn das Vorhandensein von Estrogenrezeptoren im Tumorgewebe nachgewiesen wurde. Bei negativem Hormonrezeptorstatus, insbesondere der Metastasen, werden nur in ca. 10 % objektive Remissionen beobachtet.

Seit einiger Zeit taucht die Frage auf, ob der Rezeptorstatus der einzige wichtige Prädiktor für einen Therapieerfolg mit Tamoxifen ist. Der gewichtige Grund für diese relativ neuen Überlegungen liegt in der Pharmakokinetik von Tamoxifen, denn wie man heute weiß, ist der eigentliche Wirkstoff nicht Tamoxifen, sondern Endoxifen, ein aktiver Metabolit des Tamoxifens.

Metabolismus von Tamoxifen

Tamoxifen wird nach oraler Applikation sehr umfassend metabolisiert (Abb. 10.1) und durch eine Reihe von CYP-Enzymen, darunter CYP2D6, CYP3A4, CYP2C9, CYP2C19, sowie CYP2B6 in die aktiven Metaboliten N-Desmethyl-Tamoxifen und 4-Hydroxytamoxifen umgewandelt (Abb. 10.2).

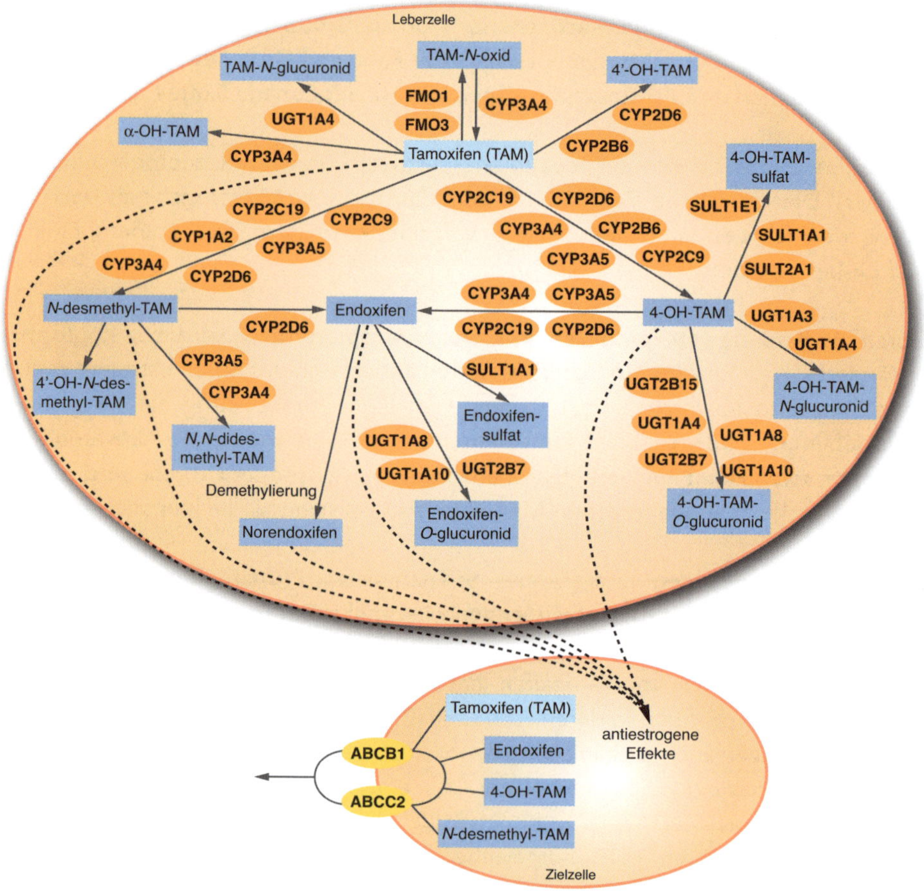

Abb. 10.1: **Komplexer Metabolismus von Tamoxifen in der Leberzelle** (modifiziert nach Klein et al. 2013). Zahlreiche Enzyme sind an verschiedenen Stellen daran beteiligt. Tamoxifen, aber noch mehr einige Metabolite davon entfalten in der Zielzelle ihre Wirkung (gestrichelte Linien).

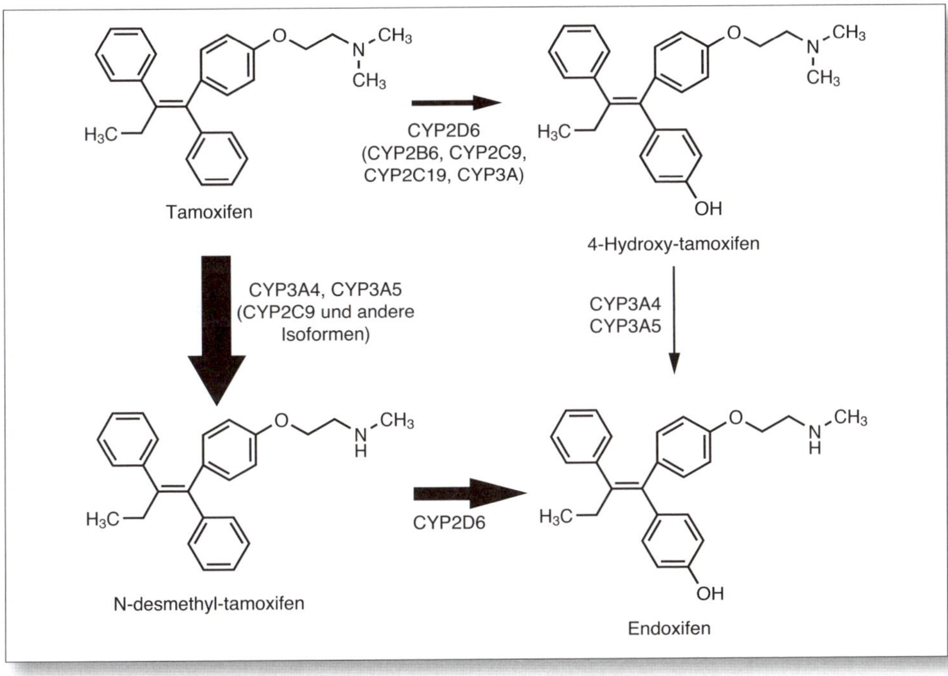

Abb. 10.2: Tamoxifen und die für die Wirksamkeit verantwortlichen Hauptmetabolite (Goetz et al. 2005).

N-Desmethyl-Tamoxifen entfaltet in etwa die gleiche Aktivität wie Tamoxifen. N-Desmethyl-Tamoxifen wird dann jedoch durch CYP2D6 weiter zu Endoxifen metabolisiert, das eine um den Faktor 100 größere Affinität zum Estrogenrezeptor besitzt und daher 30- bis 100-mal potenter im Sinne der Unterdrückung einer estrogenabhängigen Zellproliferation ist als das »Prodrug« Tamoxifen. Ähnlich potent ist auch 4-Hydroxytamoxifen. Beide hoch-affinen Metabolite werden entscheidend durch CYP2D6 gebildet.

Das Cytochrom-Isoenzym CYP2D6 gehört jedoch zu den polymorphen Phase-I-Enzymen, die in großen Populationen in Form unterschiedlicher Allele mit abgeschwächter oder verstärkter enzymatischer Aktivität vorkommen, sodass man bei einem signifikanten Teil der Bevölkerung mit Problemen hinsichtlich einer Tamoxifen-Wirksamkeit rechnen muss.

Diese Vermutung konnte zwischenzeitlich durch verschiedene Studien erhärtet werden, wie die folgenden Beispiele zeigen.

- Stearns et al. (2003) analysierten Tamoxifen und seine Metaboliten im Plasma von 12 Frauen mit bekanntem CYP2D6-Genotyp, die an Brustkrebs erkrankt waren und die mit Tamoxifen behandelt wurden. Zudem erhielten die Patientinnen nach 4

Wochen Tamoxifen-Behandlung zusätzlich Paroxetin, einen potenten Inhibitor von CYP2D6. Fünf der Frauen waren Träger eines Varianten-CYP2D6-Allels (*4, *6 oder *8). Bei diesen wurden niedrigere Konzentrationen an Endoxifen gemessen als bei den Frauen, die den Wildtyp-Genotyp (CYP2D6*1) trugen (p = 0,002). Durch die Paroxetin-Gabe wurden die Endoxifen-Konzentrationen bei den Frauen, die das CYP2D6*1-Allel trugen, im Mittel auf 64 % (95 % CI = 39–89 %), bei Frauen mit Varianten-Allelen im Mittel auf 24 % (95 % CI = 23–71 %) reduziert (p = 0,03).

- Jin et al. (2005) konnten zeigen, dass sich die gleichzeitige Anwendung eines SS-RIs während einer Tamoxifen-Therapie bei Frauen, die heterozygote Träger für die

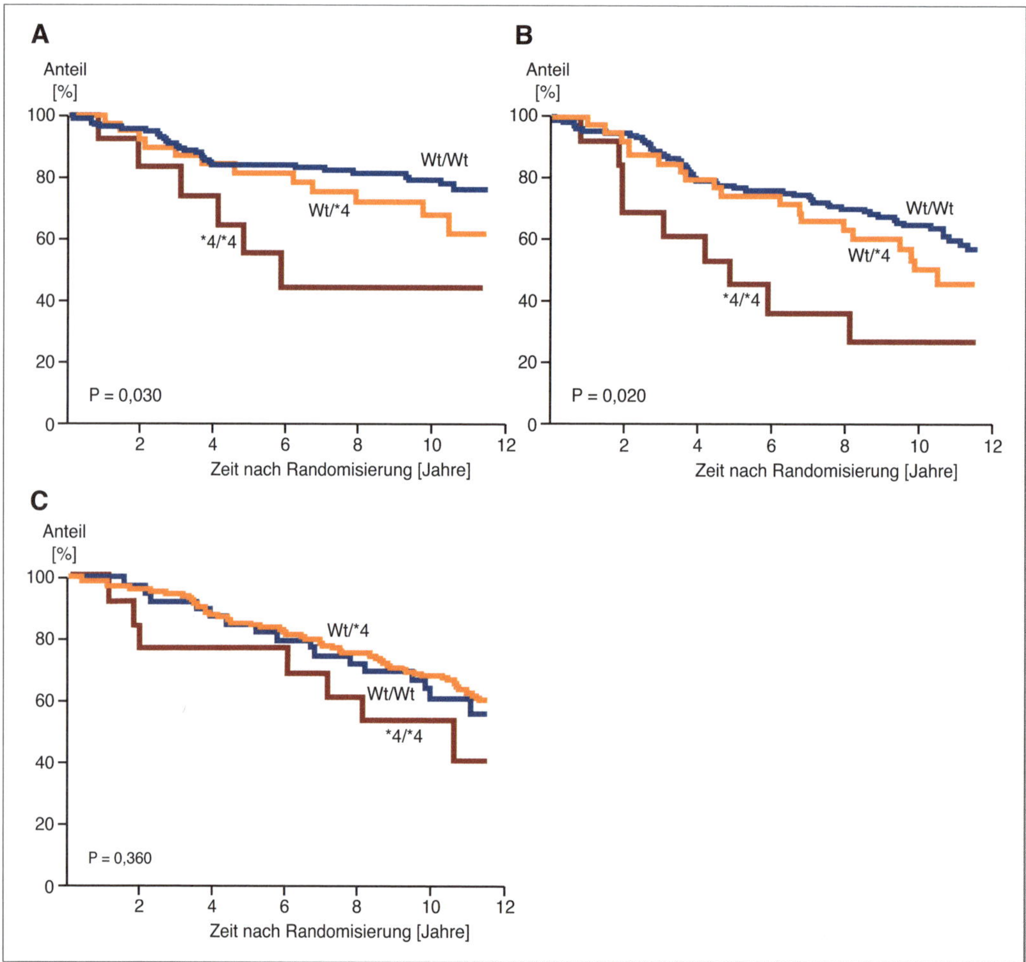

Abb. 10.3: Klinischer Verlauf von Patientinnen mit Tamoxifen-Therapie nach Brusttumor-Diagnose als Kaplan-Meier-Kurve. A. rezidivfreies Intervall, B. rezidivfreies Überleben, C. Gesamtüberlebenszeit (modifiziert nach Goetz et al., 2005)

CYP2D6-Allele *3, *4 *5, oder *6 waren, signifikant auf die Plasma-Endoxifen-Konzentration auswirkt. Bei diesen Frauen lagen die Konzentrationen bei 55 % (95 % CI = 16,9–147,4 %) im Vergleich zu denen von Frauen, die zwei CYP2D6-Wildtyp-Allele trugen. Bei Frauen, die homozygot das CYP2D6*4-Allel trugen, lagen die Endoxifen-Konzentrationen bei nur noch 26 % (95 % CI = 1,0–636,6 %) im Vergleich zu den Frauen, die zwei CYP2D6-Wildtyp-Allele trugen.

- Goetz et al. (2005) berichteten über den klinischen Verlauf von Patientinnen, die Tamoxifen als adjuvante Therapie nach Brusttumor-Diagnose erhalten hatten. Von 190 Patientinnen waren 13 (6,8 %) homozygote Träger eines *4-Allels, 40 Patientinnen waren heterozygote Träger eines *4-Allels und 137 Patientinnen waren homozygote Träger des Wildtyp-Allels. Frauen, die homozygot das *4-Allel trugen (CYP2D6*4/*4), hatten ein deutlich verkürztes rezidivfreies Intervall und ein signifikant kürzeres rezidivfreies Überleben verglichen mit den Wildtyp-Allel-Trägern (Abb. 10.3).

Viele weitere Studien bestätigen mittlerweile diesen Trend.

- Schließlich zeigten Schroth et al. (2009) in einer Studie mit 1.325 Patientinnen, dass die Rezidivhäufigkeit nach neun Jahren Therapie mit Tamoxifen bei PM-Patientinnen 29 % gegenüber 14,9 % bei Patientinnen mit normaler CYP2D6-Aktivität (Extensive Metabolisierer) betrug.

Starke Inhibitoren von CYP2D6 verursachen analoge Probleme wie das Vorliegen eines langsamen Metabolisierer-Phänotyps

Eine gleichzeitige Verabreichung von Arzneimitteln, die das Enzym CYP2D6 hemmen, kann zu einer reduzierten Konzentration des aktiven Metaboliten Endoxifen führen (Jin et al., 2005; Borges et al., 2006). Deshalb wird von vielen Seiten, unter anderem auch von der AKDÄ und der DPhG, empfohlen, die Gabe starker Inhibitoren des Enzyms CYP2D6 während einer Tamoxifen-Therapie möglichst zu vermeiden. Starke CYP2D6-Inhibitoren sind beispielsweise Paroxetin, Fluoxetin, Chinidin, Cincalcet oder Bupropion.

Diese Erkenntnis hat auch das BfArM aufgegriffen, das nach einem Stufenplanprozess mit Wirkung vom 1. April 2013 umfangreiche Dokumentationsänderungen für Präparate angeordnet hat, die Tamoxifen enthalten.

Unter dem Stichwort »Wechselwirkungen« muss folgender Text eingefügt sein:

> *In der Literatur wurde über eine pharmakokinetische Interaktion mit Inhibitoren des Enzyms CYP2D6 (Cytochrom P450) berichtet, welche zu einer Reduzierung des Plasmaspiegels um 65–75 % einer der aktiveren Formen von Tamoxifen führt (z. B. Endoxifen). Nach gleichzeitiger Verabreichung von Antidepressiva der Gruppe der SSRI (z. B. Paroxetin) wurde in Studien eine reduzierte Wirksamkeit von Tamoxifen gezeigt. Da eine*

Reduzierung der Wirksamkeit von Tamoxifen nicht ausgeschlossen werden kann, sollte die gleichzeitige Gabe von starken Inhibitoren des CYP2D6 (z. B. Paroxetin, Fluoxetin, Chinidin, Cinacalcet oder Bupropion) möglichst vermieden werden.

Unter dem Stichwort »Pharmakodynamische Eigenschaften« ist eingefügt:

Der Polymorphismus von CYP2D6 kann mit einem unterschiedlichen Ansprechen auf Tamoxifen assoziiert sein. Der »Poor-Metabolizer-Status« kann dabei mit einem reduzierten Ansprechen einhergehen. Die Konsequenz daraus für die Behandlung von langsamen Metabolisierern von CYP2D6 ist derzeit noch nicht vollständig bekannt. Klinische Daten deuten darauf hin, dass bei Patienten mit Homozygotie der nicht-funktionalen CYP2D6-Allele eine reduzierte Wirksamkeit von Tamoxifen in der Behandlung des Brustkrebses bestehen kann. Die verfügbaren Studien wurden hauptsächlich an postmenopausalen Frauen durchgeführt.

Tab. 10.7: Problematische und unproblematische Tamoxifen-Komedikation

Starke CYP2D6-Inhibitoren	Moderate CYP2D6-Inhibitoren	Keine CYP2D6-Inhibitoren
Fluoxetin	Duloxetin	Venlafaxin
Paroxetin	Diphenhydramin	Citalopram
Chinidin	Thioridazin	Escitalopram
Bupropion	Amiodaron	
	Cimetidin	
	Sertralin	

Konsequenzen für eine Tamoxifen-Therapie

Eine Fülle von Daten und Empfehlungen sprechen eigentlich dafür, klare Konsequenzen zu ziehen und nicht nur vor Arzneimittelinteraktionen zu warnen, sondern auch dringend den CYP2D6-Metabolisierer-Diplotyp zu bestimmen, bevor eine Therapie mit Tamoxifen begonnen wird. Dies ist aber nicht durchgängig der Fall. Denn es gibt auch Daten, die dieses scheinbar klare Bild eintrüben. So kommen Jung und Lim (2014) in einer Metaanalyse zu dem Schluss, dass die bisherigen Daten nahelegen, dass der genetische Polymorphismus von CYP2D6 ein wichtiger Prädiktor für das klinische Outcome einer adjuvanten Tamoxifen-Therapie bei Patienten mit einem Mammakarzinom sein kann. Allerdings sollte diese Hypothese durch eine große, prospektive, randomisierte, gut kontrollierte Studie bestätigt werden.

Wahrscheinlich aufgrund dieser doch nicht eindeutigen Datenlage konnte sich das CPIC bisher nicht dazu entschließen, eine Tamoxifen-Guideline zu publizieren. Andererseits hat die DPWG eine Tamoxifen-Guideline auf Basis des CYP2D6-Phänotyps publiziert.

Tab. 10.8: Dosisempfehlungen der DPWG für Tamoxifen auf Basis der CYP2D6-Phänotypen (Swen et al., 2011)

Phänotyp	Dosisempfehlung
CYP2D6 PM (zwei inaktive (*3-*8, *11-*16, *19-*21, *38, *40, *42) Allele)	Erhöhtes Risiko für ein Brustkrebsrezidiv. Die Verordnung eines Aromatase-Hemmers sollte für postmenopausale Frauen in Erwägung gezogen werden.
CYP2D6 IM (zwei in ihrer Aktivität verminderte (*9, *10, *17, *29, *36, *41) Allele oder ein aktives (*1, *2, *33, *35) und ein inaktives (*3-*8, *11-*16, *19-*21, *38, *40, *42) Allel, oder ein in seiner Aktivität vermindertes (*9, *10, *17, *29, *36, *41) Allel und ein inaktives (*3-*8, *11-*16, *19-*21, *38, *40, *42) Allel)	Erhöhtes Risiko für ein Brustkrebsrezidiv. Es sollte dringend die Verordnung von CYP2D6-Inhibitoren vermieden werden. Die Verordnung eines Aromatase-Hemmers sollte für postmenopausale Frauen in Erwägung gezogen werden.
CYP2D6 UM (eine Genduplikation in Abwesenheit eines inaktiven (*3-*8, *11-*16, *19-*21, *38, *40, *42) oder in seiner Aktivität vermindertes (*9, *10, *17, *29, *36, *41) Allel)	Keine Empfehlungen.

Die Zulassungsunterlagen von HCSC[1] enthalten Hinweise auf die CYP2D6-Problematik beim Einsatz von Tamoxifen.

Die Zulassungsunterlagen der FDA[2] enthalten Hinweise auf die Faktor-V-Leiden-Problematik beim Einsatz von Tamoxifen.

Literatur

Bertina RM, Koeleman BP, Koster T, Rosendaal FR, Dirven RJ, de Ronde H, van der Velden PA, Reitsma PH (1994) Mutation in blood coagulation factor V associated with resistance to activated protein C. Nature 369: 64–67.

1 https://www.pharmgkb.org/label/PA166127718
2 https://www.pharmgkb.org/label/PA166104819

Borges S, Desta Z, Li L et al. (2006) Quantitative effect of CYP2D6 genotype and inhibitors on tamoxifen metabolism: implication for optimization of breast cancer treatment. Clin Pharmacol Ther 80: 61–74.

De Stefano V, Martinelli I, Mannucci P et al. (2001) The risk of recurrent deep venous thromboembolism among heterozygous carriers of the G20210A prothrombin gene mutation. Br J Hematol 113: 630–635.

Garber JE, Halabi S, Tolaney SM, Kaplan E, Archer L, Atkins JN, Edge S, Shapiro CL, Dressler L, Paskett ED, Kimmick G, Orcutt J, Scalzo A, Winer E, Levine E, Shahab N, Berliner N (2010) Factor V Leiden mutation and thromboembolism risk in women receiving adjuvant tamoxifen for breast cancer. J Natl Cancer Inst 102: 942–949.

Goetz MP, Rae JM, Suman VJ, Safgren SL, Ames MM, Visscher DW, Reynolds C, Couch FJ, Lingle WL, Flockhart DA, Desta Z, Perez EA, Ingle JN (2005) Pharmacogenetics of tamoxifen biotransformation is associated with clinical outcomes of efficacy and hot flashes. J Clin Oncol 23: 9312–9318.

Jin Y, Desta Z, Stearns V, Ward B, Ho H, Lee KH, Skaar T, Storniolo AM, Li L, Araba A, Blanchard R, Nguyen A, Ullmer L, Hayden J, Lemler S, Weinshilboum RM, Rae JM, Hayes DF, Flockhart DA (2005) CYP2D6 genotype, antidepressant use, and tamoxifen metabolism during adjuvant breast cancer treatment. J Natl Cancer Inst 97: 30–39.

Jung JA, Lim HS (2014). Association between CYP2D6 genotypes and the clinical outcomes of adjuvant tamoxifen for breast cancer: a meta-analysis. Pharmacogenomics 5: 49–60.

Klein DJ, Thorn CF, Desta Z, Flockhart DA, Altman RB, Klein TE (2013) PharmGKB summary: tamoxifen pathway, pharmacokinetics. Pharmacogenetics Genomics 23: 643–647.

Mohllajee, AC (2006) Does use of hormonal contraceptives among women with thrombogenic mutations increase their risk of venous thromboembolism? A systematic review. Contraception 73: 179–188.

Schroth W et al. (2009) Association between CYP2D6 polymorphism and outcomes among women with early stage breast cancer treatment with tamoxifen. JAMA 302: 1429–1436.

Stearns V, Johnson MD, Rae JM, Morocho A, Novielli A, Bhargava P, Hayes DF, Desta Z, Flockhart DA (2003) Active tamoxifen metabolite plasma concentrations after coadministration of tamoxifen and the selective serotonin reuptake inhibitor paroxetine. J Natl Cancer Inst 95: 1758–1764.

11 Pharmakogenetische Probleme in der Onkologie

Wirkstoffe:
Azathioprin, Capecitabin, Etoposid, Fluorouracil, Irinotecan, 6-Mercaptopurin (6-MP), Rasburicase, Tamoxifen, Tegafur, 6-Thioguanin, Topotecan, Voriconazol

In der Onkologie sind für die Auswahl und die Dosierung von Arzneimitteln zwei Genome relevant:

1. das Keimbahngenom, das alle ererbten Informationen enthält,
2. und das Tumorgenom, das zudem noch erworbene Mutationen enthält, von denen einige für die maligne Transformation verantwortlich sind und die das Tumorwachstum treiben.

Die Informationen in diesem Buch betreffen fast ausschließlich die Keimbahnmutationen (Ausnahme Kapitel 5), weshalb auch in diesem Kapitel nur die Medikamente besprochen werden, deren Wirksamkeit und Verträglichkeit von Keimbahnmutationen beeinflusst werden. Diese Mutationen können zu jeder Zeit aus jeder beliebigen Zelle bestimmt werden, wohingegen die tumorrelevanten somatischen Mutationen nur aus dem Tumorgewebe identifiziert werden können.

Dementsprechend übersichtlich ist die Gruppe der relevanten Medikamente. Zum einen handelt es sich um die Thiopurine, die von einer Thiopurin-Methyltransferase (TPMT) enzymatisch inaktiviert werden. Ähnlich werden die 5-Fluoropyridine von dem Enzym Dihydropyridin-Dehydrogenase (DPYD) inaktiviert. Beide Enzyme sind polymorph, so dass toxikologische Probleme auftreten können, wenn zu wenig aktives Enzym synthetisiert wird.

Eine nicht voll ausgeprägte UDP-Glucuronosyltransferase (UGT1A1)-Aktivität hat toxikologische Konsequenzen beim Einsatz von Irinotecan, Etoposid und Camptothecin.

Im Bereich der supportiven Therapie sollten Besonderheiten beim Einsatz von Voriconazol beachtet werden. Und wichtige Informationen zum Einsatz von Tamoxifen im Rahmen einer Chemoprophylaxe des rezeptorpositiven Mammakarzinoms wurden bereits in Kapitel 10.2 besprochen.

Eine Übersicht über die Wirkstoffe für, die das **Clinical Pharmacogenetics Implementation Consortium** CPIC und die **Dutch Pharmacogenetics Working Group** DPWG Guidelines erarbeitet haben und für die in den Zulassungsunterlagen relevante Informationen vorliegen, zeigt Tabelle 11.1.

Tab. 11.1: Übersicht über die Wirkstoffe, für die Guidelines und relevante Informationen in den Zulassungsunterlagen vorliegen

Wirkstoff	TPMT-Substrat	DPYD-Substrat	UGT1A1-Substrat	G6PD-Mangel	CYP2C19-Substrat	CYP2D6-Substrat
Azathioprin	CPIC, DPWG, FDA, HCSC, PMDA					
Belinostat			FDA			
Capecitabin		CPIC, DPWG, FDA, EMA, HCSC, PMDA				
Erlotinib			EMA			
Etoposid						
5-Fluorouracil		CPIC, DPWG, FDA, HCSC, PMDA				
Irinotecan			Fachgesellschaft, DPWG, FDA, HCSC, PMDA			
6-Mercaptopurin	CPIC, DPWG, FDA, EMA, HCSC					
Nilotinib			FDA, HCSC			
Pazopanib			FDA, EMA			
Rasburicase				CPIC, FDA, EMA, HCSC, PMDA		
Regorafenib			EMA			
Tamoxifen (siehe 10.2)						DPWG, HCSC
Tegafur		CPIC, DPWG				
6-Thioguanin	CPIC, DPWG, FDA, HCSC					
Voriconazol					DPWG, FDA, EMA, HCSC	

● (orange): Guideline des **Clinical Pharmacogenetics Implementation Consortiums** CPIC
● (grün): Guideline der **Dutch Pharmacogenetics Working Group** DPWG
● (blau): Guideline einer Fachgesellschaft
● (rot): Informationen in Zulassungsunterlagen der **Food and Drug Administration** FDA
● (rosa): Informationen in Zulassungsunterlagen der **European Medicines Agency** EMA
● (grau): Informationen in Zulassungsunterlagen von **Health Canada Santé Canada** HCSC
● (schwarz): Informationen in Zulassungsunterlagen der **Pharmaceuticals and Medical Devices Agency, Japan** PMDA

11.1 Metabolismus von Mercaptopurinen und seine klinischen Konsequenzen

Wirkstoffe:
Azathioprin, 6-Mercaptopurin (6-MP) und 6-Thioguanin

Tab. 11.2: Übersicht über die Wirkstoffe, für die Guidelines und relevante Informationen in den Zulassungsunterlagen vorliegen

Wirkstoff	TPMT-Substrat
Azathioprin	● CPIC ● DPWG ● FDA ● HCSC ●
6-Mercaptopurin (6-MP)	● CPIC ● DPWG ● FDA ● EMA ● HCSC
6-Thioguanin	● CPIC ● DPWG ● FDA ● HCSC

● : Guideline des **Clinical Pharmacogenetics Implementation Consortiums** CPIC
● : Guideline der **Dutch Pharmacogenetics Working Group** DPWG
● : Informationen in Zulassungsunterlagen der **Food and Drug Administration** FDA
● : Informationen in Zulassungsunterlagen der **European Medicines Agency** EMA
● : Informationen in Zulassungsunterlagen von **Health Canada Santé Canada** HCSC

Die hochtoxischen Thiopurin-Wirkstoffe wie Azathioprin, 6-Mercaptopurin (6-MP) und 6-Thioguanin kompetieren um das Enzym Hypoxanthin-Guanin-Phosphoribosyltransferase (HGPRTase) und werden selbst zu Thioguanin-Metaboliten (TGN) umgesetzt, die in therapeutischen Dosen hohe zelluläre Konzentrationen erreichen.

Die Wirkstoffe werden durch das Enzym Thiopurin-S-Methyltransferase (TPMT) metabolisiert und dadurch entgiftet (Abb. 11.1, 11.2). TPMT katalysiert mit S-Adenosyl-L-Methionin als Kosubstrat die S-Methylierung von Thiopurinen.

Die Thiopurin-S-Methyltransferase (NCBI Reference Sequence: NM_000367.2) kommt in der Bevölkerung in unterschiedlichen Konzentrationen vor. Trägt man zwei aktive Allele, exprimiert man das Enzym mit hoher Aktivität (~86–97 % der Bevölkerung). Heterozygote (~3–14 % der Bevölkerung) weisen eine mittlere Enzymaktivität auf, und bei homozygoten Trägern einer Defektmutante (~1 in 178 bis 1 in 3.736 Patienten) ist praktisch keine Enzymaktivität nachzuweisen.

Eine Thiopurin-S-Methyltransferase (TPMT)-Defizienz führt zur hämatopoetischen Toxizität mit Myelosuppression nach Gabe von Azathioprin, 6-Mercaptopurin oder 6-Thioguanin. Auch bei heterozygoten Trägern besteht ein deutlich größeres Risiko für Nebenwirkungen im Rahmen einer Arzneimitteltherapie mit Thiopurinen (Black et al., 1998; Relling et al., 1999; Lennard et al., 1989; Lennard et al., 1990).

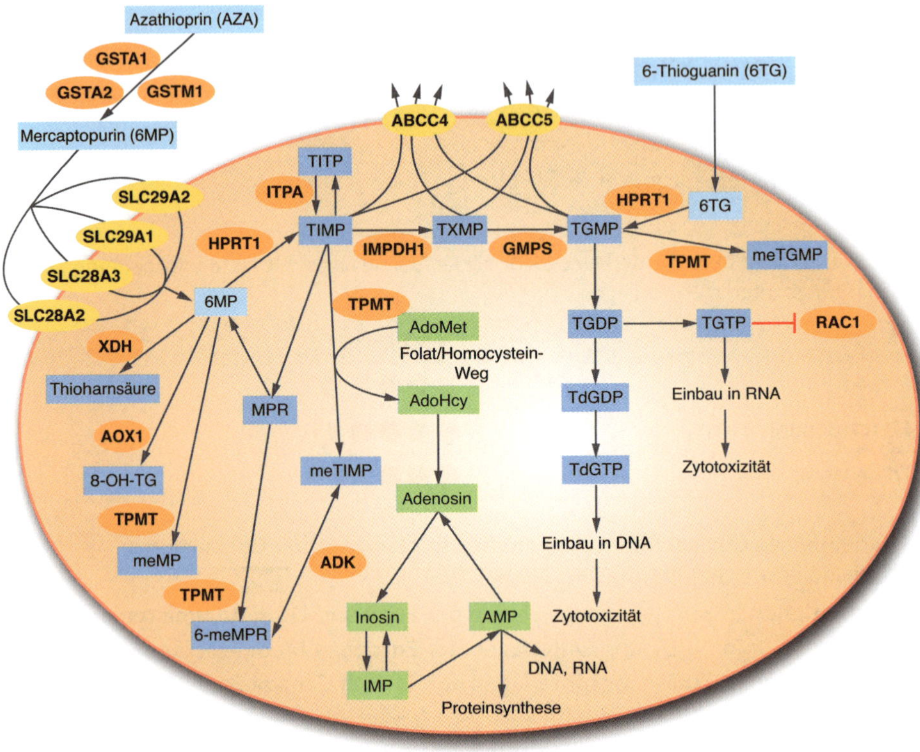

Abb. 11.1: **Komplexe Metabolisierung der Thiopurin-Wirkstoffe** (modifiziert nach Zaza et al., 2010).

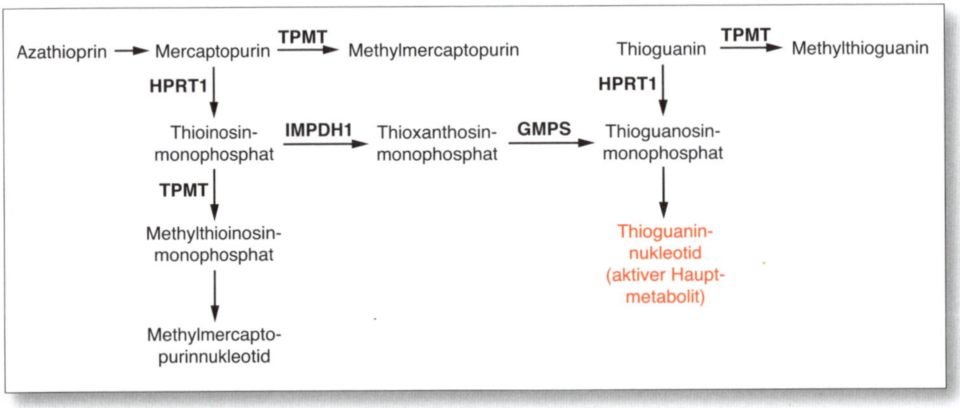

Abb. 11.2: **Metabolisierung der Prodrugs Azathioprin, Mercaptopurin und Thioguanin mithilfe der Hypoxanthin-Phosphoribosyltransferase (HPRT1) zu den aktiven Thioguaninnukleotiden im Überblick. Die Thiopurin-methyltransferase (TPMT) hingegen inaktiviert die Wirkstoffe** (Relling et al., 2011).

Das humane TPMT-Gen ist 34.000 Basen lang und enthält 10 Exons. Es ist auf Chromosom 6p22.3 kodiert, wobei sich auf Chromosom 18 noch ein Pseudogen befindet. Knapp 30 Varianten-Allele wurden bisher identifiziert, von denen die meisten mit einer verminderten In-vitro-Aktivität in Verbindung gebracht werden. Bei den meisten Mutationen handelt es sich um nichtsynonyme SNPs. Am besten untersucht sind die Allele TPMT*2, *3A, 3B* und* 3C. Die drei Allele machen zusammen > 90 % der inaktiven Allele aus, so dass man sich bei der Genotypisierung mit ausreichender Sicherheit auf diese Allele beschränken kann. Das unter Kaukasiern am meisten verbreitete Allel ist das TPMT*3A-Allel, das mit einer Häufigkeit von ca. 5 % vorkommt.

Das TPMT*2-Allel

Das TPMT*2 (rs1800462; C→G) enthält einen Ala80Pro-Aminosäureaustausch. Dieses Allel ist weit weniger verbreitet als die beiden Allele TPMT*3A oder *3C. Man konnte zeigen, dass die Expressionsraten von TPMT*2 und TPMT*3A mit denen der in Wildtyp-Allele vergleichbar waren, dass jedoch die Enzymaktivität des Wildtyp-Allels ca. 100-fach höher war als die der Mutanten-Allele. Sowohl TPMT*2 als auch TPMT*3 werden viel schneller degradiert als das Wildtyp-Enzym, was auch zu dem großen Aktivitätsunterschied beiträgt.

Das TPMT*3A-Allel

Dieses Allel enthält zwei nichtsynonyme SNPs (rs1800460; C→T und rs1142345; T→C), eines in Exon 7 und eines in Exon 10, die zu den Aminosäuresubstitutionen Ala154Thr und Tyr240Cys führen. Diese beiden Mutationen charakterisieren als singuläre Mutationen die Allele TPMT*3B (Exon-7-Mutation; rs1800460) bzw. TPMT*3C (Exon-10-Mutation; rs1142345).

Das TPMT*3B-Allel

Mit ca. 4,5 % aller TPMT-Allele kommt das TPMT*3B-Allel bei Kaukasiern selten vor. Es enthält nur die Mutation in Exon 7, die auch in TPMT*3A vorhanden ist.

Das TPMT*3C-Allel

TPMT*3C enthält nur die Mutation in Exon 10 (rs1142345; T→C), die auch in TPMT*3A vorhanden ist. Es ist das am meisten verbreitete TPMT-Allel bei Ostasiaten und Afroamerikanern (Frequenz ca. 2 %). In seiner klinischen Auswirkung ist es nicht ganz so ausgeprägt wie die Allele TPMT*3A und TPMT*3B.

Das TPMT*4-Allel

TPMT*4 ist definiert durch einen G>A-Austausch an der Spleiß-Akzeptorposition von Intron 9 (rs1800584; G→A). Diese Mutation zerstört daher die Spleißstellen zwischen Exon-9 und Intron-10. Dies lässt keine Synthese eines aktiven Enzyms mehr zu, so dass es zum kompletten Funktionsverlust kommt.

Tab. 11.3: Assoziationen zwischen Allel-Varianten und TPMT-Enzymaktivität

Funktionsstatus	Allele
Wildtyp, normale enzymatische Aktivität	*1
Mutierte Allele, keine enzymatische Aktivität	*2, *3A, *3B, *3C, *4
Sehr selten vorkommende mutierte Allele, wahrscheinlich stark eingeschränkte enzymatische Aktivität	*6, *9, *10, *11, *12, *13, *16, *17, *18

Auf Basis des verfügbaren Wissens hat das CPIC folgende Handlungsempfehlungen für den Einsatz von Thiopurinen erarbeitet.

Tab. 11.4: Dosisempfehlungen des CPIC für Azathioprin abhängig vom TPMT-Phänotyp (Relling et al., 2011; Relling et al., 2015)

Phänotyp (Genotyp)	Erwartete Konsequenzen	Dosierungsempfehlungen
Homozygot Wildtyp oder 2 Allele, die hochaktive Enzyme kodieren. Diplotypen: *1/*1	Geringe bis hohe Konzentration an Thioguanin-Nukleotid-(TGN)-Metaboliten. Hohe Methylthioinosin-Monophosphat-Konzentrationen. Normalsituation.	Initialdosis wie empfohlen (z. B. 2–3 mg/kg/d). Danach Dosis nach krankheitsspezifischen Guidelines anpassen. Nach jeder Dosisanpassung zwei Wochen warten, bis ein Steady-State erreicht ist.
Heterozygoter Genotyp; es resultiert eine intermediäre Aktivität aus dem Enzym, das von einem funktionellen Allel kodiert wird und dem Enzym, das von einem nicht funktionellen Allel kodiert wird. Diplotypen: *1/*2, *1/*3A, *1/*3B, *1/*3C, *1/*4	Moderate Konzentration an Thioguanin-Nukleotid-(TGN)-Metaboliten. Niedrige Methylthioinosin-Monophosphat-Konzentrationen.	Mit 30–70 % der empfohlenen Initialdosis die Therapie beginnen (z. B. 1–1,5 mg/kg/d). Danach Dosis je nach Verträglichkeit anpassen. Nach jeder Dosisanpassung 2–4 Wochen warten, bis ein Steady-State erreicht ist.

Phänotyp (Genotyp)	Erwartete Konsequenzen	Dosierungsempfehlungen
Homozygoter Varianten-Genotyp; wegen des Vorliegens zweier inaktiver Allele resultiert eine extrem niedrige oder gar keine enzymatische Aktivität. Diplotypen: *3A/*3A, *2/*3A, *3C/*3A, *3C/*4, *3C/*2, *3A/*4	Extrem hohe Konzentration an Thioguanin-Nukleotid-(TGN)-Metaboliten; Lebensgefährliche Toxizität ist möglich, wenn die Dosis nicht angepasst wird. Methylthioinosin-Monophosphat (methyl-TIMP) wird nicht gebildet.	Eine alternative Therapie sollte in Betracht gezogen werden. Falls auf den Einsatz von Azathioprin nicht verzichtet werden kann, sollte eine drastisch gesenkte Initialdosis gewählt werden (10 % der empfohlenen Dosis). Ferner sollte nur dreimal wöchentlich statt täglich behandelt werden. Danach die Dosis je nach Grad der Myelosuppression und nach krankheitsspezifischen Guidelines anpassen. Nach jeder Dosisanpassung 4–6 Wochen warten, bis ein Steady-State erreicht ist. Azathioprin wird mit großer Wahrscheinlichkeit eine Myelosuppression verursachen.

Tab. 11.5: Dosisempfehlungen des CPIC für 6-Mercaptopurin abhängig vom TPMT-Phänotyp (Relling et al., 2011; Relling et al., 2015)

Phänotyp (Genotyp)	Erwartete Konsequenzen	Dosierungsempfehlungen
Homozygot Wildtyp oder 2 Allele, die hochaktive Enzyme kodieren. Diplotypen: *1/*1	Geringe bis hohe Konzentration an Thioguanin-Nukleotid-(TGN)-Metaboliten. Hohe Methylthioinosin-Monophosphat-Konzentrationen. Normalsituation.	Initialdosis wie empfohlen (z. B. 75 mg/m^2/d oder 1,5 mg/kg/d). Danach Dosis nach krankheitsspezifischen Guidelines anpassen. Nach jeder Dosisanpassung zwei Wochen warten, bis ein Steady-State erreicht ist.

Phänotyp (Genotyp)	Erwartete Konsequenzen	Dosierungsempfehlungen
Heterozygoter Genotyp; es resultiert eine intermediäre Aktivität aus dem Enzym, das von einem funktionellen Allel kodiert wird und dem Enzym, das von einem nicht funktionellen Allel kodiert wird. Diplotypen: *1/*2, *1/*3A, *1/*3B, *1/*3C, *1/*4	Moderate Konzentration an Thioguanin-Nukleotid-(TGN)-Metaboliten. Niedrige Methylthioinosin-Monophosphat-Konzentrationen.	Mit 30–70 % der empfohlenen Initialdosis die Therapie beginnen (z. B. 50 mg/m²/d oder 0,75 mg/kg/d). Danach Dosis auf Basis des Grades einer Myelosuppression und krankheitsspezifischen Guidelines anpassen. Nach jeder Dosisanpassung 2–4 Wochen warten, bis ein Steady-State erreicht ist. Bei den Patienten, die eine reduzierte Dosis auf Basis des Grades einer Myelosuppression benötigen, liegt die mediane Dosis um ca. 40 % (44 mg/m²/d) niedriger als die empfohlene Dosis (75 mg/m²/d). Werden weitere Zytostatika eingesetzt, sollte versucht werden, die Myelosuppression über eine Verringerung der 6-Mercaptopurin-Dosis zu kontrollieren.
Homozygoter Varianten-Genotyp; wegen des Vorliegens zweier inaktiver Allele resultiert eine extrem niedrige oder gar keine enzymatische Aktivität. Diplotypen: *3A/*3A, *2/*3A, *3C/*3A, *3C/*4, *3C/*2, *3A/*4	Extrem hohe Konzentration an Thioguanin-Nukleotid-(TGN)-Metaboliten; lebensgefährliche Toxizität ist möglich, wenn die Dosis nicht angepasst wird. Methylthioinosin-Monophosphat (methyl-TIMP) wird nicht gebildet.	Die Therapie mit einer bis zu 10fach reduzierten Initialdosis beginnen, die zudem auch nur dreimal wöchentlich statt täglich appliziert wird (z. B. 10 mg/m²/d an drei Tagen einer Woche). Danach Dosis auf Basis des Grades einer Myelosuppression und krankheitsspezifischen Guidelines anpassen. Nach jeder Dosisanpassung 4–6 Wochen warten, bis ein Steady-State erreicht ist. Werden weitere Zytostatika eingesetzt, sollte versucht werden, die Myelosuppression über eine Verringerung der 6-Mercaptopurin-Dosis zu kontrollieren. Bei nicht malignen Indikationen sollte eine Alternative zu einer Immunsuppressionstherapie mit Thiopurinen in Erwägung gezogen werden.

Tab. 11.6: Dosisempfehlungen des CPIC für 6-Thioguanin abhängig vom TPMT-Phänotyp (Relling et al., 2011; Relling et al., 2015)

Phänotyp (Genotyp)	Erwartete Konsequenzen	Dosierungsempfehlungen
Homozygoter Wildtyp oder 2 Allele, die hochaktive Enzyme kodieren. Diplotypen: *1/*1	Geringe bis hohe Konzentration an Thioguanin-Nukleotid-(TGN)-Metaboliten. Hohe Methylthioinosin-Monophosphat-Konzentrationen. Normalsituation.	Initialdosis wie empfohlen. Nach jeder erforderlichen Dosisanpassung zwei Wochen warten, bis ein Steady-State erreicht ist.
Heterozygoter Genotyp; es resultiert eine intermediäre Aktivität aus dem Enzym, das von einem funktionellen Allele kodiert wird, und dem Enzym, das von einem nicht funktionellen Allel kodiert wird. Diplotypen: *1/*2, *1/*3A, *1/*3B, *1/*3C, *1/*4	Moderate Konzentration an Thioguanin-Nukleotid-(TGN)-Metaboliten. Niedrige Methylthioinosin-Monophosphat-Konzentrationen.	Mit 30–50 % der empfohlenen Initialdosis die Therapie beginnen. Danach Dosis auf Basis des Grades einer Myelosuppression und krankheitsspezifischen Guidelines anpassen. Nach jeder Dosisanpassung 2–4 Wochen warten, bis ein Steady-State erreicht ist. Werden weitere Zytostatika eingesetzt, sollte versucht werden, die Myelosuppression über eine Verringerung der 6-Thioguanin-Dosis zu kontrollieren.
Homozygoter Varianten-Genotyp; wegen des Vorliegens zweier inaktiver Allele resultiert eine extrem niedrige oder gar keine enzymatische Aktivität. Diplotypen: *3A/*3A, *2/*3A, *3C/*3A, *3C/*4, *3C/*2, *3A/*4	Extrem hohe Konzentration an Thioguanin-Nukleotid-(TGN)-Metaboliten; lebensgefährliche Toxizität ist möglich, wenn die Dosis nicht angepasst wird. Methylthioinosin-Monophosphat (methyl-TIMP) wird nicht gebildet.	Die Therapie mit einer bis zu 10fach reduzierten Initialdosis beginnen, die zudem auch nur dreimal wöchentlich statt täglich appliziert wird. Danach Dosis auf Basis des Grades einer Myelosuppression und krankheitsspezifischen Guidelines anpassen. Nach jeder Dosisanpassung 4–6 Wochen warten, bis ein Steady-State erreicht ist. Werden weitere Zytostatika eingesetzt, sollte versucht werden, die Myelosuppression über eine Verringerung der 6-Thioguanin-Dosis zu kontrollieren. Bei nicht malignen Indikationen sollte eine Alternative zu einer Immunsuppressionstherapie mit Thiopurinen in Erwägung gezogen werden.

Auch die DPWG hat Guidelines erarbeitet, die in Tabelle 11.7a und 11.7b dargestellt ist.

Tab. 11.7a: Dosierungsempfehlungen der DPWG für Azathioprin und Mercaptopurin abhängig vom TPMT-Phänotyp (Swen et al., 2011).

Phänotyp (Genotyp)	Therapeutische Dosierungsempfehlungen
IM (1 inaktives Allel: *2, *3, *4-*18)	Möglichst auf einen alternativen Wirkstoff ausweichen. Alternativ Reduktion der Initialdosis um 50 %. Danach vorsichtige Dosissteigerung auf Basis eines hämatologischen Monitorings und Wirksamkeit.
PM (2 inaktive Allele: *2, *3, *4-*18)	Möglichst auf einen alternativen Wirkstoff ausweichen. Alternativ Reduktion der Initialdosis um 90 %. Danach vorsichtige Dosissteigerung auf Basis eines hämatologischen Monitorings und Wirksamkeit.

Tab. 11.7b: Dosierungsempfehlungen der DPWG für 6-Thioguanin abhängig vom TPMT-Phänotyp (Swen et al., 2011).

Phänotyp (Genotyp)	Therapeutische Dosierungsempfehlungen
IM (1 inaktives Allel: *2, *3, *4-*18)	Möglichst auf einen alternativen Wirkstoff ausweichen. Datenbasis reicht nicht aus, um Dosisanpassungen für Thioguanin zu empfehlen.
PM (2 inaktive Allele: *2, *3, *4-*18)	Möglichst auf einen alternativen Wirkstoff ausweichen. Datenbasis reicht nicht aus, um Dosisanpassungen für Thioguanin zu empfehlen.

In den Zulassungsunterlagen der FDA[1], der PMDA[2] und von HCSC[3] wird ebenfalls auf die TPMT-Problematik beim Einsatz von Azathioprin hingewiesen.

In den Zulassungsunterlagen der FDA[4], EMA[5], und von HCSC[6, 7] wird ebenfalls auf die TPMT-Problematik beim Einsatz von 6-Mercaptopurin hingewiesen.

In den Zulassungsunterlagen der FDA[8] und von HCSC[9, 10] wird ebenfalls auf die TPMT-Problematik beim Einsatz von 6-Thioguanin hingewiesen.

1 https://www.pharmgkb.org/label/PA166104782
2 https://www.pharmgkb.org/label/PA166123530
3 https://www.pharmgkb.org/label/PA166127635
4 https://www.pharmgkb.org/label/PA166104810
5 https://www.pharmgkb.org/label/PA166121251
6 https://www.pharmgkb.org/label/PA166127690
7 https://www.pharmgkb.org/label/PA166127635
8 https://www.pharmgkb.org/label/PA166104838
9 https://www.pharmgkb.org/label/PA166127720
10 https://www.pharmgkb.org/label/PA166127635

11.2 5-Fluoropyrimidin-Metabolismus und seine klinischen Konsequenzen

Wirkstoffe:
5-Fluorouracil, Capecitabin, Tegafur

Tab. 11.8: Übersicht über die Wirkstoffe, für die Guidelines und relevante Informationen in den Zulassungsunterlagen vorliegen

Wirkstoff	DPYD-Substrat
5-Fluorouracil	CPIC, DPWG, FDA, HCSC, PMDA
Capecitabin	CPIC, DPWG, FDA, EMA, HCSC, PMDA
Tegafur	CPIC, DPWG

● (orange): Guideline des **Clinical Pharmacogenetics Implementation Consortiums** CPIC
● (grün): Guideline der **Dutch Pharmacogenetics Working Group** DPWG
● (rot): Informationen in Zulassungsunterlagen der **Food and Drug Administration** FDA
● (rosa): Informationen in Zulassungsunterlagen der **European Medicines Agency** EMA
● (grau): Informationen in Zulassungsunterlagen von **Health Canada Santé Canada** HCSC
● (schwarz): Informationen in Zulassungsunterlagen der **Pharmaceuticals and Medical Devices Agency, Japan** PMDA

Antimetabolite sind aufgrund ihrer strukturellen Ähnlichkeit mit Nukleinsäure-Bestandteilen in der Lage, mit der Replikationsfunktion einer Zelle zu interferieren. Dies wird heute in der Behandlung von Tumorerkrankungen in großem Maße genutzt, wobei eine »selektive Toxizität« für den Tumor dadurch erreicht wird, dass Tumorzellen sehr viel schneller wachsen als umliegende gesunde Zellen und demzufolge von einem Mangel an korrekten Nukleinbausteinen sehr viel stärker betroffen sind.

Ein prominenter Vertreter der Substrat-Analoga ist 5-Fluorouracil (5-FU), ein Pyrimidin-Analogon, das in die Thymidin-Synthese eingreift, indem es die Modifizierung der Vorstufe Desoxyuridin-monophosphat (dUMP) zu Thymidin blockiert. 5-FU wird zunächst – analog zu Uracil – zu 5-Fluorouridin-monophosphat (F-UMP) und dann zum Diphosphat (F-UDP) umgewandelt. Das daraus gebildete 5-Fluoro-2′-desoxyuridin-diphosphat wird schließlich in das zytotoxische 5-Fluoro-2′-desoxyuridin-monophosphat (F-dUMP) überführt (Abb. 11.3, Abb. 11.4).

Im aktiven Zentrum der Thymidylat-Synthase können sowohl dUMP als auch F-dUMP als Substrat zusammen mit dem Cofaktor N5,N10-Methylentetrahydrofolat als kovalentes Intermediat gebunden werden. Während dUMP nach dem C1-Gruppentransfer auf die Position 5 den Enzymkomplex als TMP wieder verlässt, ist das bei F-dUMP

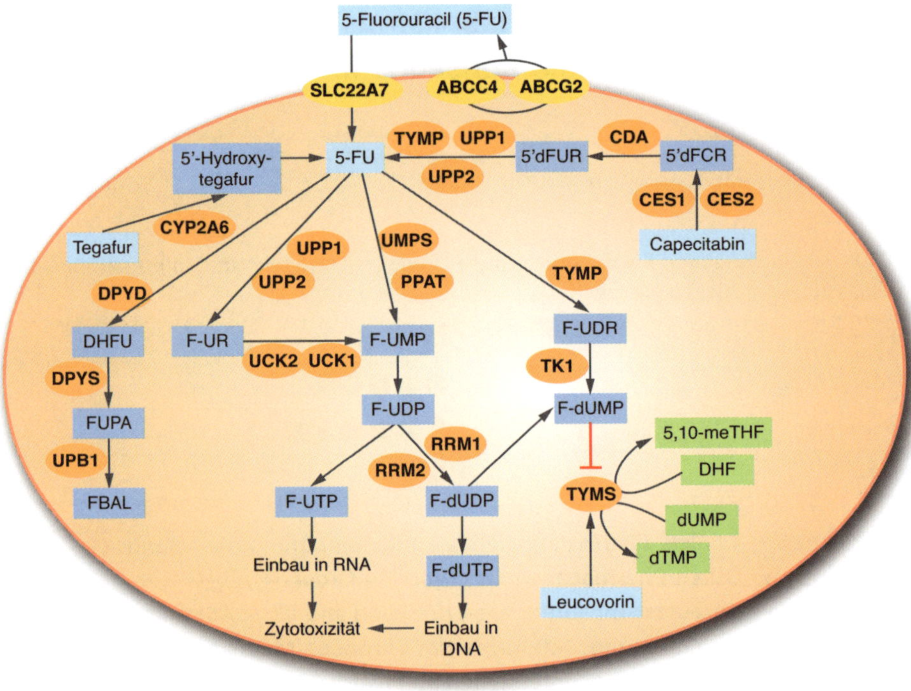

Abb. 11.3: **Komplexe Metabolisierung von 5-Fluorouracil, Tegafur und Capecitabin über die verschiedenen Enzymwege** (modifiziert nach Thorn et al., 2010).

nicht möglich, weshalb F-dUMP als Suizidinhibitor für die Thymidylat-Synthase eingestuft wird. So versiegt schnell der wichtige Substratnachschub von TTP, und die DNA-Replikation der Zellen kommt zum Erliegen. Die Bildung des ternären Komplexes aus Thymidylat-Synthase, F-dUMP und N5,N10-Methylentetrahydrofolat erklärt, warum die Gabe von Folinsäure die Wirkung von 5-FU noch steigern kann. Diese Wirkung des Fluorouracils ist Zellzyklus-spezifisch für die S-Phase der Zellteilung. Weiterhin wird F-UTP als »falsches« Nukleotid in RNA und F-dUTP in DNA eingebaut, was die zytotoxische Wirkung des Antimetaboliten weiter steigert (Abb. 11.3).

Die Bedeutung der Pharmakokinetik für die 5-FU-Wirkung

Die Verfügbarkeit und damit die therapeutische Wirksamkeit von 5-FU wird durch das geschwindigkeitsbestimmende Enzym des Pyrimidinkatabolismus, die Dihydropyrimidin-Dehydrogenase (DPYD), bestimmt. Dieses Enzym wandelt sehr effizient 85 % des Antimetaboliten in das inaktive Dihydro-5-FU um (Abb. 11.3, Abb. 11.4). Ein weiterer Teil des 5-FUs wird direkt über die Nieren ausgeschieden, sodass lediglich ein gerin-

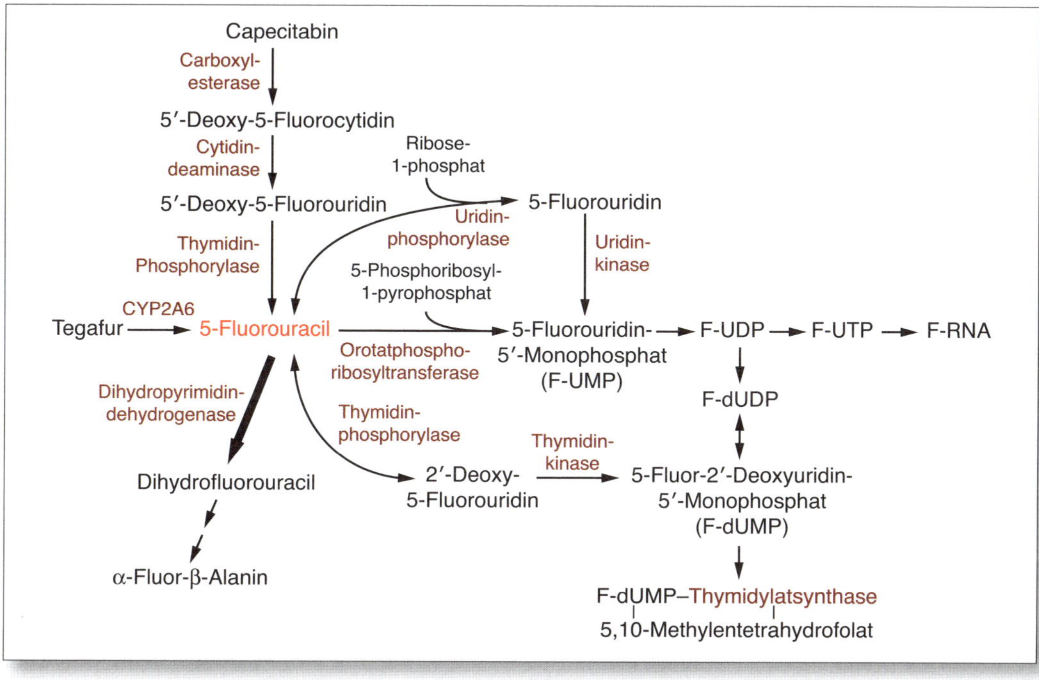

Abb. 11.4: Metabolisierung von 5-Fluorouracil, Tegafur und Capecitabin zu den Wirkformen (modifiziert nach Ichikawa, 2006).

ger Prozentsatz von annähernd 3 % der applizierten Dosis für therapeutische Effekte nutzbar ist.

Die Enzymspiegel der Dihydropyrimidin-Dehydrogenase weisen erhebliche inter- und intraindividuelle Variationen auf, und es ist leicht nachvollziehbar, dass diese Variabilität auch das Ansprechen auf 5-Fluorouracil hinsichtlich Effizienz, Toxizität und Resistenz beeinflusst (Fleming et al., 1992).

Bei Patienten, die keine funktionsfähige Dihydopyrimidin-Dehydrogenase bilden können, kann der normale Einsatz von 5-Fluorouracil zu lebensbedrohlichen Nebenwirkungen führen, darunter Myelosuppression, Mucositis, Neurotoxizität, Hand-und-Fuß-Syndrom oder schwere Durchfälle. Ein derart extrem ausgeprägter DPYD-Mangel beruht auf Mutationen im DPYD-Gen, die autosomal codominant vererbt werden (Johnson et al., 2002).

DPYD-Defizienz, Genotyp und Phänotyp

Die Tatsache, dass 85 % des applizierten 5-FUs durch die Dihydropyrimidin-Dehydrogenase inaktiviert werden, macht deutlich, dass es beim Fehlen dieser enzymatischen Aktivität zu ausgeprägten toxikologischen Problemen kommen kann, wenn nicht entsprechend die Dosis angepasst wird.

Zwar wurden zahlreiche Mutationen im DPYD-Gen gefunden, die sich in den meisten Fällen als nicht klinisch relevant erwiesen. Anders sieht es aus mit drei Mutationen, die die Basis für die DPYD-Allele DPYD*2A, DPYD*5 und für eine Variante ohne *-Annotation, die durch die SNP-Position rs67376798 charakterisiert ist und dort ein A trägt, bilden. Schließlich ist noch das Allel DPYD*9A zu erwähnen.

- Beim DPYD*2A-Allel führt die Mutation IVS14 + 1 G → A zum Verlust des Exons 14 (*exon 14 skipping*) und damit zum Funktionsverlust des Enzyms.
- Beim DPYD*5-Allel führt eine Missense-Mutation (Ile → Val) zu einer deutlichen Verringerung der Eliminationskonstante für 5-FU und damit zu einer deutlich verschlechterten Verträglichkeit einer 5-FU-Therapie.
- Bei Trägern der rs67376798 (A)-Variante wird eine verminderte DPYD-Aktivität beobachtet. Diese ist mit einer erhöhten 5-FU-Toxizität und einer verminderten 5-FU-Clearence verbunden.
- Bei heterozygoten Trägern eines DPYD*9A-Allels, dessen Basis eine Missense-Mutation (Cys → Arg) an Position 29 ist, beobachtete man eine deutlich schlechtere Verträglichkeit einer 5-FU-Therapie.

Tab. 11.9: Abschätzung der DPYD-Phänotypen in Abhängigkeit verschiedener Diplotypen (Caudle et al., 2013)

Wahrscheinlicher Phänotyp	Genotypen	Beispiele für Diplotypen
Homozygot für das Wildtyp-Allel bzw. normal hohe DPYD-Aktivität.	2 oder mehr funktionelle (*1) Allele.	*1/*1
Heterozygote oder intermediäre Aktivität (~3–5 % der Kaukasier) bzw. partielle DPYD-Defizienz; Risiko für toxische Reaktionen bei 5-FU-Exposition.	1 funktionelle (*1) Allel plus 1 nicht funktionelles Allel (*2A, *13, rs67376798).	*1/*2A, *1/*13, *1/ rs67376798
Homozygot für ein Varianten-Allel; DPYD-Defizienz (~0,2 % der Kaukasier): hohes Risiko für toxische Reaktionen bei 5-FU-Exposition.	2 nicht funktionelle Allele (*2A, *13, rs67376798).	*2A*2A, *13/*13, rs67376798/ rs67376798

Tab. 11.10: Dosis-Guideline des CPIC für die Fluoropyrimidine Capecitabin, 5-Fluorouracil und Tegafur

Phänotyp (Genotyp)	Konsequenzen	Dosierungsempfehlungen (Evidenzgrad)
Homozygot für das Wildtyp-Allel bzw. normal hohe DPYD-Aktivität.	Normale DPYD-Aktivität und ein »normales« Risiko für 5-FU-Toxizität.	Empfohlene Dosierung und Anwendung (moderat).
Heterozygote oder intermediäre Aktivität.	Verminderte DPYD-Aktivität von 30–70 % der normalen Aktivität. Dadurch erhöhtes Risiko für lebensbedrohliche 5-FU-Toxizität.	Initialdosis um 50 % reduzieren. Danach die Dosis langsam auf Basis der beobachteten Toxizität oder pharmakokinetischer Tests auftitrieren (moderat).
Homozygot für ein Varianten-Allel; DPYD-Defizienz (~0,2 % der Kaukasier): hohes Risiko für toxische Reaktionen bei 5-FU-Exposition.	Komplette DPYD-Defizienz. Dadurch extrem erhöhtes Risiko für lebensbedrohliche 5-FU-Toxizität.	Wahl eines alternativen Wirkstoffs (stark).

Die DPWG gibt folgende Empfehlungen:

Tab. 11.11: Empfohlene Dosierungen der DPWG für Capecitabin und 5-Fluorouracil (Swen et al., 2011)

Phänotyp (Genotyp)	Therapeutische Dosierungsempfehlungen für Capecitabin und 5-Fluorouracil
IM (1 aktives Allel und 1 inaktives Allel oder ein Allel mit verminderter Aktivität).	Reduktion der Initialdosis um 50 % oder einen anderen Wirkstoff wählen. Tegafur ist hier nicht geeignet, da Tegafur ebenfalls durch DPYD metabolisiert wird. Danach vorsichtige Dosissteigerung auf Basis von Toxizität und Wirksamkeit.
PM (2 inaktive Allele oder 2 Allele mit verminderter Aktivität, oder 1 inaktives Allel plus 1 Allel mit verminderter Aktivität).	Auf einen anderen Wirkstoff ausweichen. Tegafur ist hier nicht geeignet, da Tegafur ebenfalls durch DPYD metabolisiert wird.

Tab. 11.12: Empfohlene Dosierungen der DPWG für Tegafur (Swen et al., 2011)

Phänotyp (Genotyp)	Therapeutische Dosierungsempfehlungen für Tegafur
IM (1 aktives Allel und 1 inaktives Allel oder ein Allel mit verminderter Aktivität).	Nicht ausreichende Daten, um eine Dosisempfehlung zu geben.
PM (2 inaktive Allele oder 2 Allele mit verminderter Aktivität, oder 1 inaktives Allel plus 1 Allel mit verminderter Aktivität.	Auf einen anderen Wirkstoff ausweichen. Fluorouracil oder Capecitabin sind keine geeigneten Alternativen, da beide Wirkstoffe ebenfalls durch DPYD metabolisiert werden.

Tab. 11.13: Einstufung der DPYD-Varianten-Allele nach Aktivität durch die DPWG (Swen et al., 2011)

Allel-Typ	Allele
Aktiv	*1, *4, *5, *6, *9A
verminderte Aktivität	*9B, *10
inaktiv	*2A, *3, *7, *8, *11, *12, *13, 496A>G, IVS10-15T>C, 1156G>T, 1845G>T

In den Zulassungsunterlagen der FDA[1], der PMDA[2] und von HCSC[3] wird ebenfalls auf die DPYD-Problematik beim Einsatz von 5-Fluorouracil hingewiesen.

Ebenso enthalten die Zulassungsunterlagen der FDA[4], der EMA[5], der PMDA[6] und von HCSC[7] Hinweise zur DPYD-Problematik beim Einsatz von Capecitabin.

1 https://www.pharmgkb.org/label/PA166104807
2 https://www.pharmgkb.org/label/PA166123539
3 https://www.pharmgkb.org/label/PA166127674
4 https://www.pharmgkb.org/label/PA166104802
5 https://www.pharmgkb.org/label/PA166104905
6 https://www.pharmgkb.org/label/PA166123531
7 https://www.pharmgkb.org/label/PA166127644

11.3 UDP-Glucuronosyltransferase (UGT1A1)-Varianten und ihre klinischen Konsequenzen

Wirkstoffe:
Belinostat, Erlotinib, Etoposid, Irinotecan, Nilotinib, Pazopanib, Regorafenib

Tab. 11.14: Übersicht über die Wirkstoffe, für die Guidelines und relevante Informationen in den Zulassungsunterlagen vorliegen

Wirkstoff	UGT1A1-Substrat
Belinostat	● (FDA)
Erlotinib	● (EMA)
Etoposid	○
Irinotecan	● (Fachgesellschaft) ● (DPWG) ● (FDA) ● (HCSC) ● (PMDA)
Nilotinib	● (FDA) ● (HCSC)
Pazopanib	● (FDA) ● (EMA)
Regorafenib	● (EMA)

○: Keine Guideline oder Empfehlung einer Fachgesellschaft
●: Guideline der **Dutch Pharmacogenetics Working Group** DPWG
●: Guideline einer Fachgesellschaft
●: Informationen in Zulassungsunterlagen der **Food and Drug Administration** FDA
●: Informationen in Zulassungsunterlagen der **European Medicines Agency** EMA
●: Informationen in Zulassungsunterlagen von **Health Canada Santé Canada** HCSC
●: Informationen in Zulassungsunterlagen der **Pharmaceuticals and Medical Devices Agency, Japan** PMDA

Irinotecan ist ein Derivat von Camptothecin, einem natürlich vorkommenden Alkaloid, das nicht therapeutisch eingesetzt wird. Irinotecan selbst, aber auch sein aktiver Metabolit SN-38, hemmen die Topoisomerase I, indem sie die Religation der DNA-Stränge durch Bindung an den Topoisomerase-I-DNA-Komplex verhindern. Beide Wirkstoffe induzieren zudem Doppelstrang-DNA-Brüche und Zelltod, da eukaryontische Zellen Doppelstrangbrüche nicht effizient reparieren können. Irinotecan wirkt zellzyklusspezifisch während der S-Phase.

Ein wichtiger Inaktivierungsweg des Wirkstoffs und seiner Metabolite ist die Konjugation mit Glucuronsäure, die durch die UDP-Glucuronosyltransferase (UGT) 1A1 (NCBI Reference Sequence: NM_007120.2) katalysiert wird (Abb. 11.3.1, Abb. 11.3.2). Das Gen für dieses Enzym ist polymorph, und es wurden Allele identifiziert (UGT1A1*28; *60 und *93), die in ihrem Promotorbereich derart mutiert sind, dass die Transkription

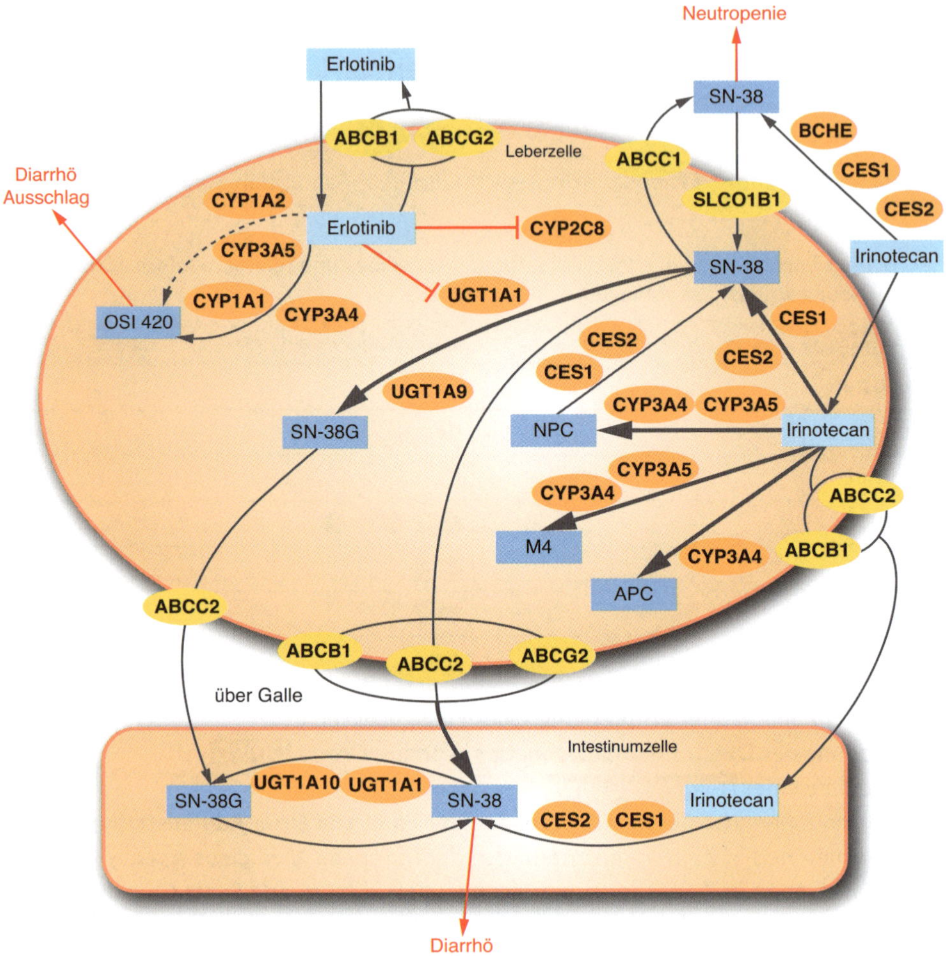

Abb. 11.5: **Metabolismus von Irinotecan und Erlotinib in der Leberzelle** (modifiziert nach Whirl-Carrillo et al., 2012). SN-38 ist die eigentliche Wirkform des Prodrugs Irinotecan. Der Tyrosinkinaseinhibitor Erlotinib hemmt die UGT1A1 und beeinflusst darüber auch die Wirksamkeit anderer Arzneimittel.

deutlich vermindert wird, woraus in der Folge erhöhte Camptothecin- (und Etoposid-) Plasma-Konzentrationen resultieren.

Das Enzym ist vor allem in der Leber, aber auch im Magen und im Darm exprimiert. In der Leber ist es das Schlüsselenzym für den Bilirubinmetabolismus. Es ist aber auch an vielen anderen metabolischen Prozessen beteiligt, darunter die Glucuronidierung von Estrogenen und Schilddrüsenhormonen sowie die hier relevante Entgiftung von Irinotecan und Etoposid.

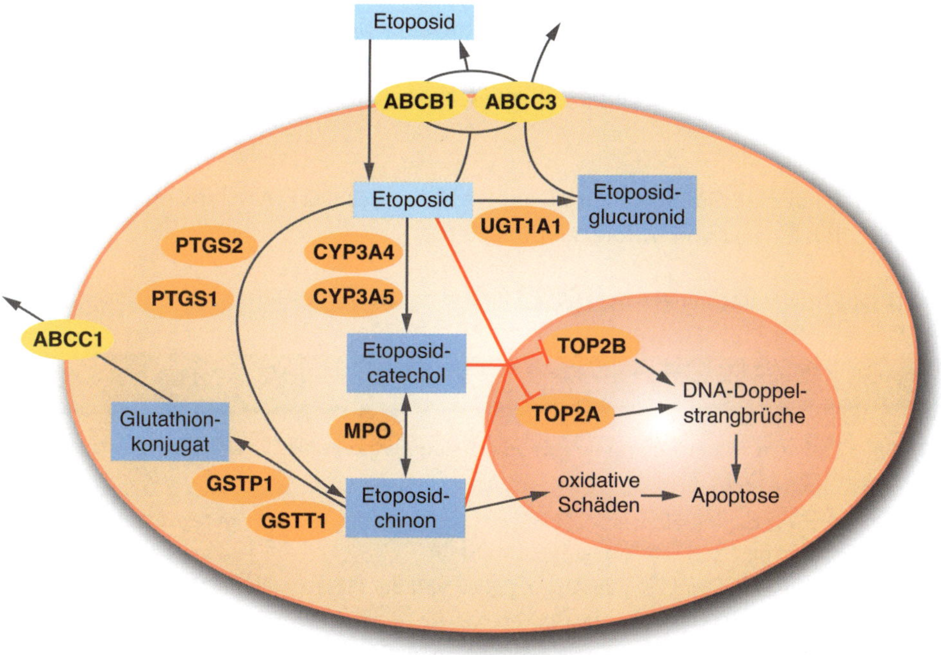

Abb. 11.6: Pharmakokinetik und Pharmakodynamik von Etoposid (modifiziert nach Yang et al., 2009).

Daneben sind auch der Histon-Deacylasehemmer Belinostat sowie die Tyrosinkinasehemmer Nilotinib, Pazopanib und Regorafenib Substrate der UDP-Glucuronosyltransferase 1A1. Zwar wurden bisher für diese Wirkstoffe keine Dosis-Guidelines publiziert. Allerdings findet man Warnhinweise in den Zulassungsunterlagen verschiedener Zulassungsbehörden.

Das UTG1A1*28-Allel

Die Mutation im UGT1A1*28 resultiert in einer verminderten UGT1A1-Transkription im Vergleich zum Wildtyp-Allel. Sie ist dadurch gekennzeichnet, dass im Promotorbereich eine markante $(TA)_6$-Sequenz um ein weiteres TA-Dinukleotid verlängert ist. Dadurch wird die Promotorstärke abgeschwächt, so dass pro Zeiteinheit weniger Enzym produziert wird.

Der $(TA)_6$-/$(TA)_7$-Längenpolymorphismus im UGT1A1-Promotor ist sehr verbreitet in der Bevölkerung, mit Allel-Frequenzen von UGT1A1*28 von 0,09 bis 0,16 in der asiatischen Bevölkerung, von 0,26 bis 0,31 in der kaukasischen Bevölkerung und von 0,42 bis 0,56 in der Bevölkerung afrikanischer Abstammung. Diese Mutation bildet die genetische Basis des Gilbert-Syndroms.

Die UGT1A1*28-Variante ist auch assoziiert mit einer eingeschränkter Glucuronidierung von SN-38, einem aktiven Metabolit von Irinotecan. Sie führt zu schwerer Toxizität beim Einsatz von Irinotecan (und Etoposid) sowie zur Hyperbilirubinämie beim Einsatz von Atazanavir.

Die DPWG hat eine Guideline zum Diplotypstatus des UGT1A1-Gens im Zusammenhang mit den Einsatz von Irinotecan publiziert.

Tab. 11.15: Dosisempfehlungen der DPWG für Irinotecan auf Basis der UGT1A1-Phänotypen (Swen et al., 2011)

Phänotyp (Genotyp)	Empfehlungen für Irinotecan
*1/*28	Nicht ausreichend gute Daten, um eine Empfehlung für eine Dosisanpassung zu geben.
*28/*28	Falls die Initialdosis > 250 mg/m² ist, sollte die Therapie mit einer um 30 % verringerten Dosis begonnen werden. Anschließend kann in Abhängigkeit von der Neutrophilen-Zahl vorsichtig auftitriert werden. Bei einer Initialdosis von ≤ 250 mg/m² ist keine Dosisanpassung erforderlich

In die gleiche Richtung geht eine Empfehlung der French joint working group comprising the National Pharmacogenetics Network (RNPGx) und der Group of Clinical Onco-pharmacology (GPCO-Unicancer). Diese Gruppen empfehlen bei Vorliegen eines UGT1A1*28/*28-Genotyps die Irinotecan-Dosis zu reduzieren und hohe Irinotecan-Dosen (≥ 240 mg/m²) nur für Patienten zu verordnen, die einen UGT1A1*1/*1-Genotyp besitzen (Abb. 11.3.3).

Die Zulassungsunterlagen der FDA, der EMA, der PMDA und von HCSC enthalten ebenfalls Hinweise auf eine UGT1A1-Problematik beim Einsatz der folgenden Wirkstoffe:

FDA – Belinostat[1]: Die Initialdosis sollte bei Patienten mit zwei UGT1A1*28-Allelen auf 750 mg/m² reduziert werden, um die Toxizität zu minimieren.

FDA – Irinotecan[2]: Bei homozygoten Trägern des UGT1A1*28-Allels besteht ein erhöhtes Risiko für eine Neutropenie unter einer Behandlung mit Irinotecan.

1 https://www.pharmgkb.org/label/PA166129553
2 https://www.pharmgkb.org/label/PA166104831

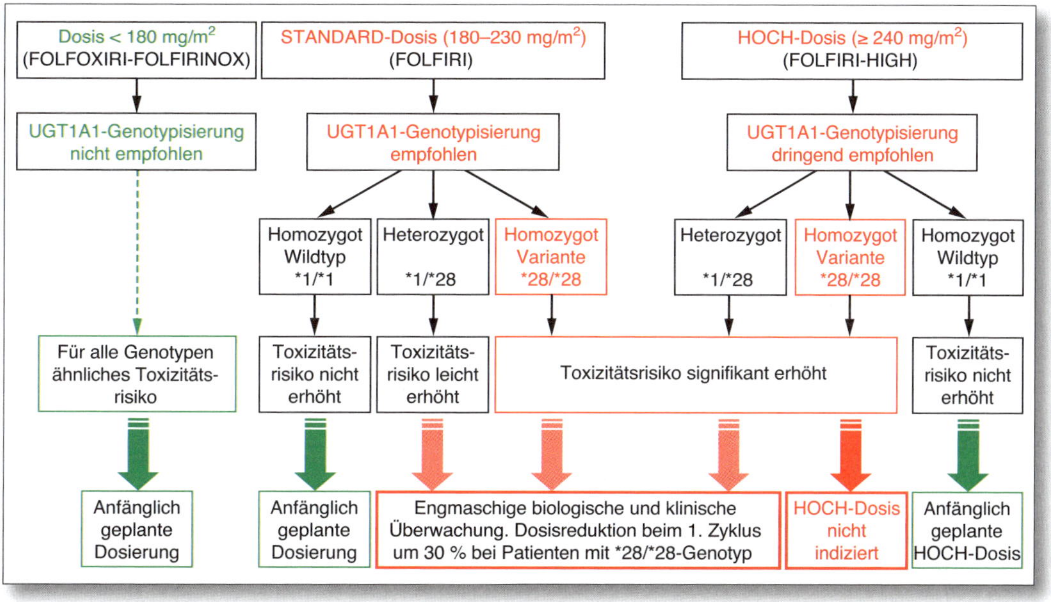

Abb. 11.7: Entscheidungsbaum für die Dosisfindung bei einer Therapie mit Irinotecan in Abhängigkeit vom UGT1A1-Genotyp (Etienne-Grimaldi et al., 2015).

PMDA – Irinotecan[1]: Bei homozygoten Trägern eines UGT1A1*6- oder eines UGT1A1*28-Allels, sowie bei heterozygoten Trägern eines UGT1A1-*6/*28-Genotyps besteht die Gefahr des Auftretens schwerer UAWs, besonders einer Neutropenie.

HCSC – Irinotecan[2]: Bei homozygoten Trägern des UGT1A1*28-Allels sollte eine Reduktion der Irinotecan-Initialdosis in Betracht gezogen werden.

FDA und HCSC – Nilotinib[3, 4]: Bei homzygoten Trägern des UGT1A1*28-Alleles besteht ein erhöhtes Risiko für eine Hyperbilirubinämie im Vergleich zu Trägern des Wildtyp-Allels.

FDA und EMA – Pazopanib[5, 6]: Bei homozygoten Trägern des UGT1A1*28-Allels besteht ein erhöhtes Risiko für eine Hyperbilirubinämie im Vergleich zu Trägern des Wildtyp-Allels.

1 https://www.pharmgkb.org/label/PA166123526
2 https://www.pharmgkb.org/label/PA166127683
3 https://www.pharmgkb.org/label/PA166151853
4 https://www.pharmgkb.org/label/PA166151974
5 https://www.pharmgkb.org/label/PA166105058
6 https://www.pharmgkb.org/label/PA166121326

EMA – Erlotinib[1]: Bei homozygoten Trägern des UGT1A1*28-Allels besteht ein erhöhtes Risiko für eine Hyperbilirubinämie im Vergleich zu Trägern des Wildtyp-Allels, was bei der Behandlung mit Erlotinib beachtet werden sollte.

EMA – Regorafenib[2]: Bei homozygoten Trägern des UGT1A1*28-Allels besteht ein erhöhtes Risiko für eine Hyperbilirubinämie im Vergleich zu Trägern des Wildtyp-Allels.

11.4 Einsatz von Rasburicase bei G6PD-Defizienz

Wirkstoff: Rasburicase

Tab. 11.16: Übersicht über Guidelines und Zulassungsinformationen, die für den Wirkstoff vorliegen

Wirkstoff	G6PD-Defienz
Rasburicase	●●●●●

●: Guideline des **Clinical Pharmacogenetics Implementation Consortiums** CPIC
●: Informationen in Zulassungsunterlagen der **Food and Drug Administration** FDA
●: Informationen in Zulassungsunterlagen der **European Medicines Agency** EMA
●: Informationen in Zulassungsunterlagen von **Health Canada Santé Canada** HCSC
●: Informationen in Zulassungsunterlagen der **Pharmaceuticals and Medical Devices Agency, Japan** PMDA

Rasburicase ist ein rekombinant hergestelltes Enzym, das Harnsäure zu Allantoin metabolisiert (Abb. 11.8). Rasburicase ist indiziert zur Vorbeugung und Behandlung erhöhter Harnsäurekonzentrationen im Blut, um Nierenschäden vorzubeugen. Man setzt Rasburicase zu Beginn einer Chemotherapie bei Patienten mit einer Leukämie oder einem Non-Hodgkin Lymphom ein.

Der Einsatz des Enzyms ist streng kontraindiziert bei Vorliegen eines Glukose-6-Phosphat-Dehydrogenase (G6PD)-Mangels, da hier eine erhöht Gefahr für das Auftreten einer akuten hämolytischen Anämie (AHA) oder einer Methämoglobinämie besteht.

1 https://www.pharmgkb.org/label/PA166104844
2 https://www.pharmgkb.org/label/PA166122488

Die von der Rasburicase katalysierte Reaktion verursacht oxidativen Stress

Während der durch Rasburicase katalysierten Oxidation von Harnsäure zu Allantoin wird Hydrogenperoxid gebildet.

Dies kann bei Patienten mit einem G6PD-Mangel eine hämolytische Anämie (und eventuell eine Methämoglobinämie) verursachen (Abb. 11.9). Diese theoretischen Überlegungen werden durch viele klinische Beobachtungen gestützt (Ducros et al., 1991; Pui et al., 1997; Bosly et al., 2003; Browning und Kruse, 2005; Borinstein et al., 2007; Bhat et al., 2008; Vadhan-Raj et al., 2011; Sonbol et al., 2012; Zaramella et al., 2012; Cheah et al., 2013).

Es gibt eine Vielzahl von Varianten des G6PD-Gens. Je nach vorliegender Mutation verursachen diese Varianten teils sehr unterschiedliche Phänotypen. Diese wurden von der WHO in fünf Klassen eingeteilt (Tab. 11.17). Die Basis der Empfehlung des CPIC

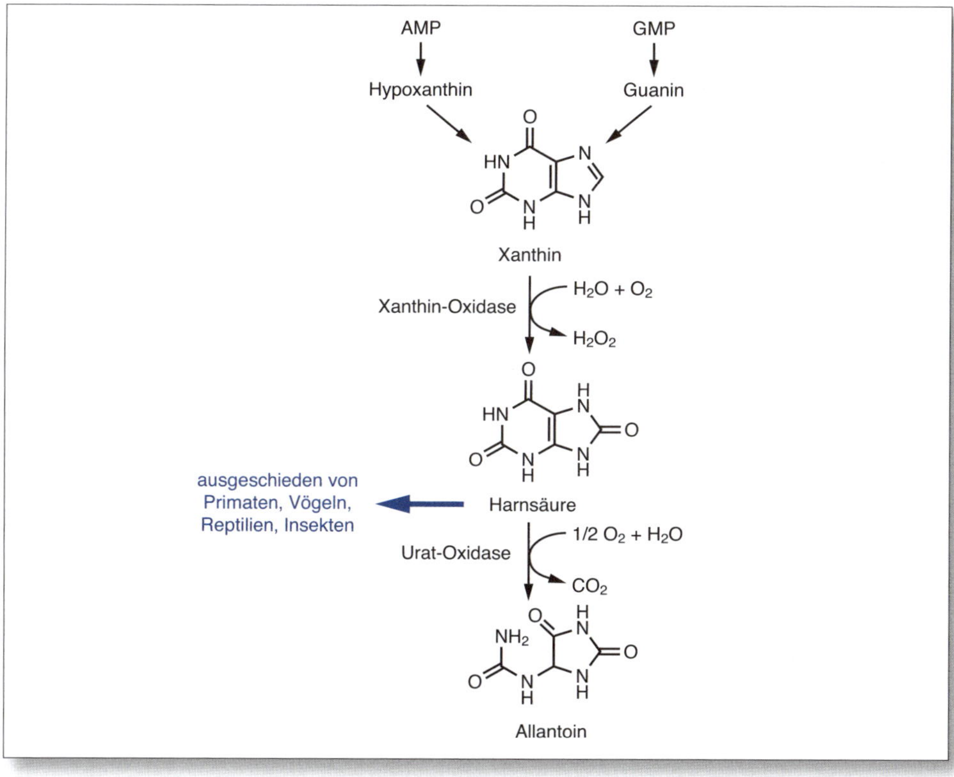

Abb. 11.8: Abbau von Harnsäure zum wasserlöslichen Allantoin, katalysiert durch Rasburicase. Das Enzym Urat-Oxidase kommt beim Menschen nicht vor. Rasburicase ist eine rekombinant hergestellte Version des Enzyms aus *Aspergillus flavus.*

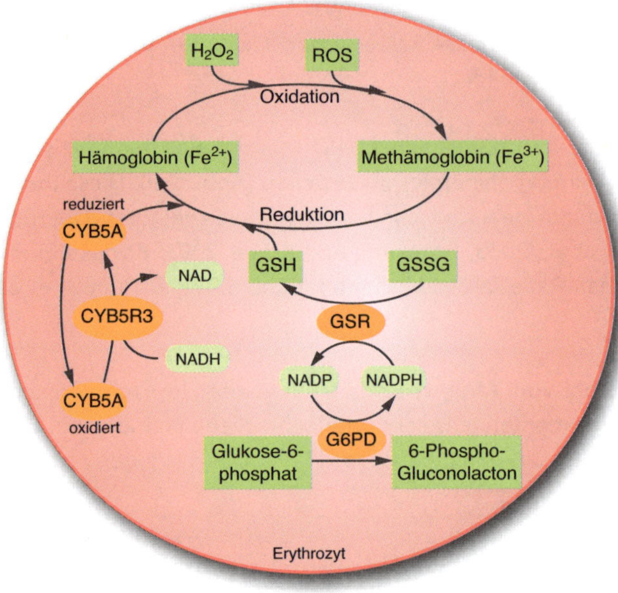

Abb. 11.9: **Zusammenhang zwischen einem G6PD-Mangel und Methämoglobin** (modifiziert nach McDonagh et al., 2013). Das beim Abbau von Harnsäure zu Allantoin entstehende Wasserstoffperoxid kann Hämoglobin in Methämoglobin umwandeln. Ist ausreichend G6PD vorhanden kann über den Pentosephosphatweg NADPH entstehen, das über reduziertes Glutathion die Regeneration von Methämoglobin zu Hämoglobin vermittelt.

für den Einsatz von Rasburicase bildet diese Klasseneinteilung, wobei letztlich bei jeder Form eines G6PD-Mangels vom Einsatz der Rasburicase abgeraten wird. Wegen der komplexen Genotyp-Situation wird bei unklarer Lage eine Bestimmung der Enzymkonzentration über eine Aktivitätsmessung gefordert (Relling et al., 2014).

Tab. 11.17: Assoziation verschiedener G6PD-Allele mit der Ausprägung einer hämolytischen Anämie (Relling et al., 2014)

Funktionsstatus	Allele
Schwere Enzymdefizienz. < 10 % der normalen Enzymaktivität, assoziiert mit chronischer nicht-sphärocytischer hämolytischer Anämie (CNSHA).	WHO Klasse I
Schwere Enzymdefizienz. < 10 % der normalen Enzymaktivität, nicht assoziiert mit chronischer nicht-sphärocytischer hämolytischer Anämie (CNSHA).	WHO Klasse II
Moderate bis milde Enzymdefizienz. 10–60 % der normalen Enzymaktivität.	WHO Klasse III
Normale Enzymaktivität. 60–150 % der normalen Enzymaktivität.	WHO Klasse IV
Erhöhte Enzymaktivität. > 150 % der normalen Enzymaktivität.	WHO Klasse V

Tab. 11.18: Empfehlung des CPIC für den Einsatz von Rasburicase abhängig vom G6PD-Status (Relling et al., 2014)

Phänotyp (Genotyp)	**Implikationen für den Phänotyp**	**Dosierungsempfehlung für Rasburicase (Empfehlungsstärke)**
Normal. Männliche Person, die ein normales, nicht-defizientes (Klasse IV)-Allel trägt, oder eine weibliche Person, die zwei nicht-defiziente (Klasse IV)-Allele trägt.	Geringes oder niedriges Risiko für eine hämolytische Anämie.	Es liegt kein Grund vor, Rasburicase wegen eines G6PD-Risiko-Status nicht zu verordnen (stark).
Defizient oder Defizient mit CNSHA. Männliche Person, die ein Klasse I-, II- oder III-Allel trägt, oder eine weibliche Person, die zwei defiziente Klasse I-III-Allele trägt.	Risiko für eine akute hämolytische Anämie.	Rasburicase ist kontraindiziert. Als Alternative kann Allopurinol verordnet werden (stark).
Variabel. Eine weibliche Person, die ein nicht-defizientes (Klasse IV)-Allel und ein defizientes (Klasse I-III)-Allel trägt.	Unbekanntes Risiko hinsichtlich einer akuten hämolytischen Anämie.	Um sicher zu sein, dass der G6PD-Status normal ist, muss die Enzymaktivität bestimmt werden. Als Alternative kann Allopurinol verordnet werden (stark).

Die Zulassungsunterlagen der FDA[1], der EMA[2],der PMDA[3] und von HCSC[4] enthalten Hinweise zur G6PD-Defizienz-Problematik beim Einsatz von Rasburicase. Es wird durchgängig vor dem Auftreten einer hämolytischen Anämie gewarnt, wenn ein G6PD-Mangel vorliegt.

1 https://www.pharmgkb.org/label/PA166151881
2 https://www.pharmgkb.org/label/PA166104894
3 https://www.pharmgkb.org/label/PA166123548
4 https://www.pharmgkb.org/label/PA166127707

11.5 Metabolismus von Voriconazol und seine klinischen Konsequenzen

Wirkstoff: Voriconazol

Tab. 11.19: Übersicht über Guidelines und Zulassungsinformationen, die für den Wirkstoff vorliegen

Wirkstoff	CYP2C19-Substrat
Voriconazol	●●●●

●: Guideline der **Dutch Pharmacogenetics Working Group** DPWG
●: Informationen in Zulassungsunterlagen der **Food and Drug Administration** FDA
●: Informationen in Zulassungsunterlagen der **European Medicines Agency** EMA
●: Informationen in Zulassungsunterlagen von **Health Canada Santé Canada** HCSC

Invasive Pilzinfektionen sind eine wesentliche Ursache für Morbidität und Mortalität bei Krebspatienten unter einer intensiven Chemotherapie. Diese Infektionen sollten mit Antimykotika behandelt werden, wobei Voriconazol nach einer aktuellen Leitlinie zu den Mitteln der ersten Wahl gehört (Mousset et al., 2014).

Voriconazol ist ein Triazol-Antimykotikum, das über die Hemmung der Cytochrom-P450-abhängigen 14-alpha-Sterol-Demethylase die Ergosterol-Biosynthese hemmt. Dadurch verarmt die Zellmembran von Pilzen und Mycoplasmen an dem für diese Organismen wichtigen Membranbestandteil, wodurch die Vermehrung der Mikroorganismen massiv gestört wird.

Metabolismus von Voriconazol

Voriconazol wird in der Leber durch CYP2C19, CYP2C9 und CYP3A4 metabolisiert. Dies legt nahe, dass zum einen der Wirkstoff stark interaktionsanfällig ist. Zum anderen sollten bei langsamen (PM) und intermediären (IM) Metabolisierern von CYP2C19 und CYP2C9 erhöhte Wirkstoffspiegel auftreten. Dies wird auch durch eine aktuelle Metaanalyse bestätigt, die allerdings zu dem Schluss kommt, dass die langsamere Metabolisierung nicht etwa zu mehr toxischen Problemen, sondern zu einem besseren Therapieergebnis führt (Li et al., 2016).

Tab. 11.20: Empfehlungen der DPWG beim Einsatz des Antimykotikums Voriconazol auf Basis der CYP2D19-Phänotypen (Swen et al., 2011).

Phänotyp	Voriconazol
CYP2C19 PM (*2/*2, *2/*3, *3/*3)	Die Serum-Konzentrationen sollten bestimmt werden.
CYP2C19 IM (*1/*2, *1/*3, *17/*2, *17/*3)	Die Serum-Konzentrationen sollten bestimmt werden.
CYP2C19 UM (*17/*17)	Keine.

Die Zulassungsunterlagen der FDA[1], der EMA[2] und von HCSC[3] enthalten Hinweise zum Einsatz von Voriconazol, wobei besonders auch die Interaktionsproblematik betont wird.

Literatur

Bhat P, Sisler I, Collier AB 3rd. (2008) Exchange transfusion as treatment for rasburicase induced methemoglobinemia in a glucose-6-phosphate dehydrogenase deficient patient. Pediatr Blood Cancer 51: 568.

Black AJ et al. (1998) Thiopurine methyltransferase genotype predicts therapy limiting severe toxicity from azathioprine. Ann Intern Med 129: 716–718.

Borinstein SC, Xu M, Hawkins DS (2008) Methemoglobinemia and hemolytic anemia caused by rasburicase administration in a newly diagnosed child with Burkitt lymphoma/leukemia. Pediatr Blood Cancer 50:189.

Bosly A et al. (2003) Rasburicase (recombinant urate oxidase) for the management of hyperuricemia in patients with cancer: report of an international compassionate use study. Cancer 98: 1048–1054.

Browning LA, Kruse JA (2005) Hemolysis and methemoglobinemia secondary to rasburicase administration. Ann Pharmacother 39: 1932–1935.

Caudle KE, Thorn CF, Klein TE, Swen JJ, McLeod HL, Diasio RB, Schwab M (2013) Clinical Pharmacogenetics Implementation Consortium guidelines for dihydropyrimidine dehydrogenase genotype and fluoropyrimidine dosing. Clin Pharmacol Ther 94: 640–645.

1 https://www.pharmgkb.org/label/PA166104818
2 https://www.pharmgkb.org/label/PA166122826
3 https://www.pharmgkb.org/label/PA166127730

Cheah CY, Lew TE, Seymour JF, Burbury K (2013). Rasburicase causing severe oxidative hemolysis and methemoglobinemia in a patient with previously unrecognized glucose-6-phosphate dehydrogenase deficiency. Acta Haematol 130: 254–259.

Ducros J, Saingra S, Rampal M, Coulange C, Barbe MC, Verzetti G (1991) Hemolytic anemia due to G6PD deficiency and urate oxidase in a kidney-transplant patient. Clin Nephrol 35: 89–90.

Etienne-Grimaldi MC, Boyer JC, Thomas F, Quaranta S, Picard N, Loriot MA, Narjoz C, Poncet D, Gagnieu MC, Ged C, Broly F, Le Morvan V, Bouquié R, Gaub MP, Philibert L, Ghiringhelli F, Le Guellec C; Collective work by Groupe de Pharmacologie Clinique Oncologique (GPCO-Unicancer); French Réseau National de Pharmacogénétique Hospitalière (RNPGx) (2015) UGT1A1 genotype and irinotecan therapy: general review and implementation in routine practice. Fundam Clin Pharmacol 29: 219–237.

Fleming RA, Milano G, Thyss A, Etienne MC, Renée N, Schneider M, Demard F (1992) Correlation between dihydropyrimidine dehydrogenase activity in peripheral mononuclear cells and systemic clearance of !uorouracil in cancer patients. Cancer Res 52: 2899–2902

Gammal RS, Court MH, Haidar CE, Iwuchukwu OF, Gaur AH, Alvarellos M, Guillemette C, Lennox JL, Whirl-Carrillo M, Brummel S, Ratain MJ, Klein TE, Schackman BR, Caudle KE, Haas DW (2016) Clinical Pharmacogenetics Implementation Consortium (CPIC) guideline for UGT1A1 and atazanavir prescribing. Clin Pharmacol Ther 99: 363–396.

Ichikawa W (2006) Prediction of clinical outcome of fluoropyrimidine-based chemotherapy for gastric cancer patients, in terms of the 5-fluorouracil metabolic pathway. Gastric Cancer 9: 145–155.

Johnson MR, Wang K, Diasio RB (2002) Profound dihydropyrimidine dehydrogenase deficiency resulting from a novel compound heterozygote genotype. Clin Cancer Res 8: 768–774.

Lennard L, Van Loon JA, Weinshilboum RM (1989) Pharmacogenetics of acute azathioprine toxicity: relationship to thiopurine methyltransferase genetic polymorphism. Clin Pharmacol Ther 46: 149–154.

Lennard L, Lilleyman JS, Van Loon J, Weinshilboum RM (1990) Genetic variation in response to 6-mercaptopurine for childhood acute lymphoblastic leukaemia. Lancet 336: 225–229.

Li X, Yu C, Wang T, Chen K, Zhai S, Tang H (2016) Effect of cytochrome P450 2C19 polymorphisms on the clinical outcomes of voriconazole: a systematic review and meta-analysis. Eur J Clin Pharmacol. Jul 8. [Epub ahead of print], DOI: 10.1007/s00228-016-2089-y

McDonagh EM, Bautista JM, Youngster I, Altman RB, Klein TE (2013) PharmGKB summary: methylene blue pathway. Pharmacogenetics Genomics 23: 498–508.

Mousset S et al. (2014) Treatment of invasive fungal infections in cancer patients – updated recommendations of the Infectious Diseases Working Party (AGIHO) of the German Society of Hematology and Medical Oncology (AGIHO). Ann Hematol 93: 13–32.

Pui CH et al. (1997) Urate oxidase in prevention and treatment of hyperuricemia associated with lymphoid malignancies. Leukemia 11: 1813–1816.

Relling MV, Gardner EE, Sandborn WJ, Schmiegelow K, Pui CH, Yee SW, Stein CM, Carrillo M, Evans WE, Klein TE (2011) Clinical Pharmacogenetics Implementation Consortium guidelines for thiopurine methyltransferase genotype and thiopurine dosing. Clin Pharmacol Ther 89: 387–391.

Relling MV, Gardner EE, Sandborn WJ, Schmiegelow K, Pui CH, Yee SW, Stein CM, Carrillo M, Evans WE, Hicks JK, Schwab M, Klein TE (2013) Clinical pharmacogenetics implementation consortium guidelines for thiopurine methyltransferase genotype and thiopurine dosing: 2013 update. Clin Pharmacol Ther 93: 324–325

Relling MV, McDonagh EM, Chang T, Caudle KE, McLeod HL, Haidar CE, Klein T, Luzzatto L (2014) Clinical Pharmacogenetics Implementation Consortium (CPIC) guidelines for rasburicase therapy in the context of G6PD deficiency genotype. Clin Pharmacol Ther 96: 169–174.

Relling MV et al. (1999) Mercaptopurine therapy intolerance and heterozygosity at the thiopurine S-methyltransferase gene locus. J Natl Cancer Inst 91: 2001–2008.

Sonbol MB, Yadav H, Vaidya R, Rana V, Witzig TE (2013) Methemoglobinemia and hemolysis in a patient with G6PD deficiency treated with rasburicase. Am J Hematol 88: 152–154.

Swen JJ, Nijenhuis M, de Boer A, Grandia L, Maitland-van der Zee AH, Mulder H, Rongen GA, van Schaik RH, Schalekamp T, Touw DJ, van der Weide J, Wilffert B, Deneer VH, Guchelaar HJ (2011) Pharmacogenetics: from bench to byte – an update of guidelines. Clin Pharmacol Ther 89: 662–673.

Thorn CF, Marsh S, Carrillo MW, McLeod HL, Klein TE, Altman RB (2010) PharmGKB summary: fluoropyrimidine pathways. Pharmacogenetics Genomics 21: 237–242.

Vadhan-Raj S et al. (2011) A randomized trial of a single-dose rasburicase versus five-daily doses in patients at risk for tumor lysis syndrome. Ann Oncol 23: 1640–1645.

Whirl-Carrillo M, McDonagh EM, Hebert JM, Gong L, Sangkuhl K, Thorn CF, Altman RB, Klein TE (2012) Pharmacogenomics knowledge for personalized medicine. Clin Pharmacol Ther 92: 414–417.

Yang J, Bogni A, Schuetz EG, Ratain M, Dolan ME, McLeod H, Gong L, Thorn C, Relling MV, Klein TE, Altman RB (2009) Etoposide pathway. Pharmacogenetics Genomics 19: 552–553.

Zaramella P et al. (2013) Lethal effect of a single dose of rasburicase in a preterm newborn infant. Pediatrics 131: e309–312.

Zaza G, Cheok M, Krynetskaia N, Thorn C, Stocco G, Hebert JM, McLeod H, Weinshilboum RM, Relling MV, Evans WE, Klein TE, Altman RB (2010) Thiopurine pathway. Pharmacogenetics Genomics 20: 573–574.

12 Pharmakogenetische Probleme beim Einsatz von Analgetika

Wirkstoffe:
Codein, Oxycodon, Tramadol

Unter den Analgetika, denen besondere Aufmerksamkeit hinsichtlich phamakogenetischer Besonderheiten geschenkt werden sollte, sind die Wirkstoffe Codein, Oxycodon und Tramadol von besonderer Relevanz, da sie Substrate des Cytochrom-P450-Isoenzyms CYP2D6 sind, das bei diesen Wirkstoffen als O-Demethylase wirkt. Die demethylierten Metabolite weisen teils eine um bis zu 100-fach höhere Affinität zum μ-Opioid-Rezeptor auf als die entsprechenden Substrate. Daraus folgt, dass langsame CYP2D6-Metabolisierer deutlich schlechter auf diese Wirkstoffe ansprechen als extensive Metabolisierer. Umgekehrt flutet der hochaffine Wirkstoff bei ultraschnellen Metabolisierern so schnell an, dass zum Teil mit erheblichen Nebenwirkungen zu rechnen ist.

Eine Übersicht über die Wirkstoffe, für die das **Clinical Pharmacogenetics Implementation Consortium** CPIC und die **Dutch Pharmacogenetics Working Group** DPWG Guidelines erarbeitet haben und für die in den Zulassungsunterlagen relevante Informationen vorliegen, zeigt Tabelle 12.1.

Tab. 12.1: Übersicht über die Wirkstoffe, für die Guidelines und relevante Informationen in den Zulassungsunterlagen vorliegen.

Wirkstoff	CYP2D6-Substrat
Codein	🟠🔵🟢🔴⚪
Oxycodon	🟢
Tramadol	🟢🔴⚪

🟠: Guideline des **Clinical Pharmacogenetics Implementation Consortiums** CPIC
🟢: Guideline der **Dutch Pharmacogenetics Working Group** DPWG
🔵: Guideline einer Fachgesellschaft
🔴: Informationen in Zulassungsunterlagen der **Food and Drug Administration** FDA
⚪: Informationen in Zulassungsunterlagen von **Health Canada Santé Canada** HCSC

12.1 Metabolismus von Codein und Oxycodon und seine klinischen Konsequenzen

Wirkstoffe:
Codein, Oxycodon

Tab. 12.2: Übersicht über die Wirkstoffe, für die Guidelines und relevante Informationen in den Zulassungsunterlagen vorliegen

Wirkstoff	CYP2D6-Substrat
Codein	● orange ● blau ● grün ● rot ● grau
Oxycodon	● grün

● (orange): Guideline des **Clinical Pharmacogenetics Implementation Consortiums** CPIC
● (grün): Guideline der **Dutch Pharmacogenetics Working Group** DPWG
● (blau): Guideline einer **Fachgesellschaft**
● (rot): Informationen in Zulassungsunterlagen der **Food and Drug Administration** FDA
● (grau): Informationen in Zulassungsunterlagen von **Health Canada Santé Canada** HCSC

Codein wird als Schmerzmittel im Rahmen des WHO-Stufenschemas als Analgetikum der Stufe II (schwach wirksame Opioide) eingesetzt. Allerdings ist die analgetische Potenz im Vergleich zu anderen Klasse-II-Analgetika (z. B. Tilidin) relativ gering, weshalb Codein für die Schmerztherapie in Europa kein Wirkstoff der ersten Wahl ist. Das ist in den USA anders. Dort ist Codein ein sehr häufig eingesetztes Schmerzmittel.

In Deutschland wird Codein aber nicht selten in Kombination mit Klasse-I-Analgetika eingesetzt (z. B. Paracetamol und Codein, Diclofenac und Codein), um diesen Klasse-I-Analgetika eine gering zentral wirksame Komponente hinzuzufügen.

Lange Zeit relevanter war der Einsatz von Codein in Deutschland als Antitussivum, da es bekanntlich eine dämpfende Wirkung auf das Hustenzentrum entfaltet, in der Regel ohne relevante Beeinträchtigung des Atemantriebs.

Schließlich wirkt Codein prinzipiell gut gegen Diarrhö. Diese Indikation wurde jedoch mit der Einführung von Loperamid obsolet, da Loperamid gegenüber Codein den großen Vorteil besitzt, nur peripher zu wirken.

Die Wirkung von Codein und Oxycodon wird letztlich über Opioid-Rezeptoren vermittelt. Hierbei handelt es sich um G-Protein-gekoppelte Rezeptoren. Über inhibitorische G-Proteine (G_i-Protein) wird die Adenylatcyclase gehemmt, was zur Senkung der cAMP-Konzentration führt. Damit wird der Calcium-Einstrom vermindert und die

Freisetzung von nozizeptiven Neurotransmittern wie Substanz P, GABA, Dopamin, Acetylcholin und Noradrenalin wird gehemmt.

CYP2D6-Polymorphismen beim Einsatz von Codein

Codein ist ein Prodrug. Es wird durch das Cytochrom-Isoenzym CYP2D6 zu Morphin metabolisiert, das ein wesentlich stärkerer Agonist am μ-Opioid-Rezeptor ist als Codein (Codein bindet um den Faktor 200-fach schlechter an den μ-Opioid-Rezeptor), sodass der Codein-Effekt überwiegend durch das gebildete Morphin vermittelt wird. Dies ist in gewisser Weise erstaunlich vor dem Hintergrund, dass eigentlich die O-Demethylierung von Codein zu Morphin durch CYP2D6 nur einen geringen Teil der Codein-Dosis betrifft. Nur 5–10 % der oral eingenommenen Dosis werden so metabolisiert (Abb. 12.1).

Daher ist es nicht verwunderlich, dass Varianten dieses hoch polymorphen Cytochrom-Isoenzyms bei ihren Trägern zu einem erheblichen Ausmaß die Wirksamkeit und Verträglichkeit von Codein beeinflussen.

Die wichtigsten CYP2D6-Varianten sind in Tabelle 6.25 in Kapitel 6 zusammengestellt. Hier sind in Tabelle 12.3 zur besseren Übersicht noch einmal die CYP2D6-Phänotypen in Abhängigkeit verschiedener Diplotypen zusammengestellt. Aus dieser Zusammenstellung ist leicht ersichtlich, dass sowohl langsame Metabolisierer als auch ultra-

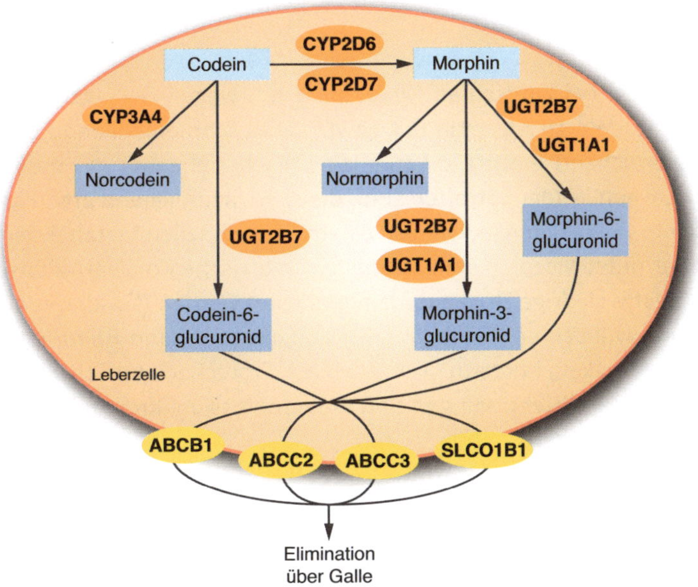

Abb. 12.1: Codein-Metabolismus (modifiziert nach Thorn et al., 2009).

schnelle Metabolisierer mit diesen Wirkstoffen Probleme bekommen, wenn sie sie in der vorgeschriebenen Dosierung einnehmen.

Tab. 12.3: Abschätzung der CYP2D6-Phänotypen in Abhängigkeit verschiedener Diplotypen (Hicks et al., 2013)

CYP2D6-Phänotyp	Aktivitäts-Score	Beispiele für Diplotypen
Ultraschnelle Metabolisierer (UM); ~1–2 % der Kaukasier.	>2,0	Mehr als zwei Kopien eines funktionellen Allels (z. B. *1/*1xN, *1xN/*1xN, *1/*2xN, *1xN/*2, *2xN/*2xN).
Extensive Metabolisierer (EM); ~77–92 % der Kaukasier.	1,0–2,0	2 funktionelle Allele (*1/*1, *1/*2, *2/*2), oder 2 Allele mit reduzierter Aktivität (*41/*41), oder 1 funktionelles Allel plus ein funktionsloses Allel (*1/*4, *2/*5, *1/*9), oder 1 funktionelles Allel plus 1 Allel mit reduzierter Aktivität (*1/*41).
Intermediäre Metabolisierer (IM); ~2–11 % der Kaukasier.	0,5	1 Allel mit reduzierter Aktivität plus ein funktionsloses Allel (*4/*10, *5/*41, *5/*9).
Langsame Metabolisierer (PM); ~5–10 % der Kaukasier.	0	Kein funktionelles Allel (z. B. *4/*4, *4/*5, *5/*5, *4/*6).

Die Tatsache, dass bei langsamen Metabolisierern wegen der unzureichenden Umwandlung von Codein zu Morphin der gewünschte schmerzstillende Effekt oft nicht oder nur unzureichend eintritt, ist medizinethisch sicherlich ein großes Problem, insbesondere, wenn Kinder betroffen sind, die sich unzureichend artikulieren können. Eine signifikante Gefahr kann jedoch von einem ultraschnellen Metabolisierer-Phänotyp ausgehen. Hier flutet Morphin sehr schnell bis in toxische Konzentrationsbereiche an, selbst wenn relativ niedrige Dosen Codein appliziert werden (Gasche et al., 2004). Die wichtigsten unerwünschten Arzneimittelwirkungen sind dann Benommenheit, Kopfschmerzen, Schläfrigkeit, Kurzatmigkeit, Übelkeit, Erbrechen und Schwitzen. Schwerere unerwünschte Arzneimittelwirkungen sind Atemdepression, Kreislaufkollaps, Atemstillstand, Schock und Herzstillstand.

Trotz dieser gut dokumentierten Probleme werden Patienten, die Codein oder Oxycodon verordnet bekommen, derzeit praktisch nicht genotypisiert. Beide Expertengruppen, das CPIC ebenso wie die DPWG sowie das **Canadian Pharmacogenomics Network for Drug Safety** CPNDS, haben unter dem Aspekt des CYP2D6-Metabolismus Guidelines für den Einsatz von Codein und teilweise auch für Oxycodon erarbeitet.

Das CPIC gibt für Codein für die unterschiedlichen CYP2D6-Metabolisierer-Phänotypen die in Tabelle 12.4 zusammengefassten Dosisempfehlungen (Hicks et al., 2013).

Tab. 12.4: Dosisempfehlungen des CPIC für Codein auf Basis der CYP2D6-Phänotypen (Hicks et al., 2013)

Phänotyp	**Konsequenz**	**Empfehlung (Grad der Empfehlung)**
CYP2D6 UM	Verstärkte Bildung von Morphin verglichen mit extensiven Metabolisierern (EM) nach einer Codein-Gabe. Erhöhtes Risiko für toxische Reaktionen.	Vom Einsatz von Codein ist wegen der hohen Wahrscheinlichkeit für das Auftreten toxischer Reaktionen abzusehen (stark).
CYP2D6 EM	Normale Morphin-Bildung.	Codein kann wie empfohlen eingesetzt werden (stark).
CYP2D6 IM	Abgeschwächte Morphin-Bildung.	Anwendung der empfohlenen, alters- und gewichtsspezifischen Dosierung von Codein. Falls eine unzureichende Schmerzstillung beobachtet wird, sollte auf einen anderen Wirkstoff ausgewichen werden, z. B. auf Morphin oder auf ein Nicht-Opioid (moderat).
CYP2D6 PM	Deutlich abgeschwächte Morphin-Bildung verglichen mit extensiven Metabolisierern (EM). Dadurch unzureichende Schmerzstillung.	Wegen der Gefahr der Unwirksamkeit sollte auf den Einsatz von Codein verzichtet werden (stark).

Die DPWG hat etwas abgewandelte Guidelines für Codein und Oxycodon publiziert. Die Empfehlungen dieser Gruppe sind in der Tabelle 12.5 zusammengefasst.

Tab. 12.5: Dosisempfehlungen der DPWG für Codein auf Basis der CYP2D6-Phänotypen (Swen et al., 2011)

Phänotyp	**Codein-Dosierung**
CYP2D6 PM (zwei inaktive (*3-*8, *11-*16, *19-*21, *38, *40, *42) Allele).	Schmerztherapie: auf einen alternativen Wirkstoff ausweichen (z. B. auf Paracetamol, ein NSAID, Morphin – nicht jedoch auf Tramadol oder Oxycodon), oder man sollte den Patienten sehr genau dahingehend beobachten, dass tatsächlich Schmerzlinderung eintritt. Hustentherapie: Keine Empfehlung.
CYP2D6 IM (zwei in ihrer Aktivität verminderte (*9, *10, *17, *29, *36, *41) Allele oder ein aktives (*1, *2, *33, *35) und ein inaktives (*3-*8, *11-*16, *19-*21, *38, *40, *42) Allel, oder ein in seiner Aktivität vermindertes (*9, *10, *17, *29, *36, *41) Allel und ein inaktives (*3-*8, *11-*16, *19-*21, *38, *40, *42) Allel).	Schmerztherapie: auf einen alternativen Wirkstoff ausweichen (z. B. auf Paracetamol, ein NSAID, Morphin – nicht jedoch auf Tramadol oder Oxycodon), oder man sollte den Patienten sehr genau dahingehend beobachten, dass tatsächlich Schmerzlinderung eintritt. Hustentherapie: Keine Empfehlung.
CYP2D6 UM (eine Genduplikation in Abwesenheit eines inaktiven (*3-*8, *11-*16, *19-*21, *38, *40, *42) oder in seiner Aktivität vermindertes (*9, *10, *17, *29, *36, *41) Allel).	Schmerztherapie: auf einen alternativen Wirkstoff ausweichen (z. B. auf Paracetamol, ein NSAID, Morphin – nicht jedoch auf Tramadol oder Oxycodon), oder man sollte mit schweren unerwünschten Arzneimittelwirkungen rechnen. Hustentherapie: wegen der ungewöhnlich hohen Morphin-Plasmakonzentrationen sollte man mit schweren unerwünschten Arzneimittelwirkungen rechnen.

Tab. 12.6: Dosisempfehlungen der DPWG für Oxycodon auf Basis der CYP2D6-Phänotypen (Swen et al., 2011).

Phänotyp	**Oxycodon-Dosierung**
CYP2D6 PM (zwei inaktive (*3-*8, *11-*16, *19-*21, *38, *40, *42) Allele)	Nicht ausreichende Daten, um eine Dosisanpassung zu kalkulieren. Auf einen alternativen Wirkstoff ausweichen (nicht jedoch auf Tramadol oder Codein), oder den Patienten sehr genau dahingehend beobachten, ob tatsächlich Schmerzlinderung eintritt.

Phänotyp	Oxycodon-Dosierung
CYP2D6 IM (zwei in ihrer Aktivität verminderte (*9, *10, *17, *29, *36, *41) Allele oder ein aktives (*1, *2, *33, *35) und ein inaktives (*3-*8, *11-*16, *19-*21, *38, *40, *42) Allel, oder ein in seiner Aktivität vermindertes (*9, *10, *17, *29, *36, *41) Allel und ein inaktives (*3-*8, *11-*16, *19-*21, *38, *40, *42) Allel)	Nicht ausreichende Daten, um eine Dosisanpassung zu kalkulieren. Auf einen alternativen Wirkstoff ausweichen (nicht auf Tramadol oder Codein), oder den Patienten sehr genau dahingehend beobachten, ob tatsächlich Schmerzlinderung eintritt.
CYP2D6 UM (eine Genduplikation in Abwesenheit eines inaktiven (*3-*8, *11-*16, *19-*21, *38, *40, *42) oder in seiner Aktivität vermindertes (*9, *10, *17, *29, *36, *41) Allel)	Nicht ausreichende Daten, um eine Dosisanpassung zu kalkulieren. Auf einen alternativen Wirkstoff ausweichen (nicht auf Tramadol oder Codein), oder man sollte mit schweren unerwünschten Arzneimittelwirkungen rechnen.

Tab. 12.7: Dosisempfehlungen des **Canadian Pharmacogenomics Network for Drug Safety** CPNDS für Codein auf Basis der CYP2D6-Phänotypen (Madadi et al., 2013).

Phänotyp	Konsequenz	Empfehlung (Grad der Empfehlung)
CYP2D6 UM	Verstärkte Bildung von Morphin verglichen mit extensiven Metabolisierern (EM) nach einer Codein-Gabe. Erhöhtes Risiko für toxische Reaktionen.	Ultraschnelle Metabolisierer von CYP2D6 sollten kein Codein zur Schmerzbehandlung erhalten. Statt dessen sollten ihnen ein Analgetikum verordnet werden, das nicht von CYP2D6 in potente Metabolite umgewandelt wird (moderat). Stillende Müttern und kleinen Kindern, die Träger von CYP2D6-Gen-Amplifikationen sind, sollte kein Codein verordnet werden (stark).
CYP2D6 EM	Normale Morphin-Bildung.	Für intermediäre und extensive CYP2D6-Metabolisierer kann Codein verordnet werden. Allerdings ist bei extensiven CYP2D6-Metabolisierern dennoch Vorsicht geboten falls maximale Dosen verordnet werden oder zusätzliche Risikofaktoren für das Auftreten toxischer Wirkungen vorliegen.
CYP2D6 IM	Abgeschwächte Morphin-Bildung.	
CYP2D6 PM	Deutlich abgeschwächte Morphin-Bildung verglichen mit extensiven Metabolisierern (EM). Dadurch unzureichende Schmerzstillung.	Langsame Metabolisierer von CYP2D6 sollten keine Codein zur Schmerzbehandlung erhalten (stark).

In den Zulassungsunterlagen der FDA und von HCSC wird ebenfalls auf eine CYP2D6-Problematik beim Einsatz von Codein[1, 2] hingewiesen:

12.2 Metabolismus von Tramadol und seine klinischen Konsequenzen

Wirkstoff: Tramadol

Tab. 12.8: Übersicht über Guidelines und relevante Zulassungsinformationen, die für den Wirkstoff vorliegen

Wirkstoff	CYP2D6-Substrat
Tramadol	●●●

●: Guideline der **Dutch Pharmacogenetics Working Group** DPWG
●: Informationen in Zulassungsunterlagen der **Food and Drug Administration** FDA
●: Informationen in Zulassungsunterlagen von **Health Canada Santé Canada** HCSC

Tramadol und vor allem sein O-Desmethyl-Metabolit (M1) sind selektive, schwache μ-Opioid-Rezeptor-Agonisten. Streng genommen wird für die Opioidwirkung tatsächlich nur der O-Desmethyl-Metabolit M1 verantwortlich gemacht, sodass Tramadol in Bezug auf die Opiodwirkung als Prodrug einzustufen ist.

Die analgetischen Eigenschaften von Tramadol können auf eine Noradrenalin- und Serotonin-Wiederaufnahmeblockade im ZNS und auf eine Hemmung der Schmerzübertragung im Rückenmark zurückgeführt werden. Das (+)-Enantiomer hat eine höhere Affinität zum μ-Rezeptor als das (–)-Enantiomer. Es hemmt vorzugsweise die Serotonin-Aufnahme und erhöht die Serotonin-Freisetzung. Das (–)-Enantiomer hemmt bevorzugt die Noradrenalin-Wiederaufnahme durch Stimulierung alpha$_2$-adrenergen Rezeptoren.

CYP2D6-Polymorphismen und klinische Wirksamkeit und Verträglichkeit beim Einsatz von Tramadol

Tramadol wird ebenso wie Codein und Oxycodon durch CYP2D6 metabolisiert (Abb. 12.8). Das Resultat ist eine N- und O-Demethylierung. Während der Phase 2 werden die Phase-1-Metaboliten in der Leber glukuronidiert oder sulfatiert. Einer der

1 https://www.pharmgkb.org/label/PA166104916
2 https://www.pharmgkb.org/label/PA166127654

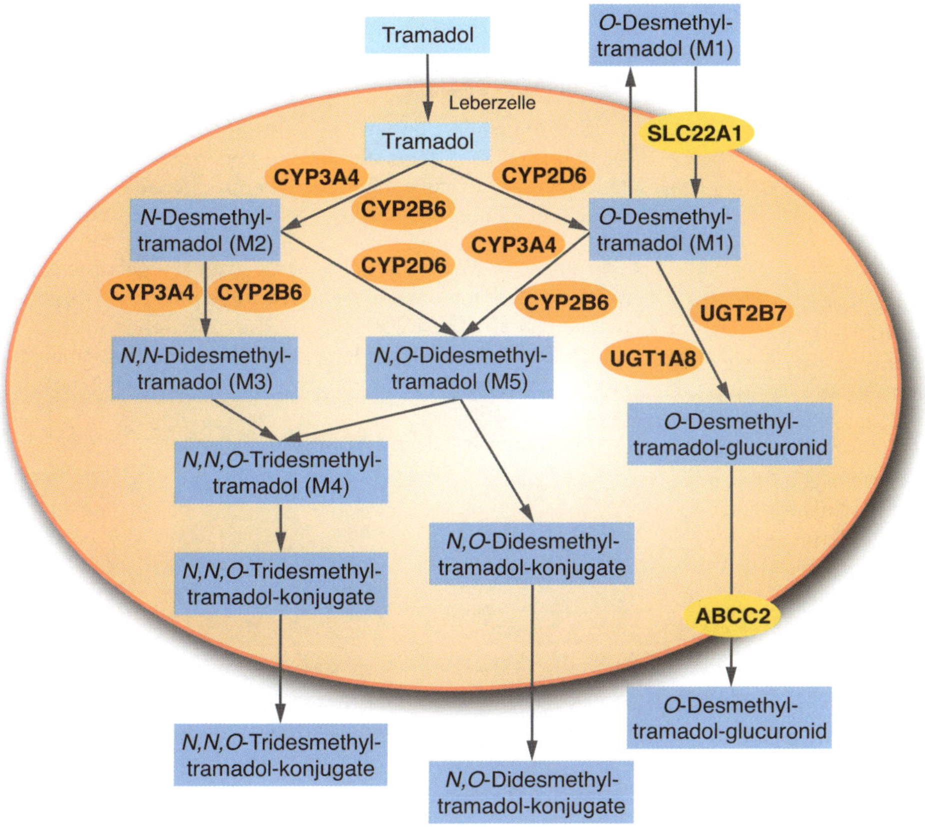

Abb. 12.2.1: Metabolismus von Tramadol (modifiziert nach Gong et al. 2014).

Metabolite, das O-Desmethyl-Tramadol (M1-Metabolit) ist für die Wirkung am Opioidrezeptor verantwortlich. Somit ist für die Wirksamkeit von Tramadol eine normale Ausstattung des Patienten mit einer CYP2D6-Aktivität essentiell.

Dieser Tatsache Rechnung tragend hat die DPWG eine Guideline für den Einsatz von Tramadol unter dem Aspekt des CYP2D6-Metabolismus erarbeitet.

Tab. 12.9: Dosisempfehlungen der DPWG für Tramadol auf Basis der CYP2D6-Phänotypen (Swen et al., 2011)

Phänotyp	Tramadol-Dosierung
CYP2D6 PM (zwei inaktive (*3-*8, *11-*16, *19-*21, *38, *40, *42) Allele)	Es sollte auf einen alternativen Wirkstoff ausgewichen werden (nicht jedoch auf Codein oder Oxycodon), oder man sollte den Patienten sehr genau dahingehend beobachten, dass tatsächlich Schmerzlinderung eintritt.
CYP2D6 IM (zwei in ihrer Aktivität verminderte (*9, *10, *17, *29, *36, *41) Allele oder ein aktives (*1, *2, *33, *35) und ein inaktives (*3-*8, *11-*16, *19-*21, *38, *40, *42) Allel, oder ein in seiner Aktivität vermindertes (*9, *10, *17, *29, *36, *41) Allel und ein inaktives (*3-*8, *11-*16, *19-*21, *38, *40, *42) Allel)	Man sollte auf eine unzureichende Wirksamkeit gefasst sein. Wenn die Wirkung unzureichend ist, sollte man einen Wechsel auf einen alternativen Wirkstoff in Erwägung ziehen (nicht jedoch Codein oder Oxycodon), oder man sollte den Patienten sehr genau dahingehend beobachten, ob tatsächlich Schmerzlinderung eintritt.
CYP2D6 UM (eine Genduplikation in Abwesenheit eines inaktiven (*3-*8, *11-*16, *19-*21, *38, *40, *42) oder in seiner Aktivität vermindertes (*9, *10, *17, *29, *36, *41) Allel)	Die Dosis sollte um 30 % reduziert werden. Zudem sollte man mit unerwünschten Arzneimittelwirkungen (z. B. Übelkeit, Erbrechen, Verstopfung, Atemdepression, Verwirrtheit, Harnverhalten) rechnen. Zu erwägen ist der Wechsel auf einen alternativen Wirkstoff (z. B. Paracetamol, NSAID, Morphin – nicht jedoch Codein oder Oxycodon).

In den Zulassungsunterlagen der FDA und von HCSC wird ebenfalls auf eine CYP2D6-Problematik beim Einsatz von Tramadol[1, 2] hingewiesen.

Literatur

Gasche Y et al. (2004) Codeine intoxication associated with ultrarapid CYP2D6 metabolism. N Engl J Med 351: 2827–2831.

Gong L, Stamer UM, Tzvetkov MV, Altman RB, Klein TE (2014) PharmGKB summary: tramadol pathway. Pharmacogenetics Genomics 24: 374–380.

1 https://www.pharmgkb.org/label/PA166104799
2 https://www.pharmgkb.org/label/PA166127628

Hicks JK, Bishop JR, Sangkuhl K, Müller DJ, Ji Y, Leckband SG, Leeder JS, Graham RL, Chiulli DL, LLerena A, Skaar TC, Scott SA, Stingl JC, Klein TE, Caudle KE, Gaedigk A (2015) Clinical Pharmacogenetics Implementation Consortium (CPIC) Guideline for CYP2D6 and CYP2C19 genotypes and dosing of selective serotonin reuptake inhibitors. Clin Pharmacol Ther 98: 127–134.

Hicks JK, Swen JJ, Thorn CF, Sangkuhl K, Kharasch ED, Ellingrod VL, Skaar TC, Müller DJ, Gaedigk A, Stingl JC (2013) Clinical Pharmacogenetics Implementation Consortium guideline for CYP2D6 and CYP2C19 genotypes and dosing of tricyclic antidepressants. Clin Pharmacol Ther 93: 402–408.

Madadi P, Amstutz U, Rieder M, Ito S, Fung V, Hwang S, Turgeon J, Michaud V, Koren G, Carleton BC, CPNDS Clinical Recommendations Group (2013) Clinical practice guideline: CYP2D6 genotyping for safe and efficacious codeine therapy. J Popul Ther Clin Pharmacol 20: e369–396.

Swen JJ, Nijenhuis M, de Boer A, Grandia L, Maitland-van der Zee AH, Mulder H, Rongen GA, van Schaik RH, Schalekamp T, Touw DJ, van der Weide J, Wilffert B, Deneer VH, Guchelaar HJ (2011) Pharmacogenetics: from bench to byte – an update of guidelines. Clin Pharmacol Ther 89: 662–673.

Thorn CF, Klein TE, Altman RB (2009) Codeine and morphine pathway. Pharmacogenetics Genomics 19: 556–558.

13 Pharmakogenetische Probleme bei der Behandlung von Virusinfektionen

Wirkstoffe:
Atazanavir, Boceprevir, Peg-Interferon alfa, Maraviroc, Nelfinavir, Simeprevir, Sofosbuvir, Telaprevir

Die antiviralen Wirkstoffe, denen aus pharmakogenetischer Sicht Aufmerksamkeit geschenkt werden sollte, kann man in drei Gruppen unterteilen:

1. Der HIV-Protease-Hemmer Atazanavir.
2. Die pegylierten Interferone Peginterferon alfa-2a und Peginterferon alfa-2b.
3. Die HCV-Protease-Inhibitoren Nelfinavir, Simeprevir, Sofosbuvir und Telaprevir.

Die größte aktuelle Bedeutung hat sicherlich der HIV-Protease-Hemmer Atazanavir. Dagegen hat die Problematik im Zusammenhang mit den pegylierten Interferonen und den HCV-Protease-Inhibitoren an Bedeutung verloren, weil interferonfreie Kombinationstherapien mit modernen Wirkstoffen deutlich besser wirksam und deutlich besser verträglich sind.

Eine Übersicht über die Wirkstoffe, für die das **Clinical Pharmacogenetics Implementation Consortium** CPIC und die **Dutch Pharmacogenetics Working Group** DPWG Guidelines erarbeitet haben und für die in den Zulassungsunterlagen relevante Informationen vorliegen, zeigt Tabelle 13.1.

Tab. 13.1: Übersicht über die Wirkstoffe, für die Guidelines und relevante Informationen in den Zulassungsunterlagen vorliegen

Wirkstoff	CYP2C19-Substrat	IFNL3	HIV-Tropismus	UGT1A1	HLA-B*44
Atazanavir				● (orange)	
Boceprevir		● (braunrot) ● (pink) ● (grau)			
Maraviroc			● (braunrot) ● (pink) ● (grau)		
Nelfinavir	● (braunrot)				
Peg-Interferon alfa		● (orange) ● (braunrot)			
Ribavirin		● (orange)			● (grün)
Simeprevir		● (braunrot) ● (grau)			
Sofosbuvir		● (braunrot)			
Telaprevir		● (braunrot) ● (pink)			

●: Guideline des **Clinical Pharmacogenetics Implementation Consortiums** CPIC
●: Guideline der **Dutch Pharmacogenetics Working Group** DPWG
●: Informationen in Zulassungsunterlagen der **Food and Drug Administration** FDA
●: Informationen in Zulassungsunterlagen der **European Medicines Agency** EMA
●: Informationen in Zulassungsunterlagen von **Health Canada Santé Canada** HCSC

13.1 UDP-Glucuronosyltransferase (UGT1A1)-Varianten und seine klinischen Konsequenzen beim Einsatz von Atazanavir

Wirkstoff: Atazanavir

Tab. 13.2: Übersicht über Guidelines, die für den Wirkstoff vorliegen

Wirkstoff	UGT1A1-Substrat
Atazanavir	●

●: Guideline des **Clinical Pharmacogenetics Implementation Consortiums** CPIC

Atazanavir ist ein HIV-Proteasehemmer zur Behandlung von HIV-1-Infektionen. Der Wirkstoff verhindert die Prozessierung des viralen Gag-Pol-Polyproteins, so dass keine reifen Viruspartikel gebildet werden können.

Atazanavir ist ein starker Inhibitor der UGT1A1. Liegen aufgrund von inaktivierenden Mutationen verminderte Enzymspiegel vor, können unter Gabe von Atazanavir Symptome einer Gelbsucht auftreten, die Patienten verunsichern können. Dieses Problem greift das CPIC auf, das eine Richtlinie für die Anwendung von Atazanavir publiziert hat.

Tab. 13.3: Dosisempfehlungen des CPIC für Atazanavir auf Basis der UGT1A1-Phänotypen (Gammal et al., 2015)

Wahrscheinlicher Phänotyp	Konsequenz	Beispiel-Diplotypen	Empfehlung (Grad der Empfehlung)
Extensiver Metabolisierer (EM)	2 Wildtyp-Allele (*1) und oder Allele mit erhöhter Aktivität (*36); oder Homozygote, die an SNP rs887829 je ein C-Allel tragen (CC).	*1/*1; *1/*36; *36/*36; rs887829 CC	Atazanavir kann wie empfohlen eingesetzt werden.
Intermediärer Metabolisierer (IM)	1 Wildtyp-Allele (*1) und oder 1 Allel mit erhöhter Aktivität (*36) plus 1 Allel mit verminderter Funktion (*6, *28, *37); oder Heterozygote, die an SNP rs887829 ein C- und ein T-Allel tragen.	*1/*28; *1/*37; *36/*28; *36/*37; rs887829 CT, *1/*6	Atazanavir kann wie empfohlen eingesetzt werden. Allerdings sollten die Patienten informiert werden, dass Zeichen einer Gelbsucht auftreten können.
Langsamer Metabolisierer (PM)	2 Allele mit verminderter Funktion (*6, *28, *37); oder Homozygote, die an SNP rs887829 je ein T-Allel tragen (*80/*80)	*28/*28; *28/*37; *37/*37; rs887829 TT (*80/*80), *6/*6	Man sollte auf einen anderen Wirkstoff ausweichen, wenn der Patient Bedenken hinsichtlich möglicher Symptome einer Gelbsucht erkennen lässt.

13.2 Der CCR5-HIV-Tropismus als Voraussetzung für den Einsatz von Maraviroc

Wirkstoff: Maraviroc

Tab. 13.4: Übersicht über Guidelines, die für den Wirkstoff vorliegen

Wirkstoff	HIV-Tropismus
Maraviroc	●●●

●: Informationen in Zulassungsunterlagen der **Food and Drug Administration** FDA
●: Informationen in Zulassungsunterlagen der **European Medicines Agency** EMA
●: Informationen in Zulassungsunterlagen von **Health Canada Santé Canada** HCSC

Maraviroc wird zur Behandlung von HIV-Infektionen und deren Folgen eingesetzt. Die Substanz wirkt als Entry-Inhibitor, der den menschlichen Chemokinrezeptor CCR5 selektiv blockiert und somit das Andocken von HI-Viren an menschliche Zellen, insbesondere Makrophagen, verhindert (Michaud et al., 2012).

Voraussetzung für den therapeutischen Einsatz von Maraviroc ist ein positiver Test auf Kombinationstherapie-resistente, an den CCR5-Rezeptor andockende CCR5-trope HI-Viren.

Bisher haben weder das CPIC noch die DPWG Guidelines zum Einsatz von Maraviroc erarbeitet.

Allerdings enthalten die Zulassungsunterlagen der FDA[1], der EMA[2] und von HCSC[3] Hinweise, dass vor dem Einsatz von Maraviroc eine Infektion mit CCR5-trope HI-Viren sicherzustellen ist.

13.3 IFNL3-Varianten im Zusammenhang mit einer PEG-interferon-alpha-Therapie mit und ohne HCV-Proteaseinhibitoren

Wirkstoffe:
Peginterferon alfa-2a, Peginterferon alfa-2b, Boceprevir, Simeprevir, Sofosbuvir, Telaprevir

Tab. 13.5: Übersicht über die Wirkstoffe, für die Guidelines und relevante Informationen in den Zulassungsunterlagen vorliegen

Wirkstoff	IFNL3
Peg-Interferon alfa-2a Peg-Interferon alfa-2b	●●
Boceprevir	●●●
Simeprevir	●●
Sofosbuvir	●
Telaprevir	●●

1 https://www.pharmgkb.org/label/PA166104803
2 https://www.pharmgkb.org/label/PA166104924
3 https://www.pharmgkb.org/label/PA166127689

●: Guideline des **Clinical Pharmacogenetics Implementation Consortiums** CPIC
●: Informationen in Zulassungsunterlagen der **Food and Drug Administration** FDA
●: Informationen in Zulassungsunterlagen der **European Medicines Agency** EMA
●: Informationen in Zulassungsunterlagen von **Health Canada Santé Canada** HCSC

Die Standardbehandlung für Hepatitis C ändert sich derzeit rapide. Bis vor Kurzem galt als Standardtherapie der Hepatitis C eine Behandlung mit pegylierten Alfa-Interferonen und Ribavirin. Eine solche Therapie dauerte in der Regel 48 Wochen, wobei wöchentlich Peg-Interferon-Injektionen erforderlich waren. Bei etwa der Hälfte der behandelten Patienten war diese Therapie so erfolgreich, dass sie als geheilt bezeichnet werden konnten. Allerdings war dies auch eine für den Patienten sehr fordernde Therapie, da sie häufige und manchmal lebensbedrohliche Nebenwirkungen verursachte.

Eine Nukleotid-Position im Interferon-lambda-3 (IFNL3 bzw. IL28B)-Gen (IL28B), die durch den SNP rs12979860 charakterisiert ist, hat sich als einer der wichtigsten Marker etabliert, mit Hilfe dessen sich bei bisher unbehandelten Patienten, die mit HCV-Genotyp 1 infiziert sind, ein sehr gutes Ansprechen auf PEG-Interferon-alfa abschätzen lässt.

IFNL3-Varianten

Homozygote Träger eines C-Allels im SNP rs12979860 (CC) reagieren deutlich besser auf eine Therapie mit PEG-Interferon-alfa als heterozygote CT-Allel-Träger oder homozygote TT-Allel-Träger für den SNP rs12979860.

Tab. 13.6: IFNL3-Phänotyp-/Genotyp-Korrelation zur Abschätzung eines Ansprechens auf eine Therapie mit PEG-Interferon alfa

Phänotyp	Beschreibung	Genotyp	Genotyp rs12979860
Guter Responder-Phänotyp	Erhöhte Wahrscheinlichkeit für ein Ansprechen auf eine Therapie mit PEG-Interferon alfa und Ribavirin.	Patienten, die zwei Allele tragen, die auf ein besseres Ansprechen auf die Therapie hindeuten.	CC
Schlechter Responder-Phänotyp	Geringere Wahrscheinlichkeit für ein Ansprechen auf eine Therapie mit PEG-Interferon alfa und Ribavirin verglichen	Patienten, die mindestens ein Allel tragen, das auf ein schlechteres Ansprechen auf die Therapie hindeutet.	CT oder TT

Seit Kurzem stehen neue antivirale Medikamente zur Verfügung. Diese direkt-antiviral wirksamen Arzneimittel (DAA) sind viel besser und zuverlässiger wirksam. Zudem sind sie sicherer und besser verträglich als die ältere Kombinationstherapie mit pegylierten Alfa-Interferonen und Ribavirin.

Tatsächlich lässt sich mit DAAs bei den meisten HCV-Patienten bereits nach 12 Wochen eine Heilung erzielen. Allerdings ist die Therapie extrem teuer.

Kombinationstherapie mit pegylierten Alfa-Interferonen und Ribavirin plus einem DAA in Abhängigkeit vom IFNL3-Genotyp

Mittlerweile ist fest etabliert, dass sich die Erfolge einer Behandlung von HCV-Genotyp-1-Infektionen mit pegylierten Alfa-Interferonen und Ribavirin deutlich verbessern lassen, wenn ein HCV-Proteaseinhibitor zusätzlich verabreicht wird. Darüber hinaus gilt der IFNL3-Genotyp als der bisher beste Prädiktor für ein Ansprechen auf eine PEG-IFN-α/Ribavirin-Therapie. Therapie-naive Patienten mit dem günstigen IFNL3-Genotyp zeigen deutlich höhere Response-Raten mit der Proteaseinhibitor-Kombination.

Dies ließ sich sehr gut in einer Phase-III-Studie demonstrieren. Bei Therapie-naiven Patienten, die mit Boceprevir in Kombination mit PEG-IFN-α und Ribavirin behandelt wurden, stellte sich ein nachhaltiges virales Ansprechen (SVR) bei 80–82 % der Patienten ein, wenn sie einen rs12979860 CC-Genotyp aufwiesen. Verglichen dazu lag die Ansprechrate 65–71 % bei bei CT-Patienten bzw. 59–65 % bei TT-Patienten (Poordad et al., 2012). Außerdem ließ sich aus einer multivariaten Regressionsanalyse der rs12979860 CC-Genotyp als ein wichtiger Prädiktor für eine SVR im Vergleich zu den CT- (Odds Ratio = 2,6, 95 % Konfidenzintervall = 1,3–5,1) und TT-Genotypen (Odds Ratio = 2,1, 95 % Konfidenzintervall = 1,2–3,7) ableiten.

Basierend auf diesen hoch signifikanten Korrelationen hat das CPIC eine Empfehlung für den Einsatz einer antiviralen HCV- Therapie mit PEG-Interferon alfa/Ribavirin mit bzw. ohne HCV-Proteasehemmer publiziert.

Tab. 13.7: Empfehlung des CPIC für den Einsatz einer antiviralen HCV-Therapie mit Peginterferon alfa-2a/Ribavirin bzw. Peginterferon alfa-2b/Ribavirin mit HCV-Proteasehemmer auf Basis von IFNL3-Allelen (Muir et al., 2014)

Genotyp rs12979860	**Phänotyp**	**Bedeutung für eine Therapie mit PEG-IFN alfa/RBV ohne Proteasehemmer**	**Bedeutung für eine Therapie mit einem Proteasehemmer plus PEG-IFN alfa/RBV**
CC	Guter Responder-Phänotyp.	Ca. 70 %ige Chance für ein nachhaltiges virales Ansprechen nach 48 Wochen. Dies sollte bei der Therapieentscheidung für eine Therapie mit PEG-IFN alfa/Ribavirin berücksichtigt werden.	Ca. 90 %ige Chance für ein nachhaltiges virales Ansprechen nach 24–48 Wochen. Bei ca. 80–90 % dieser Patienten kann die Therapiedauer auf 24–28 Wochen verkürzt werden. Dies spricht für eine Kombinationstherapie unter Einschluss von PEG-IFN alfa/Ribavirin.
CT oder TT	Schlechter Responder-Phänotyp.	Ca. 30 %ige Chance für ein nachhaltiges virales Ansprechen nach 48 Wochen. Dies sollte bei der Therapieentscheidung für eine Therapie mit PEG-IFN alfa/Ribavirin berücksichtigt werden.	Ca. 60 %ige Chance für ein nachhaltiges virales Ansprechen nach 24–48 Wochen. Bei ca. 50 % dieser Patienten kann die Therapiedauer auf 24–28 Wochen verkürzt werden. Dies sollte bei der Therapieentscheidung für eine Kombination mit PEG-IFN alfa/Ribavirin berücksichtigt werden.

Anzumerken ist, dass die hier aufgeführte Richtlinie durch die rasante Entwicklung bei den *direct-acting antiviral agents* (DAAs) wohl immer mehr an Relevanz verliert. Jüngere Daten mit den neuen DAAs scheinen eine Therapie mit PEG-IFN alfa immer bedeutungsloser zu machen.

Die Zulassungsunterlagen der FDA[1], enthalten ebenfalls Hinweise auf eine IL28B-Problematik im Zusammenhang mit einer PEG-Interferon-alfa-Therapie.

Die Zulassungsunterlagen der FDA enthalten ebenfalls Hinweise auf eine IL28B-Problematik im Zusammenhang mit einer Kombinationstherapie mit PEG-Interferon-alfa/Ribavirin plus Boceprevir[2], Simeprevir[3], Sofosbuvir[4], Telaprevir[5].

1 https://www.pharmgkb.org/label/PA166104801
2 https://www.pharmgkb.org/label/PA166104855
3 https://www.pharmgkb.org/label/PA166122592
4 https://www.pharmgkb.org/label/PA166122594
5 https://www.pharmgkb.org/label/PA166104867

Die Zulassungsunterlagen der EMA enthalten ebenfalls Hinweise auf eine IL28B-Problematik im Zusammenhang mit einer Kombinationstherapie mit PEG-Interferon-alfa/Ribavirin plus Boceprevir[1], Telaprevir[2].

Die Zulassungsunterlagen von HCSC enthalten ebenfalls Hinweise auf eine IL28B-Problematik im Zusammenhang mit einer Kombinationstherapie mit PEG-Interferon-alfa/Ribavirin plus Boceprevir[3], Simeprevir[4].

13.4 Ribavirin – das HLA-Allel HLA-B*44 und die IFNL3-Varianten

Wirkstoff: Ribavirin

Tab. 13.8: Übersicht über die Guidelines, die für den Einsatz von Ribavirin vorliegen

Wirkstoff	HLA-B*44	IFNL3
Ribavirin	● (grün)	● (orange)

● (orange): Guideline des **Clinical Pharmacogenetics Implementation Consortiums** CPIC
● (grün): Guideline der **Dutch Pharmacogenetics Working Group** DPWG

Ribavirin ist ein Prodrug, das intrazellulär sehr effizient durch die Adenosin-Kinase in Ribavirin-Mono-, -Di-, und -Triphosphate umgewandelt wird. Ribavirin-Triphosphat (RTP) ist ein potenter kompetitiver Inhibitor der Inosin-Monophosphat (IMP)-Dehydrogenase, der viralen RNA-Polymerase und der Messenger-RNA (mRNA)-Guanylyltransferase, wodurch das Capping der mRNA nicht mehr möglich ist. Das Nukleotid wird zudem in die genomische RNA von RNA-Viren integriert. Alle diese Eigenschaften führen dazu, dass die intrazelluläre GTP-Konzentration stark abnimmt, wodurch wiederum die virale RNA- und Proteinsynthese relevant gehemmt wird. Ferner führt der Einbau von RMP in die viralen Genome zu letalen Mutationen und in der Folge zu einer Abnahme der Viruszahl.

Ribavirin entfaltet Wirksamkeit gegenüber DNA- wie RNA-Viren. Am besten etabliert ist Ribavirin in Kombination mit pegyliertem Alfa-Interferon zur Behandlung der Hepatitis B und der Hepatitis C.

1 https://www.pharmgkb.org/label/PA166104855
2 https://www.pharmgkb.org/label/PA166114378
3 https://www.pharmgkb.org/label/PA166127640
4 https://www.pharmgkb.org/label/PA166127710

Ribavirin und die HLA-B*44-Problematik

Es gibt Hinweise, dass eine Therapie mit Ribavirin am besten bei HLA-B*44-Allel-Trägern wirkt (Romero-Gómez et al., 2003). Die DPWG hat die Literatur zu den Dosisempfehlungen für Ribavirin basierend auf HLA-B*44-Status ausgewertet.

Obwohl Träger eines HLA-B*44-Allels wohl besser auf eine Therapie ansprechen als HLA-B*44-negative Patienten, kommt die Expertengruppe zu dem Ergebnis, dass derzeit keine Dosisanpassung empfohlen werden sollte, auch weil ~90 % der Bevölkerung dieses HLA-B*44-Allel nicht besitzen und weil mittlerweile bessere Behandlungsoptionen zur Verfügung stehen.

Tab. 13.9: Empfohlene Dosierungen der DPWG von Ribavirin abhängig vom HLA-B*44-Haplotyp (Swen et al., 2011)

Genotyp	Therapieempfehlung
HLA-B*44	Keine

IFNL3-Varianten

Homozygote Träger eines C-Allels im SNP rs12979860 (CC) reagieren deutlich besser auf eine Therapie mit PEG-Interferon alfa als heterozygote CT-Allel-Träger oder homozygote CC-Allel-Träger für den SNP rs12979860.

Tab. 13.10: IFNL3-Phänotyp-/Genotyp-Korrelation zur Abschätzung eines Ansprechens auf eine Therapie mit PEG-Interferon alfa

Phänotyp	Beschreibung	Genotyp	Genotyp rs12979860
Guter Responder-Phänotyp	Erhöhte Wahrscheinlichkeit für ein Ansprechen auf eine Therapie mit PEG-Interferon-alfa und Ribavirin.	Patienten, die zwei Allele tragen, die auf ein besseres Ansprechen auf die Therapie hindeuten.	CC
Schlechter Responder-Phänotyp	Geringere Wahrscheinlichkeit für ein Ansprechen auf eine Therapie mit PEG-Interferon-alfa und Ribavirin.	Patienten, die mindestens ein Allel tragen, das auf ein schlechteres Ansprechen auf die Therapie hindeutet.	CT oder TT

Basierend auf diesen hoch signifikanten Korrelationen hat das CPIC eine Empfehlung für den Einsatz einer antiviralen HCV- Therapie mit PEG-Interferon-alfa publiziert.

Tab. 13.11: Empfehlung des CPIC für den Einsatz einer antiviralen HCV-Therapie mit Peginterferon alfa-2a/Ribavirin bzw. Peginterferon alfa-2b/Ribavirin mit HCV-Proteasehemmer auf der Basis von IFNL3-Allelen (Muir et al., 2014)

Genotyp rs12979860	Phänotyp	Bedeutung für eine Therapie mit PEG-IFN alfa/RBV ohne Proteasehemmer	Bedeutung für eine Therapie mit einem Proteasehemmer plus PEG-IFN alfa/RBV
CC	Guter Responder-Phänotyp.	Ca. 70 %ige Chance für ein nachhaltiges virales Ansprechen nach 48 Wochen. Dies sollte bei der Therapieentscheidung für eine Therapie mit PEG-IFN alfa/Ribavirin berücksichtigt werden.	Ca. 90 %ige Chance für ein nachhaltiges virales Ansprechen nach 24–48 Wochen. Bei ca. 80–90 % dieser Patienten kann die Therapiedauer auf 24–28 Wochen verkürzt werden. Dies spricht für eine Kombinationstherapie unter Einschluss von PEG-IFN alfa/Ribavirin.
CT oder TT	Schlechter Responder-Phänotyp	Ca. 30 %ige Chance für ein nachhaltiges virales Ansprechen nach 48 Wochen. Dies sollte bei der Therapieentscheidung für eine Therapie mit PEG-IFN alfa/Ribavirin berücksichtigt werden.	Ca. 60 %ige Chance für ein nachhaltiges virales Ansprechen nach 24–48 Wochen. Bei ca. 50 % dieser Patienten kann die Therapiedauer auf 24–28 Wochen verkürzt werden. Dies sollte bei der Therapieentscheidung für eine Kombination mit PEG-IFN alfa/Ribavirin berücksichtigt werden.

Literatur

Gammal RS, Court MH, Haidar CE, Iwuchukwu OF, Gaur AH, Alvarellos M, Guillemette C, Lennox JL, Whirl-Carrillo M, Brummel S, Ratain MJ, Klein TE, Schackman BR, Caudle KE, Haas DW (2015) Clinical Pharmacogenetics Implementation Consortium (CPIC) guideline for UGT1A1 and atazanavir prescribing. Clin Pharmacol Ther 99: 363–369.

Michaud V, Bar-Magen T, Turgeon J, Flockhart D, Desta Z, Wainberg MA (2012) The dual role of pharmacogenetics in HIV treatment: mutations and polymorphisms regulating antiretroviral drug resistance and disposition. Pharmacol Rev 64: 803–833.

Muir AJ, Gong L, Johnson SG, Michael L, Ming T, Williams MS, Klein TE, Caudle KE, Nelson DR (2014) Clinical Pharmacogenetics Implementation Consortium (CPIC) guidelines for IFNL3 (IL28B) genotype and peginterferon alpha based regimens. Clin Pharmacol Ther 95: 141–146.

Poordad F et al. SPRINT-2 and RESPOND-2 Investigators (2012) Factors that predict response of patients with hepatitis C virus infection to boceprevir. Gastroenterology 143: 608–618.e1.

Swen JJ, Nijenhuis M, de Boer A, Grandia L, Maitland-van der Zee AH, Mulder H, Rongen GA, van Schaik RH, Schalekamp T, Touw DJ, van der Weide J, Wilffert B, Deneer VH, Guchelaar HJ (2011) Pharmacogenetics: from bench to byte – an update of guidelines. Clin Pharmacol Ther 89: 662–673.

14 Pharmakogenetische Probleme beim Einsatz von Antidiabetika: Sulfonylharnstoffe

Wirkstoffe:
Glibenclamid, Gliclazid, Glimepirid, Gliquidon, Tolbutamid

Zur Behandlung des Diabetes mellitus Typ 2 (T2DM) stehen unterschiedliche Gruppen oraler Antidiabetika Verfügung (Matthaei et al., 2009). Als Mittel der ersten Wahl werden das Biguanid Metformin oder Sulfonylharnstoffe in der Therapie verwendet. Zusätzlich stehen noch andere orale Antidiabetika mit unterschiedlichen Wirkmechanismen, wie Glinide, Thiazolidindione oder Inhibitoren der Dipeptidyl-Peptidase IV (DPP-IV) zur Verfügung.

In der Praxis hat sich gezeigt, dass Wirkungen und Nebenwirkungen oraler Antidiabetika großen interindividuellen Schwankungen unterliegen, was bei Sulfonylharnstoffen vor allem zur Gefahr, eine Hypoglykämie zu erleiden, und zum Nichterreichen einer ausreichenden Blutzuckersenkung führen kann. Dies liegt auch an unterschiedlichen Genvarianten der für die Wirksamkeit und Verträglichkeit von oralen Antidiabetika relevanten Proteine.

Am besten untersucht sind in diesem Zusammenhang die Sulfonylharnstoffe, für die die **Dutch Pharmacogenetics Working Group** DPWG auch Guidelines erarbeitet hat, die allerdings eher für die Probleme sensibilisieren als klare Dosisanweisungen zu geben.

Eine Übersicht über die Wirkstoffe, für die die **Dutch Pharmacogenetics Working Group** DPWG Guidelines erarbeitet habt und für die in den Zulassungsunterlagen relevante Informationen vorliegen, zeigt Tabelle 14.1.

Tab. 14.1: Übersicht über die Wirkstoffe, für die Guidelines und relevante Informationen in den Zulassungsunterlagen vorliegen

Wirkstoff	CYP2C9-Substrat	G6PD-Defizienz
Glibenclamid	●	●●
Gliclazid	●	
Glimepirid	●	●●●
Gliquidon	○	○
Tolbutamid	●	

○: Keine Guideline oder Empfehlung einer Fachgesellschaft
●: Guideline der **Dutch Pharmacogenetics Working Group** DPWG
●: Informationen in Zulassungsunterlagen der **Food and Drug Administration** FDA
●: Informationen in Zulassungsunterlagen der **European Medicines Agency** EMA
●: Informationen in Zulassungsunterlagen von **Health Canada Santé Canada** HCSC

Sulfonylharnstoffe stimulieren die Insulinsekretion in pankreatischen Beta-Zellen durch Bindung an den Sulfonylharnstoffrezeptor SUR1. Dies führt zum Verschluss des ATP-abhängigen Kaliumkanals Kir6.2 und in Folge zur einer Depolarisation der β-Zellmembranen. Dadurch kommt es zu einem vermehrten Calcium-Einstrom und schließlich zur Freisetzung von Insulin aus sekretorischen Vesikeln (Abb. 14.1).

Sulfonylharnstoffe und CYP-Enzyme

Glibenclamid (in den angelsächsischen Ländern Glyburide genannt) ist ein Sulfonylharnstoff der zweiten Generation. Der Wirkstoff ist durch eine lange Eliminationshalbwertszeit von etwa 2 bis 10 Stunden gekennzeichnet, er wird stark in der Leber durch CYP2C9 metabolisiert. Die beiden Hauptmetabolite sind cis- und trans-3-Hydroxyglibenclamid. Sie werden zu 50 % renal eliminiert und besitzen eine deutliche antiglykämische Aktivität (Rydberg et al., 1994).

Wegen der langen Halbwertszeit und den aktiven Metaboliten besteht bei Therapie mit Glibenclamid ein hohes Risiko für eine Hypoglykämie. Dies gilt besonders für multimorbide geriatrische Patienten (Holstein et al., 2003).

Gliclazid hat eine sehr lange Eliminationshalbwertszeit von bis zu 20 Stunden. Es wird hauptsächlich durch CYP2C9 vollständig zu inaktiven Metaboliten abgebaut. Daneben scheint aber auch CYP2C19 an der Biotransformation von Gliclazid beteiligt zu sein (Elliot et al., 2007). Da Polymorphismen in CYP2C9 einen entscheidenden Einfluss auf die Pharmakokinetik der anderen Substanzen der Wirkstoffklasse haben, ist anzunehmen, dass dies auch bei Gliclazid der Fall ist.

Glimepirid wird von allen Sulfonylharnstoffen am häufigsten verordnet. Im Gegensatz zu Glibenclamid bindet es an die 65-kDa-Untereinheit des SUR1 und hat mit etwa 5 bis 8 Stunden eine etwas kürzere Halbwertszeit. Auch Glimepirid wird über CYP2C9 metabolisiert, wobei sich als Hauptmetabolit ein Hydroxyderivat bildet, das etwa 30 % der Aktivität der Ursprungsverbindung besitzt. Genetische Variationen im CYP2C9-Gen scheinen daher zu ähnlichen Unterschieden in der Pharmakokinetik zu führen wie bei den zuvor dargestellten Sulfonylharnstoffen.

Gliquidon hat im Vergleich zu den anderen Substanzen der Wirkstoffgruppe eine sehr kurze Halbwertszeit. Es wird in der Leber nahezu vollständig metabolisiert, wobei

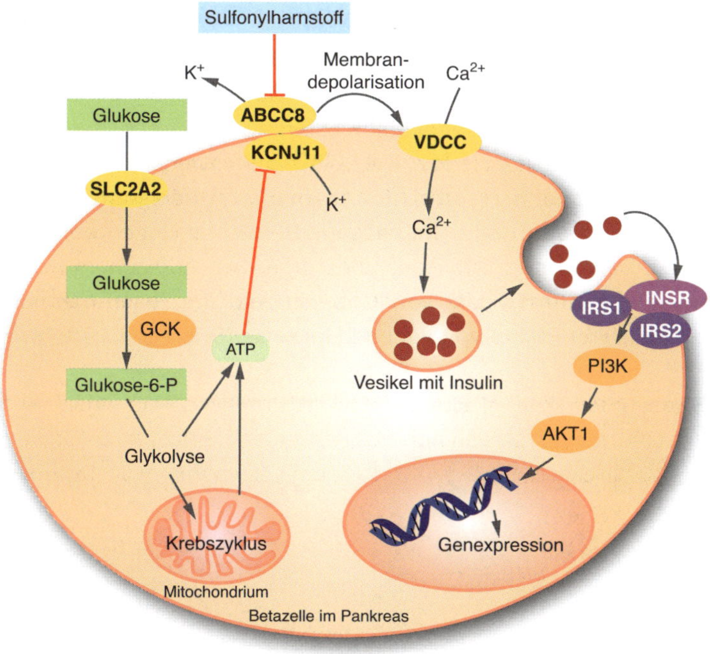

Abb. 14.1: Wirkmechanismus der Sulfonylharnstoffe (modifiziert nach Whirl-Carillo et al., 2012)

durch Demethylierung und Hydroxylierung Metabolite entstehen, die nur noch eine sehr geringe hypoglykämische Aktivität besitzen.

Gliquidon wird primär durch CYP3A4 und erst nachrangig durch CYP2C9, CYP2D6 und CYP2C19 metabolisiert (He et al., 2014).

Tolbutamid ist ein Sulfonylharnstoff der ersten Generation. Der Wirkstoff wird in der Therapie kaum noch eingesetzt, hat aber seine Bedeutung, da er als Prototyp der Substanzklasse gilt.

Tolbutamid besitzt eine Bioverfügbarkeit von über 85 % und unterliegt einem ausgeprägten Metabolismus zu 4-Hydroxy-Tolbutamid, der hauptsachlich durch das Cytochrom-P450-Enzym CYP2C9 katalysiert wird. In einer neueren populationsbasierten Kohorten-Studie wurde festgestellt, dass Patienten mit Diabetes mellitus, die Träger des CYP2C9*3-Allels sind, in der Therapie niedrigere Tolbutamid-Dosen benötigen (Becker et al., 2008), was auf eine verlängerte und verstärkte Wirkung des Tolbutamids in Patienten mit funktionsvermindertem CYP2C9-Enzym hindeutet.

Sulfonylharnstoffe und Glukose-6-Phosphat-Dehydrogenase-Defizienz

Obwohl Sulfonylharnstoffe nicht zu den klassischen Auslösern einer hämolytischen Anämie bei Glukose-6-phosphat-Dehydrogenase-Mangel gehören, muss doch in Einzelfällen damit gerechnet werden. Daher sollten Sulfonylharnstoff-haltige Arzneimittel bei Patienten, die an G6PD-Mangel leiden, mit Vorsicht angewendet und die Patienten über mögliche Symptome einer hämolytischen Anämie aufgeklärt werden. Gegebenenfalls sollte eine Sulfonylharnstoff-freie Alternative in Betracht gezogen werden.

Die DPWG gibt für den Einsatz von Glibenclamid im Zusammenhang mit dem CYP2C9-Metabolisierer-Phänotyp folgende Hinweise (Swen et al., 2011):

Tab. 14.3: Dosisempfehlungen der DPWG für Glibenclamid auf Basis der CYP2C9-Phänotypen (Swen et al., 2011)

Phänotyp	Glibenclamid
CYP2C9 *1/*2	Keine.
CYP2C9 *2/*2	Keine.
CYP2C9 *1/*3	Keine.
CYP2C9 *2/*3	Keine.
CYP2C9 *3/*3	Keine.

Tab. 14.4: Dosisempfehlungen der DPWG für Gliclazid auf Basis der CYP2C9-Phänotypen (Swen et al., 2011).

Phänotyp	Gliclazid
CYP2C9 *1/*2	Keine.
CYP2C9 *2/*2	Keine.
CYP2C9 *1/*3	Keine.
CYP2C9 *2/*3	Keine.
CYP2C9 *3/*3	Keine.

Tab. 14.5: Dosisempfehlungen der DPWG für Glimepirid auf Basis der CYP2C9-Phänotypen (Swen et al., 2011).

Phänotyp	Glimepirid
CYP2C9 *1/*2	Keine.
CYP2C9 *2/*2	Keine.
CYP2C9 *1/*3	Keine.
CYP2C9 *2/*3	Keine.
CYP2C9 *3/*3	Keine.

Tab. 14.6: Dosisempfehlungen der DPWG für Tolbutamid auf Basis der CYP2C9-Phänotypen (Swen et al., 2011).

Phänotyp	Tolbutamid
CYP2C9 *1/*2	Keine.
CYP2C9 *2/*2	Keine.
CYP2C9 *1/*3	Keine.
CYP2C9 *2/*3	Keine.
CYP2C9 *3/*3	Keine.

Die Zulassungsunterlagen der FDA[1] und von HCSC[2] enthalten Informationen Zum Einsatz von Glibenclamid bei Patienten mit einer G6PD-Defizienz.

Die Zulassungsunterlagen der FDA[3], der EMA[4] und von HCSC[5] enthalten Informationen Zum Einsatz von Glimepirid bei Patienten mit einer G6PD-Defizienz.

Literatur

Becker ML, Visser LE, Trienekens PH, Hofman A et al. (2008) Cytochrome P450 2C9 *2 and *3 polymorphisms and the dose and effect of sulfonylurea in type II diabetes mellitus. Clin Pharmacol Ther 83: 288–292.

Elliot DJ, Suharjono Lewis BC, Gillam EM et al. (2007) Identification of the human cytochromes P450 catalysing the rate-limiting pathways of gliclazide elimination. Br J Clin Pharmacol 64: 450–457.

He F, Li Y, Zeng C, Xia C, Xiong Y, Zhang H, Huang S, Liu M (2014) Contribution of cytochrome P450 isoforms to gliquidone metabolism in rats and human. Xenobiotica 44: 229–234.

Holstein A, Plaschke A, Hammer C, Egberts EH (2003) Characteristics and time course of severe glimepiride- versus glibenclamide-induced hypoglycaemia. Eur J Clin Pharmacol 59: 91–97.

Matthaei S, Bierwirth R, Fritsche A, Gallwitz B, Häring H-U, Joost H-G, Kellerer M, Kloos C, Kunt T, Nauck M, Schernthaner G, Siegel E, Thienel F (2009) Medikamentöse antihyperglykämische Therapie des Diabetes mellitus Typ 2. Update der evidenzbasierten Leitlinie der Deutschen Diabetes-Gesellschaft (2009) Diabetologie 4: 32–64.

Rydberg, T, Jonsson, A, Roder, M, Melander, A (1994) Hypoglycemic activity of glyburide (glibenclamide) metabolites in humans. Diabetes Care 17: 1026–1030.

Whirl-Carrillo M, McDonagh EM, Hebert JM, Gong L, Sangkuhl K, Thorn CF, Altman RB, Klein TE (2012). Pharmacogenomics knowledge for personalized medicine. Clin Pharmacol Ther 92: 414–417.

1 https://www.pharmgkb.org/label/PA166104881
2 https://www.pharmgkb.org/label/PA166127677
3 https://www.pharmgkb.org/label/PA166105147
4 https://www.pharmgkb.org/label/PA166120370
5 https://www.pharmgkb.org/label/PA166127678

15 Pharmakogenetische Probleme bei der Behandlung der gastroösophagealen Refluxkrankheit: Protonenpumpenhemmer

Wirkstoffe:
Esomeprazol, Lansoprazol, Omeprazol, Pantoprazol, Rabeprazol

Protonenpumpenhemmer inaktivieren die H^+/K^+-ATPase in den Belegzellen der Magenschleimhaut irreversibel, wodurch die Sekretion von Protonen in den Magen und somit die Entstehung von Salzsäure unterbunden wird. Die Wirkstoffe erreichen ihren Wirkort nach Resorption aus dem Gastrointestinaltrakt durch Aufnahme über die basolaterale Zellmembran der Belegzelle. Im sauren Milieu der membranständigen Canaliculi werden die Substanzen durch Anlagerung eines Protons in die aktive Form (Sulfenamid-Form) überführt. Durch Ausbildung einer Disulfidbrücke mit der H^+/K^+-ATPase wird das Enzym irreversibel blockiert (Suizid-Inhibition). Die Säuresekretion kommt erst wieder in Gang, wenn neue H^+/K^+-ATPasen synthetisiert werden.

Indiziert sind Protonenpumpenhemmer zur Kurzzeit- oder Dauertherapie bei saurem Aufstoßen, Sodbrennen oder anderen gastroösophagealen Refluxerkrankungen (GERD). Eine wichtige Indikation ist zudem die Eradikationstherapie von *Helicobacter pylori* sowie eine Ulkus-Therapie und -Prophylaxe.

Alle PPI werden rasch hepatisch eliminiert ($t_{1/2} = 0{,}5$ bis 2 h), für die Biotransformation ist hauptsächlich das polymorph exprimierte Cytochrom-P450-Enzym CYP2C19 verantwortlich. Ein kleinerer Teil der Dosis wird durch CYP3A4 metabolisiert.

Da nur 60 % bis 65 % der kaukasischen Bevölkerung Träger von zwei Wildtyp-Allelen von CYP2D19 sind (EM), muss mit einem heterogenen Ansprechen auf PPIs gerechnet werden. Die 30 % bis 35 % der Personen, die nur ein Wildtyp-Allel besitzen (hetEM), und vor allem die 2 % bis 4 % der Patienten, bei denen nur mutierte Allele mit fehlender Enzymaktivität vorliegen (PM), ist die Clearance (CL) der PPIs deutlich verlangsamt.

Eine Übersicht über die Wirkstoffe, für die die **Dutch Pharmacogenetics Working Group** DPWG Guidelines erarbeitet hat und für die in den Zulassungsunterlagen relevante Informationen vorliegen, zeigt Tabelle 15.1.

Tab. 15.1: Übersicht über die Wirkstoffe, für die Guidelines und relevante Informationen in den Zulassungsunterlagen vorliegen

Wirkstoff	CYP2C19-Substrat
Esomeprazol	● DPWG ● FDA ● EMA ● HCSC
Lansoprazol	● DPWG ● FDA
Omeprazol	● DPWG ● FDA ● HCSC
Pantoprazol	● DPWG ● FDA
Rabeprazol	● DPWG ● FDA ● HCSC

●: Guideline der **Dutch Pharmacogenetics Working Group** DPWG
●: Informationen in Zulassungsunterlagen der **Food and Drug Administration** FDA
●: Informationen in Zulassungsunterlagen der **European Medicines Agency** EMA
●: Informationen in Zulassungsunterlagen von **Health Canada Santé Canada** HCSC

Etwa 40 % der Bevölkerung in den Industrienationen sind von gastrointestinalen Beschwerden betroffen. Der größte Anteil dieser Beschwerden geht als säureassoziiertes Krankheitsgeschehen auf gastroösophageale Refluxkrankheiten (gastroesophageal reflux disease; GERD) zurück. Leichte Symptome wie Sodbrennen, saures Aufstoßen, Schluck- oder Oberbauchbeschwerden können rasch in respiratorische Symptome münden (z. B. Husten, Heiserkeit oder Asthma).

Zur Behandlung dieser Symptome werde heute in großem Umfang Protonenpumpenhemmer eingesetzt. Fünf Wirkstoffe (Esomeprazol, Lansoprazol, Omeprazol, Pantoprazol, Rabeprazol) stehen zur Verfügung.

Metabolismus

Am besten untersucht ist die Verstoffwechslung von Omeprazol und Esomeprazol. Über CYP3A4 werden bei Omeprazol 3′-Hydroxymethyl- und Sulfonderivate gebildet. Von größerer Bedeutung sind allerdings die Verstoffwechslungen über CYP2C19, die zu 5-Desmethyl- und insbesondere zu 5′-Hydroxymethylderivaten führen. Interessanterweise zeigt die Metabolisierung von Omeprazol eine stereoselektive Differenzierung. Das 5′-Hydroxymethylderivat wird etwa zehnfach weniger beim Esomeprazol als bei seinem Enantiomer (R)-Omeprazol gebildet. Dagegen entstehen bei Esomeprazol stärker als beim (R)-Omeprazol das Sulfon und das 5-Desmethylderivat (Abb. 15.1).

Lansoprazol wird zu nahezu gleichen Teilen über CYP2C19 zum 5-Hydroxyderivat und über CYP3A4 zum Sulfon oxidiert.

Pantoprazol wird über CYP2C19 demethyliert und nachfolgend sulfatiert. In geringerem Maße wird Pantoprazol über CYP3A4 zum Sulfon metabolisiert.

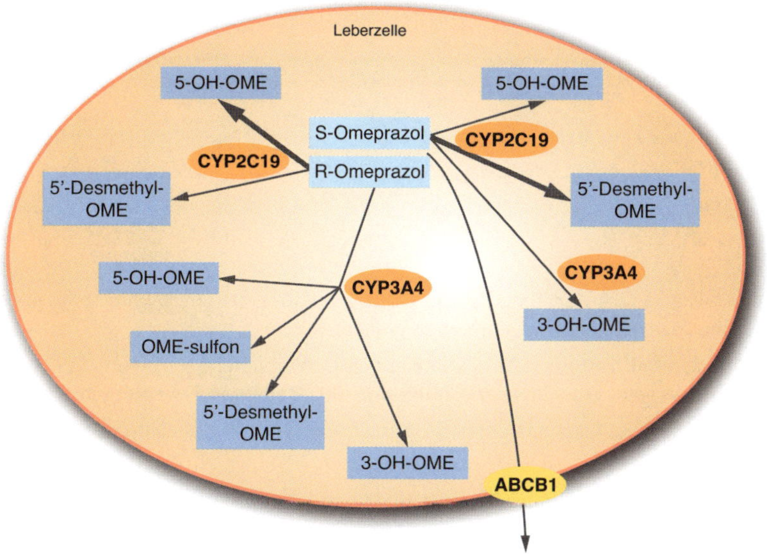

Abb. 15.1: Metabolismus von Omeprazol (modifiziert nach Whirl-Carrillo et al. 2012).

Rabeprazol wird bevorzugt in einem nicht-enzymatischen Prozess zum Thioether umgewandelt. In geringem Maß finden auch eine durch CYP2C19 katalysierte Demethylierung oder eine über CYP3A4 katalysierte Bildung des Sulfons statt.

Die DPWG gibt für den Einsatz der PPIs im Zusammenhang mit dem CYP2C19-Metabolisierer-Phänotyp folgende Empfehlung (Swen et al., 2011):

Tab. 15.2: Dosisempfehlungen der DPWG für Esomeprazol auf Basis der CYP2C19-Phänotypen (Swen et al., 2011)

Phänotyp	Esomeprazol
CYP2C19 PM (*2/*2, *2/*3, *3/*3)	Keine.
CYP2C19 IM (*1/*2, *1/*3, *17/*2, *17/*3)	Keine.
CYP2C19 UM (*17/*17)	*Helicobacter-pylori*-Eradikation: Dosis auf 200 % erhöhen. Man sollte auf ein unzureichendes Ansprechen gefasst sein. Andere Indikationen: Man sollte auf ein unzureichendes Ansprechen gefasst sein. Eine Dosiserhöhung auf 200 % sollte in Erwägung gezogen werden.

Tab. 15.3: Dosisempfehlungen der DPWG für Omeprazol auf Basis der CYP2D19-Phänotypen (Swen et al., 2011)

Phänotyp	Omeprazol
CYP2C19 PM (*2/*2, *2/*3, *3/*3)	Keine.
CYP2C19 IM (*1/*2, *1/*3, *17/*2, *17/*3)	Keine.
CYP2C19 UM (*17/*17)	*Helicobacter-pylori*-Eradikation: Dosis auf 200 % erhöhen. Man sollte auf ein unzureichendes Ansprechen gefasst sein. Andere Indikationen: Man sollte auf ein unzureichendes Ansprechen gefasst sein. Eine Dosiserhöhung auf 200 % sollte in Erwägung gezogen werden.

Tab. 15.4: Dosisempfehlungen der DPWG für Lansoprazol auf Basis der CYP2D19-Phänotypen (Swen et al., 2011).

Phänotyp	Lansoprazol
CYP2C19 PM (*2/*2, *2/*3, *3/*3)	Keine.
CYP2C19 IM (*1/*2, *1/*3, *17/*2, *17/*3)	Keine.
CYP2C19 UM (*17/*17)	*Helicobacter-pylori*-Eradikation: Dosis auf 200 % erhöhen. Man sollte auf ein unzureichendes Ansprechen gefasst sein. Andere Indikationen: Man sollte auf ein unzureichendes Ansprechen gefasst sein. Eine Dosiserhöhung auf 200 % sollte in Erwägung gezogen werden.

Tab. 15.5: Dosisempfehlungen der DPWG für Pantoprazol auf Basis der CYP2D19-Phänotypen (Swen et al., 2011).

Phänotyp	Pantoprazol
CYP2C19 PM (*2/*2, *2/*3, *3/*3)	Keine
CYP2C19 IM (*1/*2, *1/*3, *17/*2, *17/*3)	Keine
CYP2C19 UM (*17/*17)	*Helicobacter-pylori*-Eradikation: Dosis auf 400 % erhöhen. Man sollte auf ein unzureichendes Ansprechen gefasst sein. Andere Indikationen: Man sollte auf ein unzureichendes Ansprechen gefasst sein. Eine Dosiserhöhung auf 400 % sollte in Erwägung gezogen werden.

Die Zulassungsunterlagen der FDA enthalten Informationen zum Einsatz von Esomeprazol[1], Lansoprazol[2], Omeprazol[3], Pantoprazol[4], Rabeprazol[5] im Kontext der CYP2C19-Problematik

Die Zulassungsunterlagen der EMA enthalten Informationen zum Einsatz von Esomeprazol[6] im Kontext der CYP2C19-Problematik

Die Zulassungsunterlagen von HCSC enthalten Informationen zum Einsatz von Esomeprazol[7], Omeprazol[8], Rabeprazol[9] im Kontext der CYP2C19-Problematik.

Literatur

Becker ML, Visser LE, Trienekens PH, Hofman A et al. (2008) Cytochrome P450 2C9 *2 and *3 polymorphisms and the dose and effect of sulfonylurea in type II diabetes mellitus. Clin Pharmacol Ther 83: 288–292.

Elliot DJ, Suharjono, Lewis BC, Gillam EM et al. (2007) Identification of the human cytochromes P450 catalysing the rate-limiting pathways of gliclazide elimination. Br J Clin Pharmacol 64: 450–457.

He F, Li Y, Zeng C, Xia C, Xiong Y, Zhang H, Huang S, Liu M. (2014). Contribution of cytochrome P450 isoforms to gliquidone metabolism in rats and human. Xenobiotica 44: 229–234.

Holstein A, Plaschke, A, Hammer, C, Egberts, EH (2003) Characteristics and time course of severe glimepiride- versus glibenclamide-induced hypoglycaemia. Eur J Clin Pharmacol 59: 91–97.

Rydberg, T, Jonsson, A, Roder, M, Melander, A (1994) Hypoglycemic activity of glyburide (glibenclamide) metabolites in humans. Diabetes Care 17: 1026–1030.

Whirl-Carrillo M, McDonagh EM, Hebert JM, Gong L, Sangkuhl K, Thorn CF, Altman RB, Klein TE (2012) Pharmacogenomics knowledge for personalized medicine. Clin Pharmacol Ther 92: 414–417.

1 https://www.pharmgkb.org/label/PA166104816
2 https://www.pharmgkb.org/label/PA166104898
3 https://www.pharmgkb.org/label/PA166104921
4 https://www.pharmgkb.org/label/PA166104901
5 https://www.pharmgkb.org/label/PA166104848
6 https://www.pharmgkb.org/label/PA166120286
7 https://www.pharmgkb.org/label/PA166127670
8 https://www.pharmgkb.org/label/PA166127698
9 https://www.pharmgkb.org/label/PA166127706

16 Pharmakogenetische Probleme beim Einsatz von Immunsuppressiva

Wirkstoffe:
Azathioprin, Tacrolimus

Die therapeutisch eingesetzten niedermolekularen Immunsuppressiva gehören unterschiedlichen Wirkstoffklassen an, interagieren mit verschiedenen Targets und greifen an verschiedenen Stellen bei Immunprozessen ein (Abb. 16.1). Eingesetzt werden sie im Wesentlichen bei Autoimmunerkrankungen und bei Organtransplantationen.

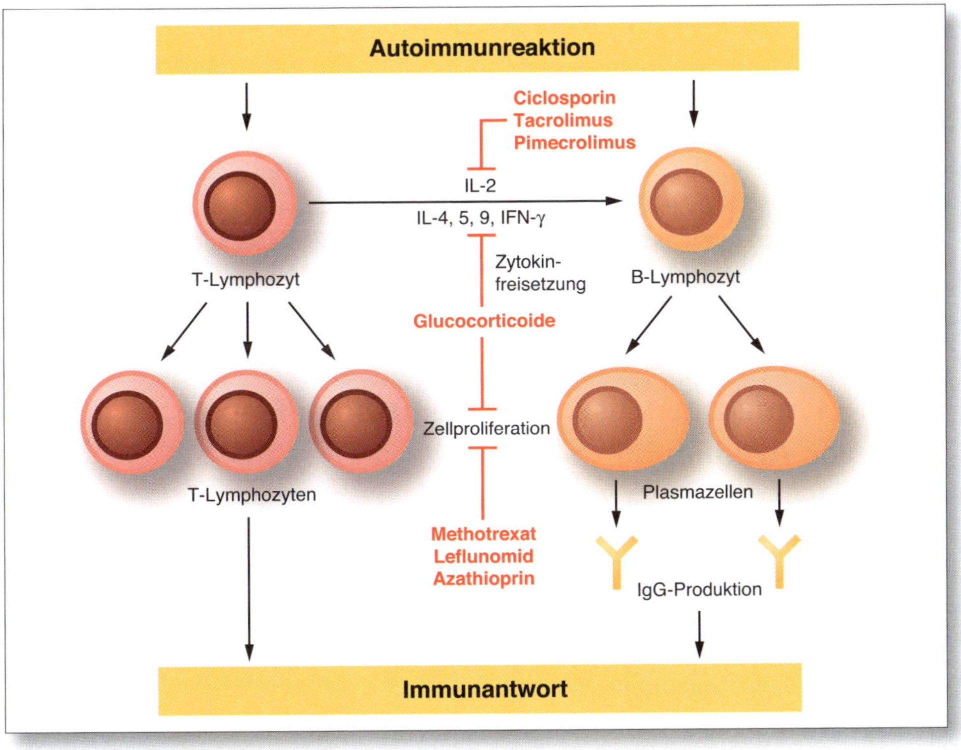

Abb. 16.1: **Angriffspunkte von Immunsuppressiva** (Steinhilber, 2005).

Wirkstoffe zur Immunsuppression lassen sich einteilen in:

- Glucocorticoide,
- Hemmstoffe der Calcineurin-Aktivierung (Ciclosporin, Tacrolimus, Pimecrolimus),
- TOR-Hemmer (Sirolimus, Everolimus),
- Hemmstoffe der DNA-Biosynthese (Zytostatika).

Relevant im Kontext pharmakogenetischer Betrachtungen sind derzeit nur Azathioprin und Tacrolimus. Eine Übersicht über die Wirkstoffe, für die Dosis-Guidelines erarbeitet wurden und für die in den Zulassungsunterlagen relevante Informationen vorliegen, zeigt Tabelle 16.1.

Tab. 16.1: Übersicht über die Wirkstoffe, für die Guidelines und relevante Informationen in den Zulassungsunterlagen vorliegen

Wirkstoff	TPMT-Substrat	CYP3A5-Substrat
Azathioprin	●●●●● (CPIC, DPWG, FDA, HCSC, PMDA)	
Tacrolimus		●● (CPIC, DPWG)

● (orange): Guideline des **Clinical Pharmacogenetics Implementation Consortiums** CPIC
● (grün): Guideline der **Dutch Pharmacogenetics Working Group** DPWG
● (rot): Informationen in Zulassungsunterlagen der **Food and Drug Administration** FDA
● (hellgrau): Informationen in Zulassungsunterlagen von **Health Canada Santé Canada** HCSC
● (dunkelgrau): Informationen in Zulassungsunterlagen der **Pharmaceuticals and Medical Devices Agency, Japan** PMDA

16.1 Pharmakogenetische Probleme beim Einsatz von Azathioprin

Informationen zu Azathioprin sind in Kapitel 11.1 zu finden.

16.2 Pharmakogenetische Probleme beim Einsatz von Tacrolimus

Wirkstoff: Tacrolimus

Tab. 16.2: Übersicht über Guidelines, die für den Wirkstoff vorliegen

Wirkstoff	CYP3A5-Substrat
Tacrolimus	● ●

●: Guideline des **Clinical Pharmacogenetics Implementation Consortiums** CPIC
●: Guideline der **Dutch Pharmacogenetics Working Group** DPWG

Die Bindung und Erkennung von (Auto-)Antigenen durch den T-Zell-Rezeptor auf der Oberfläche von T-Lymphozyten führt zur Aktivierung von Calcineurin, einer zytosolischen Proteinphosphatase, die den NF-AT (nukleärer Faktor aktivierter T-Zellen) dephosphoryliert, worauf dieser in den Zellkern transloziert und als Transkriptionsfaktor die Transkription von IL-2 und weiterer T-Zell-Zytokine wie IL-4 und IL-5 induziert. Ciclosporin, Tacrolimus und Pimecrolimus binden an sogenannte Immunophiline. Tacrolimus und Pimecrolimus interagieren mit dem Immunophilin FKBP-12, Ciclosporin mit Cyclophilin. Die Immunophilin-Wirkstoffkomplexe binden dann an Calcineurin und hemmen die Calcineurin-vermittelte Dephosphorylierung von NF-AT, wodurch letztendlich die Bildung und Freisetzung verschiedener Zytokine wie IL-2 und die T-Zell-Aktivierung unterdrückt wird (Abb. 16.1). Die Wirkstoffe werden bei T-Zell-vermittelten Immunerkrankungen eingesetzt. Sie haben sich u. a. bei Organtransplantationen und atopischer Dermatitis als wirksam erwiesen.

Tacrolimus ist ein Stoffwechselprodukt des Pilzes *Streptomyces tsukubaensis*, das keine Strukturverwandtschaft mit Ciclosporin aufweist. Tacrolimus wird sowohl dermal bei atopischer Dermatitis (Neurodermitis) als auch systemisch zur Prophylaxe der Transplantatabstoßung verwendet. Die Bioverfügbarkeit bei peroraler Gabe liegt bei 20 bis 22 %. Der Wirkstoff wird in der Leber durch CYP3A4 und CYP3A5 metabolisiert, wobei Demethylierung und Hydroxylierung an verschiedenen Positionen beobachtet wurden.

Die systemischen Konzentrationen von Tacrolimus sind stark vom CYP3A5-Genotyp beeinflusst, der in der Bevölkerung sehr variabel auftritt.

In mehr als 50 Studien bei Patienten, denen eine Niere, ein Herz oder eine Lunge transplantiert wurde, konnte gezeigt werden, dass Personen mit dem CYP3A5 *1/*1 (EM) oder einem CYP3A5 *1/*3-Genotyp (IM) deutlich geringere dosisangepasste Talkonzentrationen von Tacrolimus aufweisen als Patienten mit einem CYP3A5 *3/*3-Genotyp (PM).

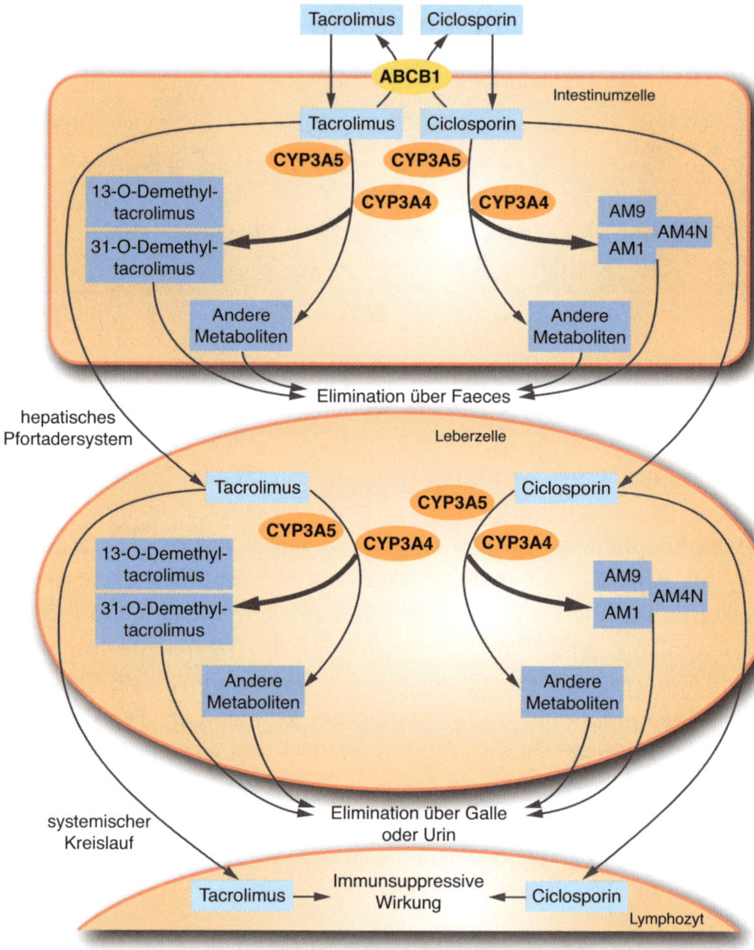

Abb. 16.1: **Metabolismus von Tacrolimus und Ciclosporin** (modifiziert nach Barbarino et al., 2013).

Aufgrund dieser Beobachtungen ist man mittlerweile zu der Überzeugung gekommen, dass extensive und intermediäre CYP3A5-Metabolisierer im allgemeinen eine erhöhte Dosis von Tacrolimus erhalten müssen, um therapeutische Arzneimittelkonzentrationen zu erreichen. Sowohl das CPIC als auch die DPWG haben Dosis-Guidelines publiziert.

Tab. 16.3: Dosierungsempfehlungen des CPIC für Tacrolimus auf Basis der CYP3A5-Phänotypen (Birdwell et al., 2015)

Phänotyp (Genotyp)	Erwartete Konsequenzen	Dosierungsempfehlungen
Homozygot Wildtyp. Diplotypen: *1/*1	Geringere dosisangepasste Talkonzentrationen von Tacrolimus und eine verminderte Wahrscheinlichkeit für das Erreichen von Tacrolimus-Zielkonzentrationen.	Initialdosis um den Faktor 1,5–2 der empfohlenen Dosis steigern. Allerdings sollte die Initialdosis nicht 0,3 mg/kg/Tag überschreiten. Danach sollte die Dosis über ein therapeutisches Drug-Monitoring gesteuert werden.
Heterozygoter Genotyp; es resultiert eine intermediäre Aktivität aus dem Enzym, das von einem funktionellen Allel kodiert wird und dem Enzym, das von einem nicht funktionellen Allel kodiert wird. Diplotypen: *1/*3, *1/*6, *1/*7	Geringere dosisangepasste Talkonzentrationen von Tacrolimus und eine verminderte Wahrscheinlichkeit für das Erreichen von Tacrolimus-Zielkonzentrationen.	Initialdosis um den Faktor 1,5–2 der empfohlenen Dosis steigern. Allerdings sollte die Initialdosis nicht 0,3 mg/kg/Tag überschreiten. Danach sollte die Dosis über ein therapeutisches Drug-Monitoring gesteuert werden.
Homozygoter Varianten-Genotyp; wegen des Vorliegens zweier inaktiver Allele resultiert eine extrem niedrige oder gar keine enzymatische Aktivität. Diplotypen: *3/*3, *6/*6, *7/*7, *3/*6, *3/*7, *6/*7	Höhere dosisangepasste Talkonzentrationen von Tacrolimus und eine erhöhte Wahrscheinlichkeit für das Erreichen von Tacrolimus-Zielkonzentrationen.	Initialdosis entspricht der empfohlenen Dosis. Danach sollte die Dosis über ein therapeutisches Drug-Monitoring gesteuert werden.

Tab. 16.4: Dosisempfehlungen der DPWG für Tacrolimus auf Basis der CYP3A5-Phänotypen (Swen et al., 2011)

Phänotyp	Tacrolimus
CYP3A5 EM (*1/*1)	Keine.
CYP2C19 IM (*1/*3)	Keine

Literatur

Barbarino JM, Staatz CE, Venkataramanan R, Klein TE, Altman RB (2013) PharmGKB summary: cyclosporine and tacrolimus pathways. Pharmacogenetics Genomics 23: 563–585.

Birdwell KA, Decker B, Barbarino JM, Peterson JF, Stein CM, Sadee W, Wang D, Vinks AA, He Y, Swen JJ, Leeder JS, van Schaik R, Thummel KE, Klein TE, Caudle KE, MacPhee IA. (2015) Clinical Pharmacogenetics Implementation Consortium (CPIC) guidelines for CYP3A5 genotype and tacrolimus dosing. Clin Pharmacol Ther 98: 19–24.

Steinhilber D (2005) Pharmakologie der Immunsuppressiva. Pharm Uns Zeit 34: 276–281.

Swen JJ, Nijenhuis M, de Boer A, Grandia L, Maitland-van der Zee AH, Mulder H, Rongen GA, van Schaik RH, Schalekamp T, Touw DJ, van der Weide J, Wilffert B, Deneer VH, Guchelaar HJ (2011) Pharmacogenetics: from bench to byte – an update of guidelines. Clin Pharmacol Ther 89: 662–673.

17 Wirkstoffe, die nur bei Vorliegen bzw. Abwesenheit bestimmter Keimbahn-Mutationen eingesetzt werden dürfen

Wirkstoffe:
Ataluren, Eliglustat, Ivacaftor, Lumacaftor, Migalastat

Der Einsatz der Wirkstoffe Ataluren, Ivacaftor, Lumacaftor, Migalastat ist nur indiziert, wenn bestimmte Keimbahnmutationen bei einem Patienten vorliegen. Umgekehrt ist vor dem Einsatz von Eliglustat der CYP2D6-Haplotyp zu bestimmen, da der Wirkstoff hinsichtlich seiner Dosis an den jeweiligen CYP2D6-Haplotyp angepasst werden muss und bei einem ultraschnellen Metabolisierer-Typ (UM) kontraindiziert ist.

Eine Übersicht über die Wirkstoffe, für die das **Clinical Pharmacogenetics Implementation Consortium** CPIC Guidelines erarbeitet hat und für die in den Zulassungsunterlagen relevante Informationen vorliegen, zeigt Tabelle 17.1.

Tab. 17.1: Übersicht über die Wirkstoffe, für die im Zusammenhang mit kritischen HLA-Allelen Guidelines und relevante Informationen in den Zulassungsunterlagen vorliegen

Wirkstoff	Nonsense-Mutation im Dystrophie-Gen	CYP2D6-Haplotyp	Bestimmte Mutationen im CFTR-Gen	Homozygote F508del-Mutation im CFTR-Gen	Bestimmte Mutationen im GLA-Gen
Ataluren	○				
Eliglustat		○ 🔴 🟣			
Ivacaftor			🟠 🔴 🟣 🔘		
Lumacaftor				○	
Migalastat					○

○: Keine Guideline oder Empfehlung einer Fachgesellschaft
🟠: Guideline des **Clinical Pharmacogenetics Implementation Consortiums** CPIC
🔴: Informationen in Zulassungsunterlagen der **Food and Drug Administration** FDA
🟣: Informationen in Zulassungsunterlagen der **European Medicines Agency** EMA
🔘: Informationen in Zulassungsunterlagen von **Health Canada Santé Canada** HCSC

17.1 Pharmakogenetische Probleme beim Einsatz von Ataluren

Wirkstoff: Ataluren

Tab. 17.2: Übersicht über Guidelines und relevante Zulassungsinformationen für den Wirkstoff

Wirkstoff	Nonsense-Mutation im Dystrophie-Gen
Ataluren	O

O: Keine Guideline oder Empfehlung einer Fachgesellschaft

Ataluren (Translarna®) ist bei gehfähigen Patienten im Alter ab 5 Jahren zur Behandlung der Duchenne-Muskeldystrophie zugelassen. Voraussetzung für den Einsatz von Ataluren ist, dass die Krankheit durch eine Nonsense-Mutation im Dystrophin-Gen verursacht wird. Folglich muss vor einer Verordnung von Ataluren auf das Vorliegen dieses Mutationstyps getestet werden.

Ataluren ist der erste Vertreter einer neuen Gruppe von Wirkstoffen, die in der Lage sind, zu einem gewissen Grad die Funktion eines Stoppkodons auf einer mRNA zu unterdrücken.

Die drei Stoppkodons des universellen genetischen Codes UAG, UGA und UAA führen zum Abbruch der Translation einer mRNA. Natürlicherweise befinden sie sich am Ende einer Translationseinheit. Ersetzt jedoch infolge einer Punktmutation ein derartiges Kodon ein Kodon für eine Aminosäure, resultieren verkürzte Proteine, die nur noch in seltenen Fällen eine Restfunktion aufweisen. Diese Art der Mutation wird auch als Nonsense-Mutation bezeichnet.

Man schätzt, dass etwa 13 % der Phänotypen einer Duchenne-Muskeldystrophie durch eine Nonsense-Mutation verursacht werden. Diesen Patienten kann unter Umständen durch die Gabe von Ataluren geholfen werden. Ataluren scheint mit den Ribosomen in der Art zu interagieren, dass sie teilweise über ein prämatures Stoppkodon hinweglesen und in der Folge ein funktionsfähiges Protein produzieren. Ein Überlesen des natürlichen Stoppkodons mit der Konsequenz der Synthese zu langer Proteine, scheint nicht oder kaum zu passieren (Peltz et al. 2013).

17.2 Pharmakogenetische Probleme beim Einsatz von Eliglustat

Wirkstoff: Eliglustat

Tab. 17.3: Übersicht über relevante Informationen in den Zulassungsunterlagen für den Wirkstoff

Wirkstoff	CYP2D6-Haplotyp
Eliglustat	○●●

○: Keine Guideline oder Empfehlung einer Fachgesellschaft
●: Informationen in Zulassungsunterlagen der **Food and Drug Administration** FDA
●: Informationen in Zulassungsunterlagen der **European Medicines Agency** EMA

Eliglustat (Cerdelga®) ist zur Langzeitbehandlung von erwachsenen Patienten mit Morbus Gaucher Typ 1 (GD1) indiziert. Voraussetzung für die Verordnung von Eliglustat ist der Nachweis eines langsamen (PM), eines intermediären (IM) oder eines schnellen (EM) Metabolisierer-Phänotyps für CYP2D6. Eliglustat ist nicht geeignet für Patienten, die aufgrund eines ultraschnellen (UM) CYP2D6-Phänotyps den Wirkstoff besonders schnell verstoffwechseln.

Morbus Gaucher ist gekennzeichnet durch einen Aktivitätsmangel des lysosomalen Enzyms Glukocerebrosidase. Die verminderte Enzymaktivität führt zur Ansammlung des Glykolipids Glukocerebrosid in verschiedenen Geweben, typischerweise in der Leber, der Milz und den Knochen. Das klinische Erscheinungsbild ist, abhängig vom Organbefall sowie der Restenzymaktivität, sehr heterogen.

Therapie der Wahl ist die Substitution des fehlenden Enzyms. In Deutschland zugelassen sind die Wirkstoffe Imiglucerase und Velaglucerase alfa.

Mit Eliglustat wurde nach Miglustat (Zavesca®) ein zweiter oral verfügbarer Glukocerebrosid-Synthase-Hemmer, der zu einer reduzierten Produktion von Glukocerebrosid führt, zugelassen. Die Wirkstoffe reduzieren die Syntheserate des Hauptsubstrats Glukocerebrosid. Ziel ist es, den gestörten Abbaustoffwechsel anzupassen und dadurch die Anreicherung von Glukocerebrosid zu verhindern. Anders als Miglustat, das nur als Zweitlinientherapie zugelassen ist, wenn eine Enzymsubstitutionstherapie nicht infrage kommt, wurde Eliglustat die Zulassung zur Primärtherapie von Morbus Gaucher vom Typ 1 erteilt.

Die empfohlene Dosierung von Eliglustat beträgt 84 mg zweimal täglich, falls die Patienten einen intermediären (IM) oder schnellen (EM) Metabolisierer-Phänotyp für

CYP2D6 besitzen. Langsame Metabolisierer (PM) sollen nur einmal täglich 84 mg Eliglustat erhalten. Wegen dieser differenzierten Dosierung des Wirkstoffs je nach Metabolisierer-Phänotyp ist vor Beginn einer Behandlung mit Eliglustat eine CYP2D6-Genotypisierung vorzunehmen. Zudem ist darauf zu achten, dass das Medikament nicht zusammen mit einem CYP2D6- oder CYP3A4-Inhibitor eingenommen wird, da ansonsten deutlich erhöhte Plasmakonzentrationen von Eliglustat auftreten können.

Die Zulassungsunterlagen der FDA[1] und der EMA[2], enthalten Hinweise zur CYP2D6-Defizienz-Problematik beim Einsatz von Eliglustat.

17.3 Pharmakogenetische Probleme beim Einsatz von Ivacaftor

Wirkstoff: Ivacaftor

Tab. 17.4: Übersicht über Guidelines und relevante Zulassungsinformationen zum Wirkstoff

Wirkstoff	Bestimmte Mutationen im CFTR-Gen
Ivacaftor	● ● ● ●

●: Guideline des **Clinical Pharmacogenetics Implementation Consortiums** CPIC
●: Informationen in Zulassungsunterlagen der **Food and Drug Administration** FDA
●: Informationen in Zulassungsunterlagen der **European Medicines Agency** EMA
●: Informationen in Zulassungsunterlagen von **Health Canada Santé Canada** HCSC

Ivacaftor (Kalydeco®) ist ein Wirkstoff, der den geöffneten Zustand des bei zystischer Fibrose defekten Chloridionenkanals »cystic fibrosis transmembrane conductance regulator (CFTR)« verlängert. Aufgrund dieser Eigenschaft wird Ivacaftor auch als CFTR-Potentiator bezeichnet.

In Europa ist Ivacaftor zugelassen zur Behandlung von Patienten mit zystischer Fibrose ab 6 Jahren mit einem Körpergewicht von mindestens 25 kg, die eine der folgenden Gating-Mutationen (Klasse III) im CFTR-Gen aufweisen (Abb. 17.1): G551D, G1244E, G1349D, G178R, G551S, S1251N, S1255P, S549N oder S549R (Veit et al. 2016). Außerdem ist Ivacaftor zugelassen zur Behandlung von Patienten mit zystischer Fibrose (CF) ab 18 Jahren, bei denen eine R117H-Mutation im CFTR-Gen vorliegt.

1 https://www.pharmgkb.org/label/PA166123487
2 https://www.pharmgkb.org/label/PA166129447

Nicht wirksam ist eine Monotherapie mit Ivacaftor bei der häufigsten Form der zystischen Fibrose, die durch eine Deletion eines Phenylalanins an Position 508 (F508del) im CFTR-Protein charakterisiert ist. Anders sieht dies aus in der Kombination mit Lumacaftor. Lumacaftor ermöglicht es dem Mutantenprotein die Zellmembran zu erreichen, wo dann Ivacaftor die Offenwahrscheinlichkeit des Kanals steigert.

Aus diesem Grund muss vor einer Verordnung von Ivacaftor das Vorliegen einer der oben aufgeführten Gating-Mutationen oder einer R117H-Mutation in mindestens einem Allel des CFTR-Gens mithilfe einer genauen und validierten Genotypisierungsmethode bestätigt werden.

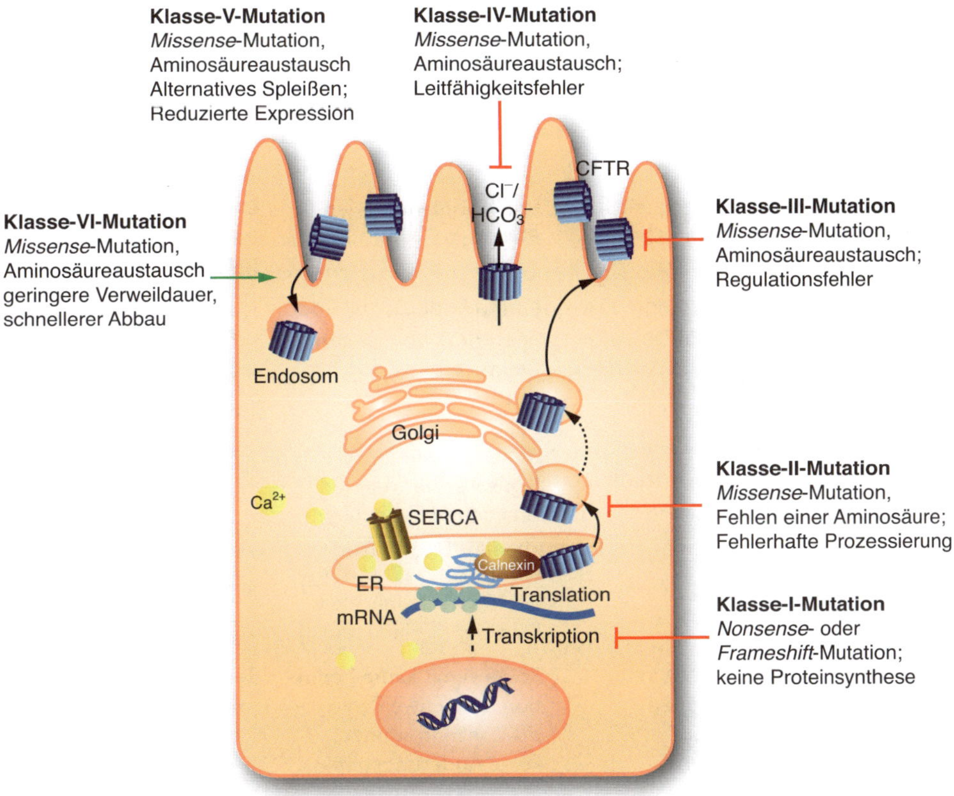

Abb. 17.1: Mutationstypen bei der Zystischen Fibrose (modifiziert nach Veit et al., 2016). Normalerweise wird CFTR calciumabhängig im Endoplasmatischen Reticulum (ER) in die Membran synthetisiert und über einen vesikulären Transport über den Golgi-Apparat in die Plasmamembran eingebaut. Mittlerweile kennt man verschiedene Mutationen des CFTR-Gens, die Auswirkungen an unterschiedlichen Stellen der Synthese oder Funktionalität des Ionenkanals haben und die in sechs verschiedene Klassen eingeteilt werden.

Der Cystic Fibrosis Transmembrane Conductance Regulator (CFTR)

Ursache der Mukoviszidose sind verschiedene Mutationen im Gen für den »cystic fibrosis transmembrane conductance regulator« (CFTR), sodass keine voll funktionsfähigen CFTR-Proteine mehr gebildet werden können. Das Ausmaß der Erkrankung ist von Mutation zu Mutation verschieden (Abb. 17.1).

Bei den so genannten Klasse-III-Mutationen (Gating-Mutationen), auf die ca. 5 % aller Mukoviszidose-Erkrankungen entfallen (in Deutschland nur ca. 2 %), wird das CFTR-Protein zwar in die Membran integriert, der Chloridkanal bleibt aber verschlossen. Hier scheint Ivacaftor dahingehend zu interferieren, dass die Substanz die Öfffnung des Kanals verbessert.

Auf Basis dieser Zusammenhänge hat das CPIC für den Einsatz von Ivacaftor folgende Guidelinie erarbeitet:

Tab. 17.5: Empfehlung des CPIC für den Einsatz von Ivacaftor abhängig vom CFTR-Status (Clancy et al., 2014)

Phänotyp (Genotyp)	Beispiele für Diplotypen	Implikationen für den Phänotyp	Dosierungsempfehlung für Ivacaftor (Empfehlungsstärke)
Homozygot oder heterozygot für eine G551D-CFTR-Mutation (rs75527207; Genotyp AA oder AG).	G551D/F508del, G551D/G551D	Eine signifikante Verbesserung der Lungenfunktion, des Gewichts, des Risikos für eine pulmonale Exazerbation. Zudem Reduktion der Schweißchlorid-Konzentrationen durch eine verbesserte CFTR-Kanal-Aktivität (Erhöhung der Wahrscheinlichkeit für einen offenen Kanal).	Ivacaftor nach Vorschrift einsetzen (stark).
Homozygot für eine F508del-CFTR-Mutation, rs113993960 oder rs199826652; Genotyp del/del.	F508del/F508del	Keine signifikante Reduktion der Schweißchlorid-Konzentrationen; keine Änderungen in anderen klinischen Parametern einschließlich Spirometrie-Messungen, pulmonale Exazerbationen oder Körpergewicht. Es ist unwahrscheinlich, dass Patienten auf die Behandlung ansprechen.	Kein Ivacaftor einsetzen (moderat).

Phänotyp (Genotyp)	**Beispiele für Diplotypen**	**Implikationen für den Phänotyp**	**Dosierungsempfehlung für Ivacaftor (Empfehlungsstärke)**
Homozygot oder heterozygot für eine der folgenden CFTR-Varianten: G1244E (rs267606723; Genotyp AA oder AG), G1349D (rs193922525; Genotyp AA oder AG), G178R (rs80282562; Genotyp AA oder AG), G551S (rs121909013, Genotyp AA oder AG), S1251N (rs74503330; Genotyp AA oder AG), S1255P (rs121909041; Genotyp CC oder CT), S549N (rs121908755; Genotyp AA oder AG), S549R (rs121909005; Genotyp GG oder GT, rs121908757; Genotyp AC oder CC), R117H (rs78655421; Genotyp AA oder AG)d.	F508del/ S549N	Deutlich verbesserte Kanalöffnungswahrscheinlichkeit in vitro. In In-vitro-Assays mit CFBE^{o-}-Zellen, die S549N-CFTR exprimierten, zeigte Ivacaftor eine potenzierte Chlorid-Kanal-Funktion. Eine Fallstudie zeigte eine verbesserte Lungenfunktion nach Ivacaftor-Behandlung bei einem 12-jährigen Mädchen mit einer Kopie des S549N-Allels. Verbesserung der Schweißchlorid-Konzentration und des Cystic Fibrosis Questionnaire Revised (CFQ-R)-Scores bei Patienten mit einer R117H-Variante.	Ivacaftor nach Vorschrift einsetzen (moderat).

Es existiert ein Behandlungsalgorithmus für den klinischen Einsatz von Ivacaftor zur Behandlung von CF-Patienten in Abhängigkeit vom Genotyp (Abb. 17.2 https://www.pharmgkb.org/guideline/PA166114461)

Die Zulassungsunterlagen der FDA[1] und der EMA[2] und von von HCSC[3] enthalten Hinweise zur Behandlung von CF-Patienten mit Ivacaftor in Abhängigkeit vom Genotyp.

1 https://www.pharmgkb.org/label/PA166104890
2 https://www.pharmgkb.org/label/PA166104928
3 https://www.pharmgkb.org/label/PA166127684

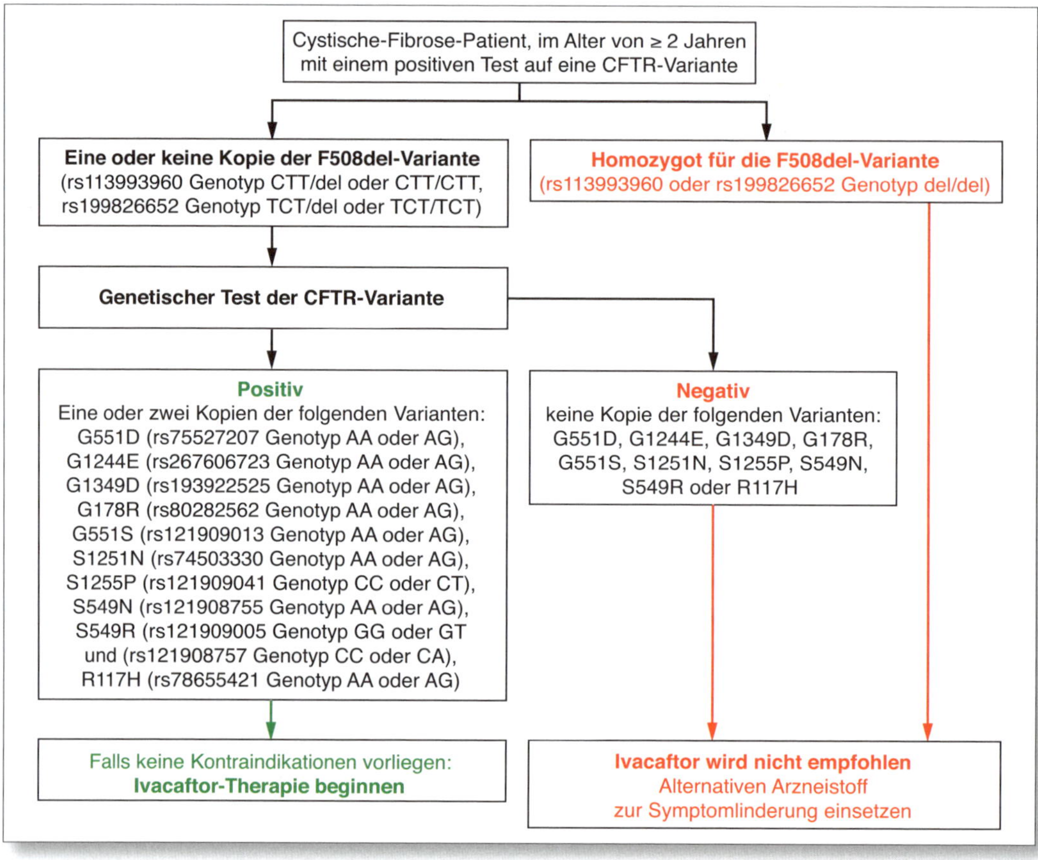

Abb. 17.2: **Entscheidungshilfe für den Einsatz von Ivacaftor** (Clancy et al., 2014).

17.4 Pharmakogenetische Probleme beim Einsatz von Lumacaftor

Wirkstoff: Lumacaftor

Tab. 17.6: Übersicht über Guidelines und relevante Zulassungsinformationen, die für den Wirkstoff vorliegen

Wirkstoff	Homozygote F508del-Mutation im CFTR-Gen
Lumacaftor	O

O: Keine Guideline oder Empfehlung einer Fachgesellschaft

Lumacaftor (in Orkambi®) gehört zu einer neuen Gruppe von Wirkstoffen, die als CFTR-Korrektoren bezeichnet werden. Damit unterscheiden sie sich fundamental von den so genannten CFTR-Potentiatoren, deren Prototyp der Wirkstoff Ivacaftor (Kalydeco®) ist.

CFTR-Korrektoren helfen CFTR-Varianten, an die Zelloberfläche zu gelangen, um in der Membran ihren Platz als Chloridionenkanal einzunehmen (Veit et al. 2016). Ohne Intervention können die Proteine aufgrund bestimmter Mutationen (Klasse-II-Mutationen) keine korrekte dreidimensionale Struktur ausbilden und bleiben deshalb im endoplasmatischen Reticulum stecken beziehungsweise werden zu schnell abgebaut (Abb. 17.1). Haben die Varianten-Proteine mit Hilfe von Lumacaftor die Position in der Membran erreicht, zeigen sie zumindest eine Restaktivität. Als Klasse-II-Mutationen gelten die sehr verbreitete F508del-Deletion, eine N1303K-Mutation, eine I507del-Mutation oder eine R560T-Mutation.

Als Prototyp der CFTR-Varianten, bei denen Lumacaftor eingesetzt werden kann, gilt die F508del-Variante, der an der Proteinposition 508 die Aminosäure Phenylalanin fehlt. Da diese Variante zudem eine stark eingeschränkte Funktionalität hinsichtlich der Öffnungswahrscheinlichkeit besitzt, wird Lumacaftor mit dem CFTR-Potentiator Ivacaftor kombiniert.

Orkambi®, eine Fixkombination aus 200 mg Lumacaftor und 125 mg Ivacaftor, ist demnach angezeigt zur Behandlung einer zystischen Fibrose bei Patienten ab 12 Jahren, die homozygote Träger einer F508del-Mutation im CFTR-Gen sind. Das Kombinationspräparat ist hingegen nicht wirksam bei CF-Patienten, die nur auf einem Chromosom eine F508del-Mutation tragen, bei denen sich jedoch auf dem homologen Chromosom ein Allel befindet, das eine Mutation trägt, die voraussichtlich zu einer fehlenden CFTR-Produktion führt, oder die *in vitro* auf Ivacaftor nicht anspricht.

17.5 Pharmakogenetische Probleme beim Einsatz von Migalastat

Wirkstoff: Migalastat

Tab. 17.7: Übersicht über Guidelines und relevante Zulassungsinformationen für den Wirkstoff

Wirkstoff	Bestimmte Mutationen im GLA-Gen
Migalastat	O

O: Keine Guideline oder Empfehlung einer Fachgesellschaft

Migalastat (Galafold®) ist zur Dauerbehandlung von Erwachsenen und Jugendlichen ab einem Alter von 16 Jahren und älter mit gesicherter Morbus-Fabry-Diagnose (alpha-Galaktosidase-A-Mangel) indiziert, die eine auf die Behandlung ansprechende Mutation aufweisen.

Migalastat ist ein pharmakologisches Chaperon (Fan et al., 1999; Fan & Ishii, 2007), das selektiv und reversibel mit hoher Affinität an aktive Zentren bestimmter mutierter Formen der alpha-Galaktosidase A bindet. Die Genotypen dieser Formen werden als auf die Behandlung ansprechende Mutationen bezeichnet. Listen mit den ansprechenden sowie den nicht ansprechenden Mutationen im alpha-Galaktosidase-A-Gen sind für Fachkreise einsehbar unter http://www.galafoldamenabilitytable.com/reference/.

Durch die Bindung von Migalastat werden die mutierten alpha-Galaktosidase-A-Enzyme im endoplasmatischen Retikulum stabilisiert. Dies ist die Voraussetzung dafür, dass ein ordnungsgemäßer Transport zu den Lysosomen möglich ist.

Bevor Migalastat verordnet wird, muss sichergestellt sein, dass die Krankheit durch eine Mutation im alpha-Galaktosidase-A-Gen verursacht wird, die auf eine Behandlung mit Migalastat ansprechen kann.

Literatur

Clancy JP, Johnson SG, Yee SW, McDonagh EM, Caudle KE, Klein TE, Cannavo M, Giacomini KM, Clinical Pharmacogenetics Implementation Consortium (2014). Clinical Pharmacogenetics Implementation Consortium (CPIC) guidelines for ivacaftor therapy in the context of CFTR genotype. Clin Pharmacol Ther 95: 592–597.

Fan J-Q, Ishii S (2007) Active-site-specific chaperone therapy for Fabry disease: Yin and Yang of enzyme inhibitors. FEBS J 274: 4962–4971.

Fan J-Q, Ishii S, Asano N, Suzuki Y (1999) Accelerated transport and maturation of lysosomal α-galactosidase A in Fabry lymphoblasts by an enzyme inhibitor. Nature Med 5: 112–115.

Peltz SW, Morsy M, Welch EM, Jacobson A (2013) Ataluren as an agent for therapeutic nonsense suppression, Annu Rev Med 64: 407–425

Veit G, Avramescu RG, Chiang AN, Houck SA, Cai Z, Peters KW, Hong JS, Pollard HB, Guggino WB, Balch WE, Skach WR, Cutting GR, Frizzell RA, Sheppard DN, Cyr DM, Sorscher EJ, Brodsky JL, Lukacsa GL (2016). From CFTR biology toward combinatorial pharmacotherapy: expanded classification of cystic fibrosis mutations. Mol Biol Cell 27: 424–433.

Abkürzungsverzeichnis

5,10-meTHF	5,10-Methylen-tetrahydrofolat
6-meMPR	6-Methylmercaptopurin-ribosid
8-OHTG	8-Hydroxythioguanin
ABC-Protein	ATP-binding-cassette-protein mit verschiedenen Subtypen, z. B. ABCB1
ADA	Adenosin-deaminase
ADK	Adenosin-kinase
AdoHcy	S-Adenosylhomocystein
AdoMet	S-Adenosyl-L-Methionin
AHCY	S-Adenosylhomocystein-hydrolase
AOX1	Aldehyd-oxidase 1
ATP	Adenosintriphosphat
CDA	Cytidin-deaminase
CES1/2	Carboxylesterase 1 bzw. 2
COMT	Catechol-O-methyltransferase
CYP	Cytochrom-P450-Enzyme
DHF	Dihydrofolat
DPYD	Dihydropyrimidine dehydrogenase
DPYS	Dihydropyrimidinase
dTMP	Desoxythymidinmonophosphat
dUMP	Desoxyuridinmonophosphat
EGF	Epidermaler Wachstumsfaktor
EGFR	Epidermaler Wachstumsfaktorrezeptor
EPHX1	mikrosomale Epoxidhydrolase 1
FBAL	alpha-Fluor-beta-alanin
FdUDP	Fluordesoxyuridindiphosphat
FdUMP	Fluordesoxyuridinmonophosphat
FdUTP	Fluordesoxyuridintriphosphat
FMO1/3	Flavin-enthaltende Monooxygenase 1 bzw. 3
FUDP	Fluoruridindiphosphat
FUDR	Fluordesoxyuridin
FUMP	Fluoruridinmonophosphat
FUPA	alpha-Fluor-beta-ureidoproprionsäure
FUR	Fluoruridin
FUTP	Fluoruridintriphosphat
G6PD	Glukose-6-Phosphat-Dehydrogenase
GAR	Glycinamidribotid (Glycinamid-ribose-5-phosphat)
GART	Phosphoribosylglycinamid-formyltransferase
GCK	Glucokinase
GGCX	Gamma-glutamyl-carboxylase
GMPS	Guanosin-monophosphat-synthetase
GPI	Glucose-6-phosphat-Isomerase
GSH	reduziertes Glutathion
GSR	Glutathion-Reduktase

GSSG	oxidiertes Glutathion
GSTA1/2	Glutathion-S-transferase alpha 1 bzw. 2
GSTM1	Glutathion-S-transferase mu 1
GSTP1	Glutathion-S-transferase pi 1
GSTT1	Glutathion-S-transferase theta 1
HK1	Hexokinase 1
HPRT1	Hypoxanthin-phosphoribosyltransferase 1
IMPDH1	Inosin-monophosphat-dehydrogenase Typ 1
INSR	Insulinrezeptor
IRS1/2	Insulinrezeptor-substrat 1 bzw. 2
ITPA	Inosin-triphosphatase-pyrophosphatase
KCNJ11	Kalium-inwardly-rectifying channel, Unterfamilie J, Mitglied 11
meMP	Methylmercaptopurin
meTGMP	Methylthioguanosinmonophosphat
meTIMP	Methyl-thioinosin-monophosphat
MPO	Myeloperoxidase
MPR	6-Mercaptopurin-ribosid
MRP	Multidrug Resistance-Related Protein
NQO1	NAD(P)H-Dehydrogenase
NT5E	Nucleotidase
OATP2	organic anion transporter 2
P2RY12	Purinerger Rezeptor P2Y, G-Protein-gekoppelt, 12
PCR	Polymerase-Kettenreaktion
PGD	Phosphogluconatdehydratase
PGLS	6-Phosphogluconolactonase
PON1	Paraoxonase 1
PPAT	Phosphoribosylpyrophosphat-Amidotransferase
PTGIS	Prostaglandin I2 (prostacyclin)-synthase
PTGS1/2	Prostaglandin-endoperoxid-synthase 1 bzw.2
RAC1	Ras-related C3 Botulinus-toxin-substrat 1
RAC1	Ras-related C3-Botulinumtoxin-Substrat 1
ROS	reaktive Sauerstoffspezies.
RRM1/2	Ribonukleotidreduktase M1/2
SLC28A2/3	solute carrier family 28 (concentrative nucleoside transporter), member 2 bzw. 3
SLCO1B1	solute carrier organic anion transporter family member 1B1
SNP	single nucleotide polymorphism
SULT	Sulfotransferase
TBXAS1	Thromboxan-A-synthase 1
TdGDP	6-Thio-deoxy-guanosin-diphosphat
TdGTP	6-Thio-deoxy-guanosin-triphosphat
TGDP	Thioguanosindiphosphat
TGMP	Thioguanosin-monophosphat
TGTP	Thioguanosintriphosphat
TIMP	Thioinosin-monophosphat
TITP	Thioinosin-triphosphat
TK1	Thymidinkinase 1
TPMT	Thiopurin-S-methyltransferase
TXMP	Thioxanthosin-monophosphat
TYMP	Thymidinphosphorylase

TYMS	Thymidylatsynthetase
UCK1/2	Uridin-Cytidinkinase 1 bzw. 2
UGT	UDP-Glucuronosyltransferase
UMPS	Uridin-Monophosphatsynthetase
UPB1	Ureidopropionase beta
UPP1/2	Uridinphosphorylase 1 bzw. 2
VDCC	Spannungsabhängige Ca^{2+}-Kanäle
VKORC1	Vitamin K Epoxid-reduktase-komplex, Untereinheit 1
XDH	Xanthin-dehydrogenase

Stichwortverzeichnis

(DE = Dosierungsempfehlung; M = Metabolismus)

D

M

Q